中国儿童营养与发展报告

Report on Child Nutrition and Development in China

编　著　中国营养学会儿童营养项目组

主　编　杜松明　刘爱玲

北京大学医学出版社

ZHONGGUO ERTONG YINGYANG YU FAZHAN BAOGAO

图书在版编目（CIP）数据

中国儿童营养与发展报告/中国营养学会儿童营养项目组编著. —北京：北京大学医学出版社，2022.3
ISBN 978-7-5659-2533-7

Ⅰ. ①中… Ⅱ. ①中… Ⅲ. ①儿童—营养学—研究报告—中国 Ⅳ. ①R153.2

中国版本图书馆 CIP 数据核字（2021）第 247913 号

中国儿童营养与发展报告

编　　著： 中国营养学会儿童营养项目组
出版发行： 北京大学医学出版社
地　　址：（100191）北京市海淀区学院路 38 号　北京大学医学部院内
电　　话： 发行部 010-82802230；图书邮购 010-82802495
网　　址： http://www.pumpress.com.cn
E - mail： booksale@bjmu.edu.cn
印　　刷： 中煤（北京）印务有限公司
经　　销： 新华书店
责任编辑： 袁朝阳　陶佳琦　**责任校对：** 靳新强　**责任印制：** 李　啸
开　　本： 710 mm×1000 mm　1/16　**印张：** 16.25　**字数：** 352 千字
版　　次： 2022 年 3 月第 1 版　2022 年 3 月第 1 次印刷
书　　号： ISBN 978-7-5659-2533-7
定　　价： 100.00 元

编写者名单

顾　问　杨月欣　杨晓光　马冠生

主　编　杜松明　刘爱玲

编　委（按姓氏汉语拼音排序）

陈志钢　浙江大学 IFPRI 国际发展联合研究中心
杜松明　中国营养学会
霍军生　中国疾病预防控制中心营养与健康所
赖建强　中国疾病预防控制中心营养与健康所
刘爱玲　中国疾病预防控制中心营养与健康所
马冠生　北京大学公共卫生学院
马　军　北京大学儿童青少年卫生研究所
宋月萍　中国人民大学人口与发展研究中心
苏宜香　中山大学公共卫生学院
汪之顼　南京医科大学公共卫生学院
张　兵　中国疾病预防控制中心营养与健康所
赵　勇　重庆医科大学公共卫生与管理学院
周明洁　中国科学院心理研究所

编　者（按姓氏汉语拼音排序）

陈平洋　中南大学附属湘雅二医院
丁　叶　南京医科大学公共卫生学院
丁彩翠　中国疾病预防控制中心营养与健康所
董彦会　北京大学儿童青少年卫生研究所
郭　菲　中国科学院心理研究所
胡　燕　重庆医科大学附属儿童医院
黄绯绯　中国疾病预防控制中心营养与健康所
姜　珊　中国疾病预防控制中心营养与健康所
李　岩　中国疾病预防控制中心营养与健康所
李伟达　中国疾病预防控制中心营养与健康所
盛晓阳　上海交通大学医学院附属新华医院
宋　逸　北京大学儿童青少年卫生研究所

童梅玲　南京医科大学附属妇产医院
王惠君　中国疾病预防控制中心营养与健康所
王　杰　中国疾病预防控制中心营养与健康所
王　晶　南京医科大学附属妇产医院
王艳红　仰恩大学
武洁姝　南京医科大学公共卫生学院
徐海泉　北京大学公共卫生学院
严　翊　北京体育大学
杨丽琛　中国疾病预防控制中心营养与健康所
杨年红　华中科技大学同济医学院公共卫生学院
杨振宇　中国疾病预防控制中心营养与健康所
衣明纪　青岛大学附属医院
张建芬　北京大学公共卫生学院
张　曼　北京大学公共卫生学院
张　娜　北京大学公共卫生学院
张万起　天津医科大学公共卫生学院
张　宪　中国人民大学社会与人口学院
张晓帆　中国疾病预防控制中心营养与健康所
张　妍　中国疾病预防控制中心营养与健康所
周明洁　中国科学院心理研究所
朱　婧　北京营养源研究所

秘　书

李耕华　中国营养学会
刘培培　中国营养学会

序一

儿童是国家的未来和民族的希望，是社会可持续发展和文明传承的保证。儿童时期的营养健康不仅关乎儿童的个体成长，也关系到国家未来的人口素质与社会发展。作为人类生命的起点和发展阶段，儿童在生理上、心理上有许多与成人不同的特点，需要特别呵护和关怀。习近平总书记在全国卫生与健康大会上强调，要重视少年儿童健康。近年来国家出台了一系列政策措施，不断改善儿童的营养健康状况。《中国居民营养与慢性病状况报告（2020 年）》显示，近年来，随着我国经济社会的快速发展和人民生活水平的显著提高，我国儿童青少年生长发育水平持续改善，营养不足问题也得到根本改善，但与此同时，由于区域发展不均衡、人口流动加剧等因素，我国儿童的生存和发展面临诸多问题。营养不均衡、身体活动不足现象普遍存在，超重、肥胖率呈现快速上升趋势，它们已成为威胁我国儿童身心健康的重要公共卫生问题，给个人、家庭和社会带来沉重的负担，给我国健康中国建设以及《国民营养计划（2017—2030）》的实施带来压力和挑战。

本书从儿童营养和健康的关系为切入点，首先回顾了近十年中国儿童营养健康与发展状况的变化趋势和取得的成绩，又结合儿童发展各个时期的发育和生理特点，以及目前存在的与营养和健康相关的热点问题展开专题论述，以事实为依据，剖析了社会各种因素对儿童身心发展的影响、存在问题、实施的相关政策以及干预措施，最后，提出了中国儿童营养与发展治理和投资决策建议。感谢纽崔莱儿童营养公益研究院对本报告的支持，感谢各位专家的辛勤工作，希望本报告的出版能够对儿童健康起到促进作用，让我们齐心协力，进一步关注儿童营养发展，共同托起祖国的未来！

杨月欣

中国营养学会理事长

2021 年 11 月

序二

今年是安利公益基金会成立的十周年，也是我们在儿童公益路上坚定前行的第10个年头。

我们始终关注着中国儿童的健康成长，因为健康是生存权的基础，也是发展的基础，唯有健康，能够充分释放出每一个孩子的潜能，让他们收获更美好的未来。而营养是健康的基石，更是过往十年间影响众多儿童健康最核心的因素。从基金会成立至今，我们始终着力于帮助儿童摆脱营养贫困，让他们在成长的关键时期，能够得到最有效的营养支持。

健康是愿景、目标，同样是一种能力。我们相信，每一个孩子，每一位养育者、教育者，都应该有足够的营养知识，只有这样，我们才能够帮助孩子应对不同成长阶段、不同环境中的营养问题和健康挑战。

安利公益基金会携手纽崔莱儿童公益研究院支持专业研究机构，所开展的《中国儿童营养与发展报告》项目，正如过往的“春苗营养厨房”“为5加油”一样，它所提供的也是一份营养，我们希望为每一个支持儿童健康成长组织、机构、家长、教师，提供一份知识的营养、精神的营养。它将转化为每一个人支持儿童营养改善的有效行动，转化为孩子实实在在的改变。

因为我们走在同样的路上，因为每一个孩子的美好未来，是我们共同的心愿。

安利公益基金会理事长

2021年11月

前　言

儿童是国家的未来、民族的希望。当代中国少年儿童既是实现第一个百年奋斗目标的经历者、见证者，更是实现第二个百年奋斗目标、建设社会主义现代化强国的生力军。促进儿童健康成长，能够为国家可持续发展和中华文明传承提供宝贵资源和不竭动力，是建设社会主义现代化强国、实现中华民族伟大复兴中国梦的必然要求。营养是人类维持生命、生长发育和健康的重要物质基础，对于正处于生长发育关键时期的儿童，良好的营养是儿童近期和远期健康的重要保障，关系到国家和民族昌盛的百年大计，关系着全球目标的顺利实现，党和国家始终高度重视儿童健康发展。

党的十八大以来，党中央始终把儿童的营养与健康作为一项战略性、基础性工作，大力发展儿童事业。国家针对儿童营养健康工作先后出台《中国农村扶贫开发纲要（2011—2020年）》《“健康中国2030”规划纲要》《国民营养计划（2017—2030年）》《健康中国行动（2019—2030年）》《中国儿童发展纲要（2021—2030年）》等多项指导性政策，多部门合作、全社会参与的儿童营养工作机制进一步巩固，儿童健康环境进一步优化。但面对新时期儿童出现的隐性饥饿和肥胖并存、体能储备有待提升、视力普遍下降等问题和挑战，我们亟须全面了解我国儿童营养健康发展现状，系统梳理各阶段突出问题，结合相关政策法规，为进一步推进儿童营养健康工作提出有针对性的措施和建议。

为此，在中国营养学会的领导下，我们组织专家编写了《中国儿童营养与发展报告》一书。本书在全面阐述儿童营养与健康发展的关系及我国儿童营养状况的基础上，聚焦母乳喂养、生命早期营养、婴幼儿养育照护、进食障碍、零食、隐性饥饿、儿童肥胖、儿童体质与健康、饮食文化、视力健康10项专题，详细描述其现状，剖析问题产生的原因及对儿童健康和发展的危害，梳理国内外行动案例，提出防控策略和技术。同时，本书针对新时期我国儿童营养与发展治理和投资仍面临的一系列挑战，在介绍部分重要挑战的基础上，通过借鉴国际经验，提出提升我国儿童营养与发展治理水平和投资决策质量的政策建议。我们期待《中国儿童营养与发展报告》一书能够帮助社会各界高效推进儿童营养健康事业发展，全面提高儿童身体素质，培养德智体美劳全面发展的社会主义建设者和接班人。由于编写匆忙、能力有限，难免存在不足之处，也真诚希望各位读者批评指正，便于我们改进。

中国营养学会儿童营养项目组

目　录

第一篇　概论篇

第二篇　专题篇

第一篇　概论篇

一、儿童营养与健康的重要性

儿童是未来和希望，是社会可持续发展和文明传承的重要资源，儿童的发展状况构成未来人口与社会发展的基础。如何促进儿童健康成长，始终是全球面临的问题，而合理营养、均衡膳食是儿童生存、健康成长和发展的基石。

营养是人类维持生命、生长发育和健康的重要物质基础，儿童正处于生长发育的关键时期，良好的营养是儿童近期和远期健康的重要保障。儿童的营养与健康不仅关乎儿童个体成长和发展，也关系到国家和民族昌盛的百年大计，是联合国可持续发展目标的核心，良好的儿童营养与健康状况可促进全球目标的顺利实现。

> 我们所需要的很多东西都可以等待，但孩子所需要的东西不能等待。他的骨骼正在成形，他的血液正在生成，他的心灵正在发展。我们不能对他说明天，他的名字叫今天。
>
> ——诺贝尔文学奖获得者加布里拉·米斯特拉尔

儿童时期营养不充足，不但会影响他们当前的体格和智力发育，还会使其成年后无法拥有强健的体魄和聪明的才智，降低他们的劳动生产能力，继而制约社会的发展。《2019 年世界儿童状况》报告中指出：营养不良的三重负担——营养不足、隐性饥饿与肥胖，威胁着儿童和年轻人的生存、发育与成长，同时也威胁着经济增长与国家发展。

- ✓ 生长迟缓是一个国家儿童发育不足的明显信号，既是既有贫困的症状，也是未来致贫的指征。消瘦对于儿童可能是致命的，尤其是重度消瘦。
- ✓ 隐性饥饿危害儿童健康。如缺铁会降低儿童的抵抗力、影响智力发育、降低学习能力。
- ✓ 儿童超重肥胖可导致早发 2 型糖尿病、自卑和抑郁，而且极有可能发展为成年肥胖，对健康与经济产生严重影响。

营养不良的三重负担是由低质量的儿童膳食引起的：2/3 的儿童日常饮食未达到保障健康生长发育的膳食多样性的最低推荐。在 6 月龄内的婴儿中，只有 2/5 能够达到推荐的纯母乳喂养。在世界范围内，母乳喂养每年可以拯救 82 万名儿童的生命。目前至少 1/3 的（超过 2 亿名）5 岁以下儿童存在营养不足或超重问题。

（一）营养不良与儿童发展

合理营养是儿童身体和智力发育的根本，是儿童运动技能、认知和心理行为发展的物质基础。生长发育是一个连续的过程，由量变到质变的复杂过程，贯穿整个儿童时期。在这个过程中，任何阶段如果出现膳食摄入不合理和营养不良，都会影响儿童组织器官的生长及其功能的完善和成熟，增加传染性疾病和慢性非传染性疾病的发生，从而影响其身心发展，包括体格、智力、运动技能、身体素质以及心理等的发展，甚至造成死亡。

1. 增加婴幼儿死亡风险 仅在中国，产后 1 h 内即开始母乳喂养，每年可以避免 3 万名新生儿死亡；和纯母乳喂养的宝宝相比，非母乳喂养的宝宝死于肺炎的可能性是前者的 15 倍，死于腹泻的可能性是前者的 11 倍，非母乳喂养宝宝患有严重营养不良的几率超出 10%。母乳喂养可将宝宝患哮喘的几率降低到 9%，纯母乳喂养的宝宝在第一年中发生婴儿猝死综合征的风险低于 50%。

母乳喂养好处多多，联合国儿童基金会表示："我们需要秉承坚定的信念并加倍努力来促进母乳喂养，包括支持妈妈们分娩后早开奶并持续母乳喂养。"

2. 导致生长发育低下 营养不足导致上千万儿童生长发育低下，其大脑发育和认知发展都受到损害。从宫内发育直至生后 2 岁是大脑发育的关键时期，充足均衡的营养有利于大脑发育，孕期营养不良和儿童时期营养不良都会影响胎儿和儿童的脑发育、脑细胞的增殖数量、大小及功能，从而影响儿童的智力，并且，这种影响是不可逆转的。如：低出生体重儿童损失智商 5 分；生长迟缓儿童可损失智商 5～11 分；缺铁性贫血儿童可损失智商 8 分；碘缺乏儿童可损失智商 12 分。

不合理的饮食习惯也会影响即时的大脑功能，如不吃早餐或早餐营养质量较低，会使儿童和成年人的注意力、执行能力、创造力、记忆力、学习能力等下降。

3. 降低儿童体质 营养与儿童体质密切相关，合理营养可增强儿童体质和体能。蛋白质摄入比例高是握力达标的保护因素之一，适当增加蛋白质摄入比例可以显著增加握力达标率；25-羟维生素 D 是反映体内维生素 D 营养储备的指标，25-羟维生素 D 严重缺乏时，肌力、平衡能力表现降低；能量、蛋白质、优质蛋白质、维生素 B_1、铁等与肺活量指数、800 米成绩呈正相关；儿童青少年 BMI 与体质状况之间存在倒"U"形关系，即，营养不足和营养过剩的儿童均存在较差的体质状况，而体重正常的儿童具有最优的体质状况。因此，保持儿童正常的体重可以促进儿童保持较好的体质状况。

4. 损害免疫系统，增加对传染性和非传染性疾病的易感性 营养不良会增加艾滋病、结核病等传染性疾病的易感性，影响疾病的发展和转归。营养不良使得营养相关慢性病如心血管疾病、糖尿病等出现低龄化。

（二）营养不良与国民素质

儿童时期是生长发育的关键时期，错过此时期，将造成不可逆转的影响，影响其身心发展的潜能，使得他们成年后无法拥有强健的体魄和聪明的才智。比如大脑发育的关键时期在胎儿及婴幼儿阶段，此期若营养不良将导致不可恢复的脑组织障碍，他们的智力水平将永远低于同龄人；身高的生长关键时期则在青春期，如果由于营养不良或钙缺乏造成了身材矮小，在青春期没有得到及时而充足的营养补充，一旦过了青春期，无论进行何种剂量的营养补充都无法赶超同龄人的身高。

此外，儿童早期营养不良还会导致成年期肥胖、高血压、冠心病和糖尿病等慢性疾病风险的提高以及早死的发生等。因此，儿童时期营养将影响个体一生的健康以及国民的整体素质，投资于儿童营养是形成人力资本的关键。

人体不同的器官和组织有着不同的生长关键期：
- ✓ 神经系统：发育最早，为胎儿及婴幼儿阶段。
- ✓ 淋巴系统：前 10 年生长快，12 岁到高峰，随后发育速度减缓。
- ✓ 生殖系统：发育最晚，至青春期才迅速发育。
- ✓ 其他系统：有两次生长突增，如身高体重在婴儿期和青春期的增加。

（三）饮食因素与疾病负担

饮食因素是影响寿命的最主要因素。2017 年全球疾病负担研究显示，全球近 20%的死亡案例是饮食问题导致的，其中因高钠饮食而死亡的人口就有 300 万，因杂粮比例过少而死亡的有 300 万，因水果摄入不足而死亡的有 200 万。导致死亡的饮食因素占比由高到低依次为钠多、全谷物少、水果少、坚果类少、蔬菜少、来自水产品的 ω-3 脂肪酸少、膳食纤维少、单不饱和脂肪少、豆类少、反式脂肪酸高、膳食钙低、含糖饮料高、加工肉制品多、奶制品少、红肉多。

我国因饮食问题导致的死亡比例更高。2017 年全球疾病负担研究显示，中国是世界人口前 20 的大国中与饮食相关的心血管疾病年龄标化死亡率（299/10 万人）、癌症死亡率（42/10 万人）最高的国家。而日本与饮食相关的死亡率只有 97/10 万人，伤残调整寿命年（DALYs）为 2300/10 万人，心血管疾病死亡率为 69/10 万人，糖尿病死亡率 1/10 万人，是因饮食结构的影响导致全因死亡率、心血管疾病死亡率和糖尿病死亡率最低的国家。

在所有饮食因素中，钠多、水果少、来自水产品的 ω-3 脂肪酸少、蔬菜少、全谷物少、坚果类少、精致谷物多、红肉多、奶类少、加工肉制品多和含糖饮料多是 2010—2012 年心脏代谢死亡的前 10 位因素。

超重肥胖作为营养不良的一种形式，不但影响国民健康，还带来了巨大的经济负担：①增加个人单次医疗费用和年总直接医疗支出；②增加家庭经济负担。在美国，当家庭中有一人患有肥胖症时，该家庭每年需支付的额外医疗费用相当于其年收入的8%；③增加社会经济负担。2010年我国超重和肥胖造成的直接经济负担为907.68亿元人民币，占5种主要慢性病（冠心病、脑血管疾病、高血压、癌症、糖尿病）直接经济负担的42.9%，占2010年卫生总费用的4.5%。

《2018年全球营养报告》指出，全球范围内有多项指标需要进一步改善，其中包括成人肥胖、超重、糖尿病、贫血、儿童发育迟缓、儿童超重和纯母乳喂养问题。报告分析了194个国家和地区的情况，每年因营养性疾病损失3.5万亿美元，而因超重和肥胖花费5000亿美元，大概是中国GDP的1/4到1/3。

（四）营养不良与社会经济发展

诺贝尔经济学奖获得者Fogel教授指出，食物消费和营养水平的提高能够使个体避免由于长期营养不良而导致的各种疾病，降低发病率，提高劳动时间，并改善整个人类的体魄和身体结构，从而增强人类的抗病能力，提高劳动能力，对经济和社会发展产生显著影响。在17个联合国可持续发展目标中，至少有12个目标包含与营养高度相关的指标，这反映了营养在可持续发展中的核心作用，改善营养是在卫生、教育、就业、女性赋权以及减贫和减少不平等等方面实现进步的前提。儿童是实现国民经济可持续发展的重要人力资源储备，儿童的营养得到保证，能够为其发展奠定坚实的基础，帮助他们充分发挥潜力，未来劳动生产能力和效率以及生活质量才能得到保障，整个社会与经济才会发展得更好。

营养不良会制约社会与经济的发展。《2016年全球营养报告》指出，在非洲和亚洲，每年因营养不良造成的经济损失相当于国内生产总值（GDP）的11%。

营养不良造成经济增长减慢的原因主要有：

- ✓ 体格发育不足造成劳动生产率降低的直接损失，由于儿童早期生长迟缓造成的成年身高每减少1%，可降低1.4%的劳动生产率。而消除成人贫血可增加5%～7%的劳动生产率。
- ✓ 认知功能差造成的间接损失。
- ✓ 医疗开支增加的损失。

联合国千年发展目标（millennium development goals，MDGs）提出将全球贫困水平在2015年之前降低一半，其减贫目标包括收入贫困和非收入贫困（包括营养、人才发展和人力资本）。营养不良对收入贫困有很大影响，导致贫困的代际传递持续存在，而良好的营养能够打破营养不良与贫困之间恶性的代际传递，即营养不良导致贫困，而贫困加剧营养不良，因此，营养指标应作为非收入贫困指标纳入扶贫计划（图 1-1-1）。

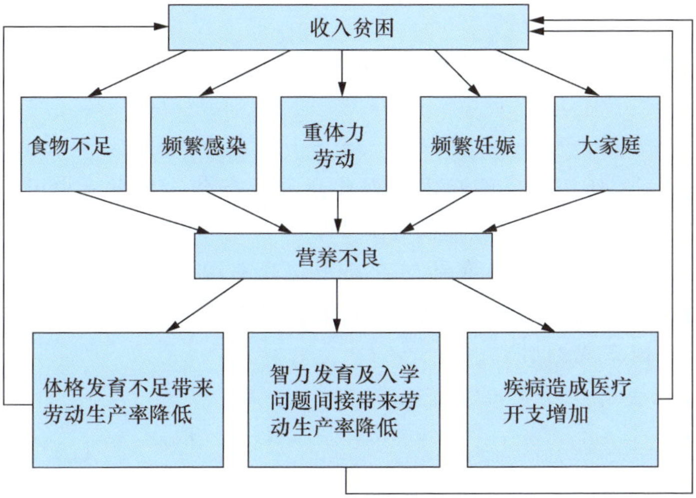

图 1-1-1 营养不良与贫困的关系

儿童发育不良，既是既有贫困的症状，也是未来致贫的指征。此外，我国人口构成不断发生变化，随着生育率的降低，我国未来年轻劳动力队伍将下降，如果他们的营养不良状况得不到改善，则国家的创造力与生产潜力将进一步受到限制（图 1-1-2）。因此，要实现 2030 年健康中国的目标、全面小康的目标以及国家可持续发展目标，更需要关注儿童营养不良问题，将改善儿童营养不良纳入脱贫指标，把对儿童和年轻人营养的投资作为一项基础性投资。

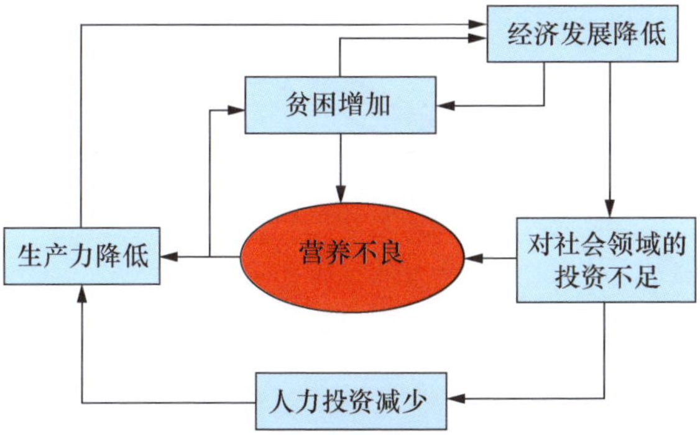

图 1-1-2 营养不良与贫困

二、我国儿童营养与健康的变化趋势、面临问题

随着我国经济的快速发展，人民生活水平的不断提高，中国儿童的膳食摄入和营养健康状况有了很大的改善，但膳食结构仍存在不合理的情况，营养不足依然存

在，微量营养素缺乏仍较为普遍。随着中国快速城镇化以及人民生活方式和观念的不断变化，出现了新的营养问题和挑战。

（一）儿童营养与健康状况不断改善

2020 年 12 月 23 日，国务院新闻办召开新闻发布会，发布《中国居民营养与慢性病状况报告（2020 年）》。报告显示：

✓ 6～17 岁的男孩和女孩各年龄组身高平均分别增加了 1.6 厘米和 1 厘米。
✓ 6 岁以下儿童生长迟缓率降至 7%以下，低体重率降至 5%以下，均已实现 2020 年国家规划目标。
✓ 6～17 岁儿童青少年贫血率降至 6.1%。

1. 身高增加明显 身高是反映体格发育的一个重要指标，能量摄入量、蔬菜摄入量以及优质蛋白质比例是儿童青少年身高发育的影响因素，其中优质蛋白质比例在长期变化高峰阶段的作用很大。随着我国经济的快速发展和居民生活水平的提高，我国儿童身高增加明显（图 1-1-3、图 1-1-4）。

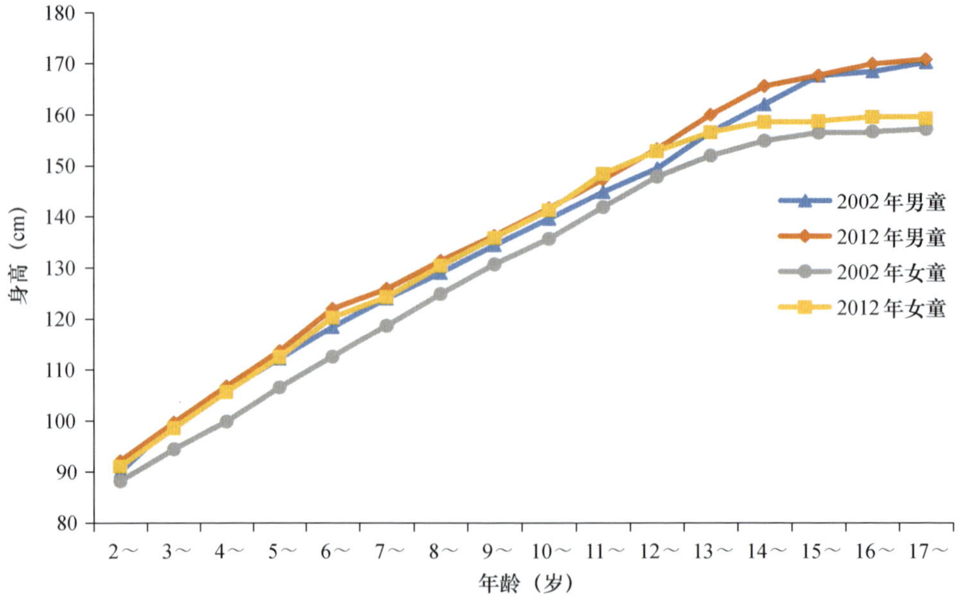

图 1-1-3　2002 年与 2012 年中国 2～17 岁城市儿童平均身高变化

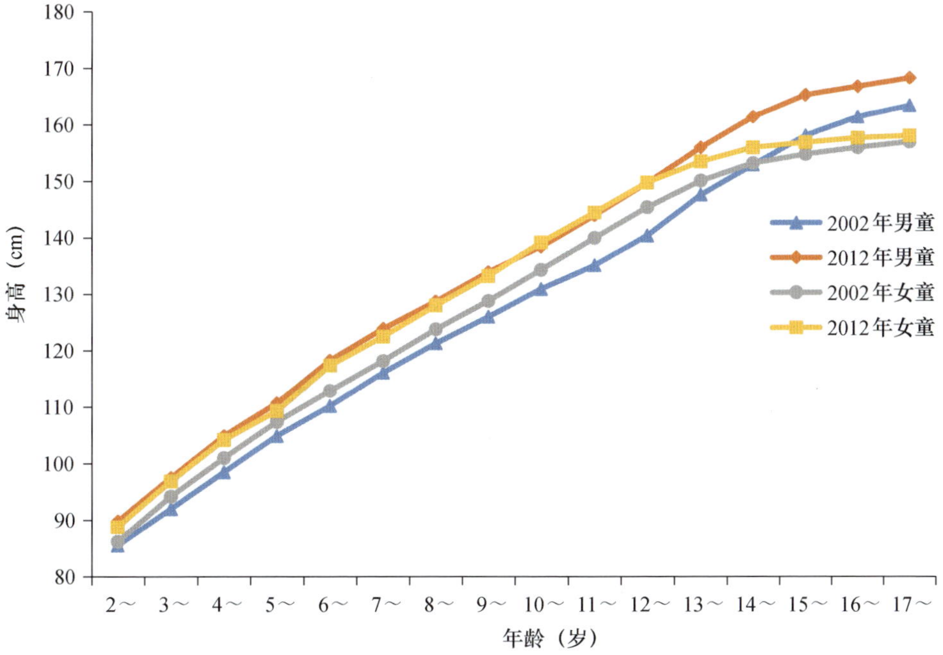

图 1-1-4　2002 年与 2012 年中国 2～17 岁农村儿童平均身高变化

2. 营养不足不断改善　2013 年中国 0～5 岁儿童生长迟缓率为 8.1%，低体重率为 2.5%，消瘦率为 2.0%，与 2002 年相比，生长迟缓率和低体重率无论在全国水平还是城乡水平，均呈下降趋势，但消瘦率改善趋势不明显。2012 年我国 6～17 岁儿童青少年生长迟缓率为 3.2%，消瘦率为 9.0%，较 2002 年分别下降了 3.1 个百分点和 4.4 个百分点（图 1-1-5、图 1-1-6、图 1-1-7）。

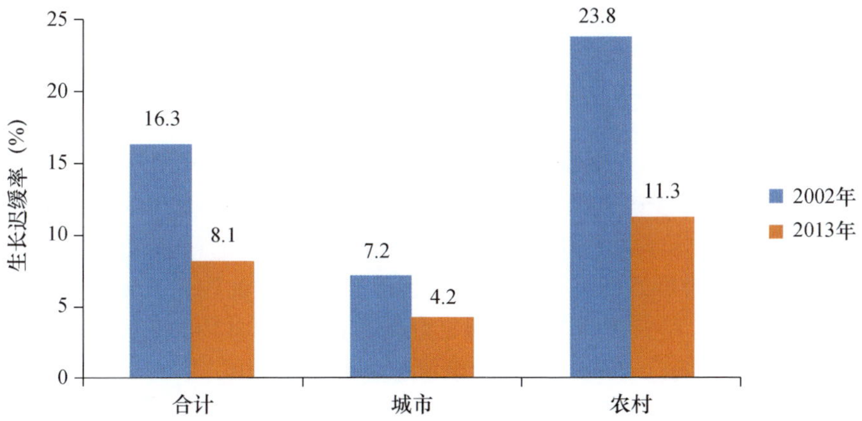

图 1-1-5　2002 年与 2013 年中国 0～5 岁儿童生长迟缓率比较

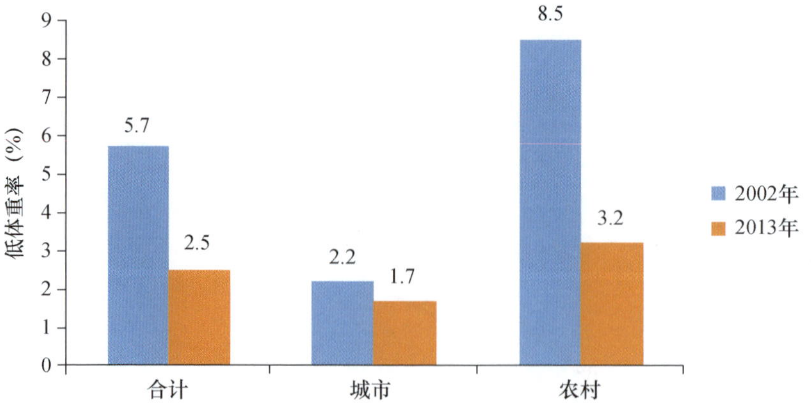

图 1-1-6 2002 年与 2013 年中国 0～5 岁儿童低体重率比较

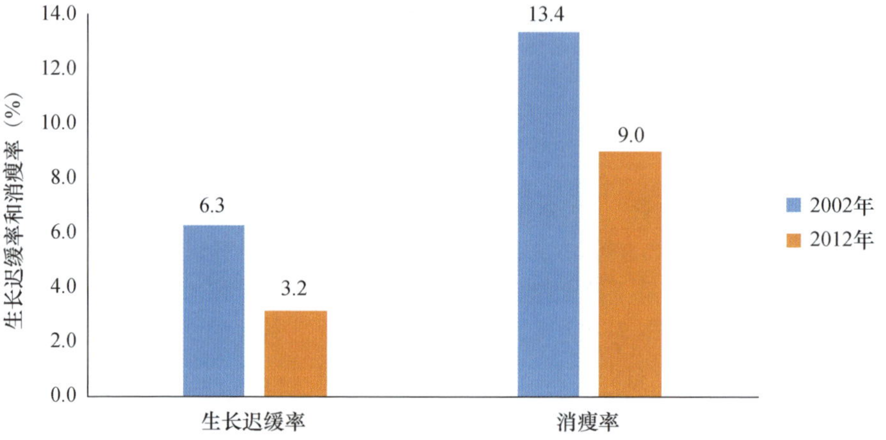

图 1-1-7 2002 年与 2012 年我国 6～17 岁儿童生长迟缓率和消瘦率比较

3. 贫血患病率显著改善 经过多年的干预改善工作，我国儿童贫血患病率有明显下降，2 岁以下婴幼儿降幅显著，2010—2013 年中国居民营养与健康状况监测结果显示，0～5 岁儿童贫血患病率为 11.6%，与 2002 年相比，有较大幅度下降；6～11 岁儿童贫血患病率为 5.0%，较 2002 年下降了 7.1 个百分点（图 1-1-8）。

4. 碘缺乏状况明显好转 我国是世界上碘缺乏严重的国家之一，自 1995 年实行全民食盐加碘后，我国碘缺乏状况明显好转，1995—2014 年我国先后开展的 7 次全国碘缺乏病监测显示，8～10 岁儿童甲状腺肿大率由 1997 年的 9.6%下降到 2014 年的 2.6%；儿童尿碘中位数由超过适宜量逐步下降至适宜水平，2014 年儿童碘营养总体处于适宜水平。

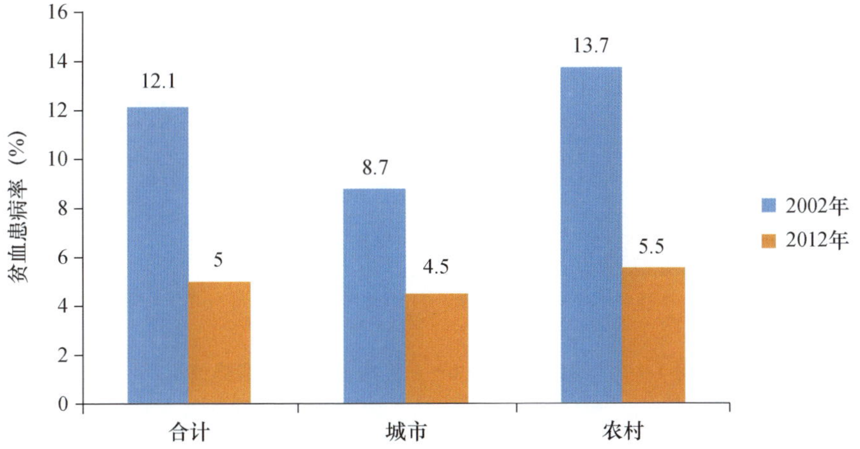

图 1-1-8　2002 年与 2012 年中国 6～11 岁儿童贫血患病率比较

（二）儿童营养与健康状况面临的问题及挑战

1. 喂养和膳食摄入仍不合理　当前的儿童饮食结构越来越多地反映了全球“营养转型”的现状，即人们常常放弃更加健康的传统饮食，转而青睐现代饮食（含饱和脂肪、糖与钠较高而人体必需的营养素与纤维的含量低的高度加工的食物，以及含有很少的完整食物，或者完全没有完整食物，但口感极好、能量密度高，微量营养素含量低的过度加工食物）。此类饮食中经常缺少全谷食物、水果、坚果、蔬菜，对人类健康的影响日益受到关注。

（1）母乳喂养：由于受到许多制约因素的影响，全世界范围内母乳喂养的总体形势并不乐观。来自 153 个国家的母乳喂养状况的调查数据表明，世界各国 6 月龄内纯母乳喂养率为 20%～50%，但随着国家经济发展和收入水平增加，母乳喂养率在不断提高，尤其是在中低收入水平国家，高收入群体的母乳喂养率上升明显。《2020 年世界粮食安全与营养状况》显示，2019 年 6 月龄以下的婴儿中，44%为纯母乳喂养。全世界有望实现到 2025 年 6 月龄以下婴儿至少 50%为纯母乳喂养的目标。

中国婴幼儿母乳喂养现状堪忧，6 月龄内婴儿纯母乳喂养率整体偏低且呈下降趋势，目前中国纯母乳喂养率低于世界平均水平。

2010—2013 年中国居民营养与健康状况监测显示，中国 6 月龄内婴儿的纯母乳喂养率为 20.8%，城市和农村分别为 19.6%和 22.3%；基本纯母乳喂养率为 48.3%，城乡分别为 43.0%和 54.2%（图 1-1-9）；与 2002 年相比，6 个月内婴儿的基本纯母乳喂养率由 71.6%下降到 56.5%。

2017 年的一项全国母乳喂养影响因素调查显示：6 月龄内纯母乳喂养率约为 29.2%，距离《国民营养计划（2017—2030 年）》和《中国儿童发展纲要（2011—2020 年）》中提出的 50%的目标仍有很大差距。

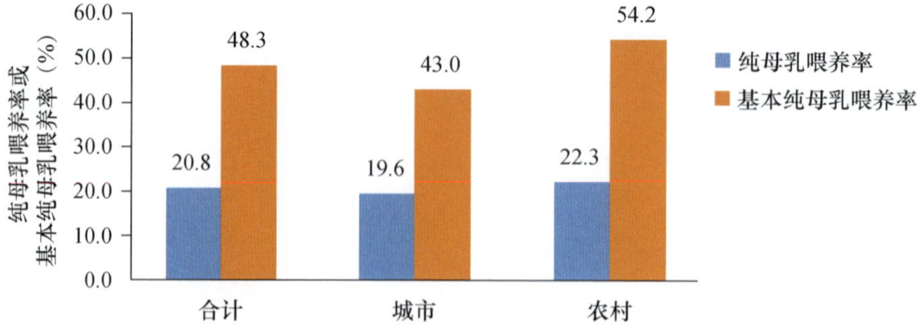

图 1-1-9 2013 年中国 0～6 月龄婴儿母乳喂养情况

（2）辅食添加：婴儿 6 个月后科学添加辅食，是婴幼儿获得充足营养、健康成长的保障。然而，辅食添加状况不容乐观。联合国儿童基金会《2019 年世界儿童状况》报告显示，2018 年，全球超过 2/3 的婴幼儿没有达到最低膳食种类（至少包括谷类、母乳、乳制品、富含维生素 A 的蔬菜水果、肉类、其他蔬菜水果、豆类、蛋类 8 类食物中的 5 类）要求，贫困地区和农村地区比例更高。

2010—2013 年中国居民营养与健康状况监测数据显示，中国 6～23 月龄儿童在调查前一天没有达到最低膳食种类要求（谷薯类、豆类和坚果类、奶类、鱼禽畜肉类和内脏类、蛋类、富含维生素 A 的蔬菜水果、其他蔬菜水果 7 类食物中的 4 类）的比例是 53.7%，辅食频次合格率和可接受辅食添加率分别是 69.1%、25.1%。

（3）食物摄入：根据 2010—2013 年中国居民营养与健康状况监测结果，我国儿童的食物摄入仍有不合理的地方，突出表现在蔬菜水果、水产品、蛋类、大豆类、奶类摄入量很低，达不到膳食指南推荐标准，尤其是蔬菜、水果和奶类（表 1-1-1）。

表 1-1-1 不同年龄段男女各类食物摄入量［g/(人·日)］

	年龄（岁）	谷类	薯类	蔬菜	水果	畜肉	禽肉	蛋类	水产品	乳类	大豆类	坚果	食用油
男	2～	143.3	11.2	77.5	39.6	43.1	7.8	21.9	10.3	82.4	4.1	1.7	21.0
	4～	195.7	18.2	131.3	36.6	50.4	10.9	23.6	12.0	44.5	5.8	1.7	23.6
	7～	247.9	25.4	168.4	42.8	63.9	14.6	23.3	15.2	36.6	7.2	2.5	30.4
	11～13	298.1	31.7	193.5	44.8	75.0	17.0	21.9	16.7	39.2	8.0	2.8	34.4
女	2～	138.1	13.0	86.9	42.9	37.9	6.9	21.6	7.7	83.4	3.4	1.8	17.9
	4～	181.9	18.5	115.1	44.7	49.2	8.6	20.4	13.2	46.2	5.4	2.1	24.1
	7～	226.5	25.1	156.0	46.9	57.7	12.8	21.2	14.5	40.2	8.0	2.1	27.7
	11～13	267.5	32.1	184.5	54.2	61.0	13.6	21.6	14.3	39.2	8.8	3.0	31.3

1）2～3 岁儿童谷类、薯类、畜禽肉类、水产品、蛋类、大豆类、坚果、蔬菜、水果、乳类、食用油、食盐摄入达到推荐量的比例分别为 67.0%、90.1%、67.5%、14.2%、36.3%、15.1%、89.8%、2.0%、4.7%、4.3%、66.1%、24.6%（图 1-1-10）。

2）4～6 岁儿童谷类、薯类、畜禽肉类、水产品、蛋类、大豆类、坚果、蔬菜、水果、乳类、食用油、食盐摄入达到推荐量的比例分别为 80.2%、80.9%、72.5%、16.9%、33.2%、18.1%、80.5%、6.5%、4.6%、1.1%、56.9%、25.6%（图 1-1-10）。

3）6～17 岁儿童蔬菜、水果、水产品、奶类、大豆类和坚果平均每人每天摄入量不足相应年龄儿童推荐摄入量的 1/2。仅有 32.3%的 6～17 岁儿童能保证餐餐有蔬菜，40.8%的儿童能做到天天吃水果，而 1.8%的儿童几乎不吃新鲜水果。仅有 35.9%的儿童每天喝奶，而 13.0%的儿童几乎不摄入奶类（图 1-1-11）。

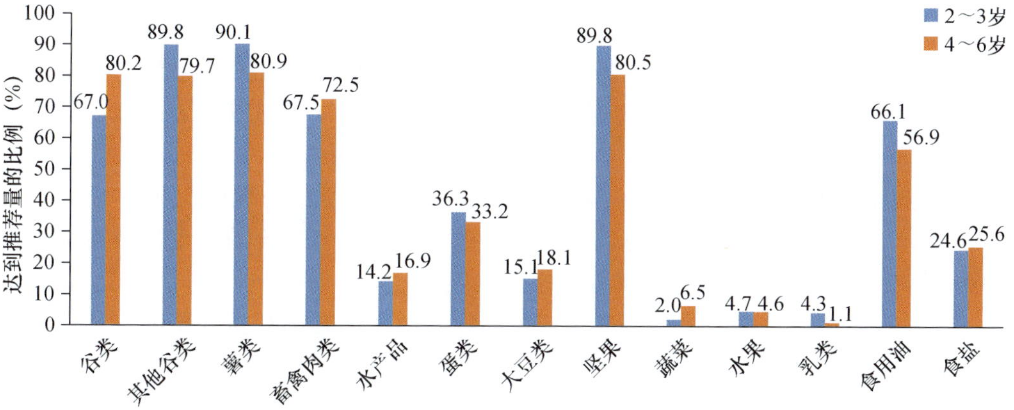

图 1-1-10 2010—2013 年我国 2～3 岁与 4～6 岁儿童食物摄入达到推荐量的比例

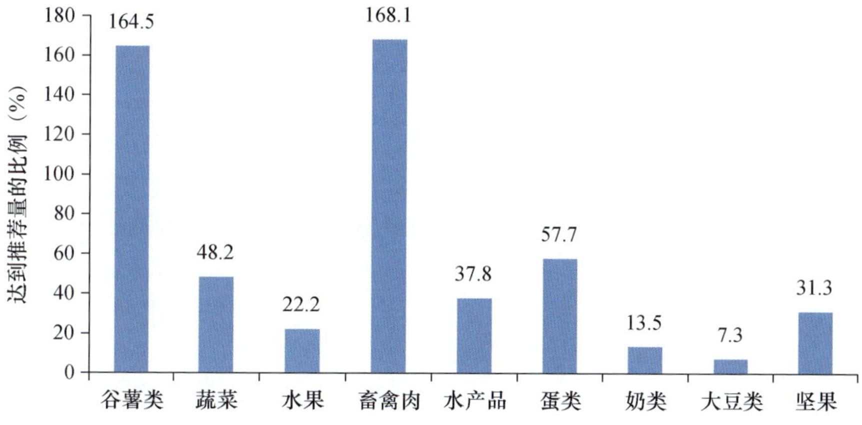

图 1-1-11 2010—2013 年我国 6～17 岁儿童各类食物摄入量达到推荐量的比例

(4) 饮食行为和生活方式:

1) 10.5%的6～17岁儿童达不到每日三餐，其中不能每天吃早餐的比例为8.9%，从不吃早餐的比例为1.3%；61.7%的6～17岁儿童一周内至少在外就餐1次。

2) 6～17岁儿童平均每周饮料摄入频次为3.9次，每周喝饮料3次及以上的比例为42.9%。

3) 34.2%的6～17岁儿童闲暇时间参加体育锻炼。

4) 6～17岁儿童平均每天静坐时间为2.9 h。

5) 6～17岁儿童平均每天睡眠时间为8.5 h，睡眠不足率为60.4%。

6) 15～17岁儿童饮酒率为14.0%。

2. 营养不良三重挑战

(1) 儿童营养不良问题在全世界依然严峻:《2020年世界粮食安全与营养状况》中提出：2019年，5岁以下儿童中估计有21.3%（1.44亿）发育迟缓，6.9%（4700万）消瘦，5.6%（3830万）超重，超重问题正在快速发展，同时至少有3.4亿儿童面临微量营养素缺乏。2000年至2019年间，全球儿童发育迟缓发生率下降了1/3，但仍然难以在2030年实现全球营养目标，包括有关儿童发育迟缓、消瘦和超重的目标。

联合国儿童基金会报道：许多儿童还面临着营养不良的风险。每5位儿童当中，就有4位无法充分享受纯母乳喂养的益处。中国发育迟缓的儿童人数在全球排名第3，有1500万儿童面临着发育迟缓的风险。

世界卫生组织数据显示：一度被视为高收入国家问题的超重和肥胖，如今在低收入和中等收入国家，尤其是在城市环境中，呈上升发展趋势。自2000年以来，非洲5岁以下儿童的超重人数已增加近24%。2019年，5岁以下超重或肥胖的儿童中，近半数生活在亚洲。5～19岁儿童和青少年的超重和肥胖流行率从1975年的仅4%大幅上升到2016年的18%以上，超过3.4亿名5～19岁儿童和青少年超重或肥胖。男孩和女孩中的上升情况类似，在2016年，有18%的女孩和19%岁的男孩超重。

微量营养素缺乏是指维生素和矿物质缺乏，即隐形饥饿，会导致健康问题，如较轻微的缺乏会造成人体中不利的代谢变化，影响表观遗传，进一步的缺乏会导致机能下降，如体能、免疫、记忆、视觉等功能下降，而严重的缺乏则引发可见的疾病症状。按患病率排序，所有年龄段最普遍缺乏的微量营养素是碘、铁、锌、维生素A。根据WHO发布的2011年全球碘现状和近10年趋势显示，截至2011年，据估计全球有2.409亿学龄儿童碘缺乏，全球学龄儿童碘缺乏患病率由2003年的36.5%（2.85亿）下降到2011年29.8%（2.409亿）。2015年WHO发布儿童贫血患病率的流行情况显示，截至2011年，全世界大约2.73亿5岁以下儿童患有贫血。贫血患病率最高的是儿童，患病率为42.6%。

✓ **碘缺乏的危害**：婴幼儿缺碘可引起生长发育迟缓、智力低下，严重者发生呆小症（克汀病）。

✓ **缺铁性贫血的危害**：铁是儿童身体和智力发育的重要保障。缺铁性贫血的儿童容易出现全身乏力、脸色苍白、易疲劳、头晕、爱激动、易烦躁、食欲差、易感冒等症状，还容易注意力不集中、记忆力下降，学习成绩受到影响，长期贫血还会影响智力和体格发育。

（2）我国儿童面临的营养不良三重负担：在我国，随着经济社会的快速发展，食物供给不断丰富，儿童的膳食结构得以改善，我国儿童营养健康状况有了很大的提高，但也出现了新的问题，面临着营养不良的三重负担——营养不足（under nutrition）、微量营养素缺乏（micronutrients deficiency）与超重肥胖（overweight and obesity）。经济发展不均衡与社会分配不公平导致营养状况存在明显的城乡差异与东西部差异。而对于儿童及青少年，中国工业化、城镇化进程造成大量劳动力的流动迁移，还形成了两个特殊儿童群体，即农村留守儿童和城市流动儿童。这使得来自最贫困以及最边缘化社区的儿童和青少年正承受着各类营养不良的负担，对儿童的身体素质也造成了不良影响。

1）营养不足依然存在：蛋白质-能量营养不良仍是我国面临的一个重要公共卫生问题，且城乡差异一直较为明显，农村地区儿童生长迟缓率约为城市地区的2～3倍，而贫困地区农村又为一般农村的2倍，2013年我国农村地区4岁男童比城市男童矮1.9 cm，4岁女童比城市女童矮1.5 cm，贫困地区男童和女童比城市男童和女童分别矮4.6 cm和4.8 cm；6～17岁城市男童比农村男童高2.9 cm，女童高2.4 cm（图1-1-12～图1-1-15）。

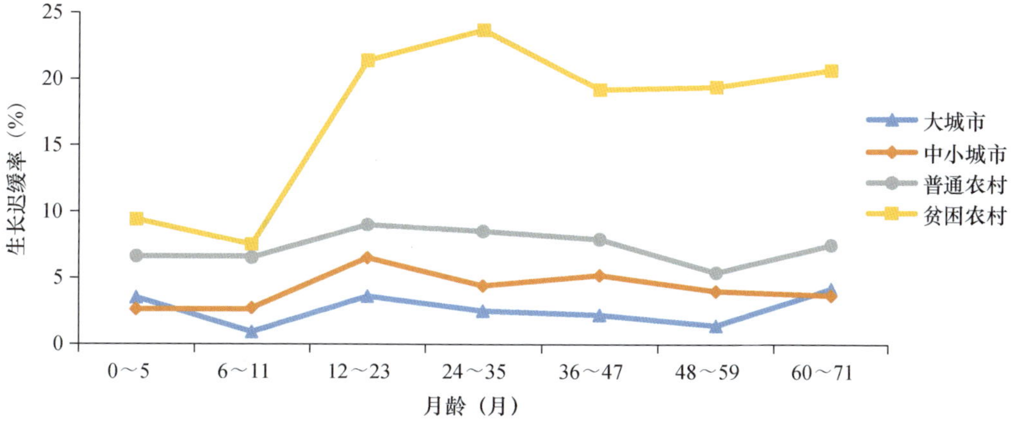

图1-1-12　2013年中国4类地区0～5岁儿童生长迟缓率

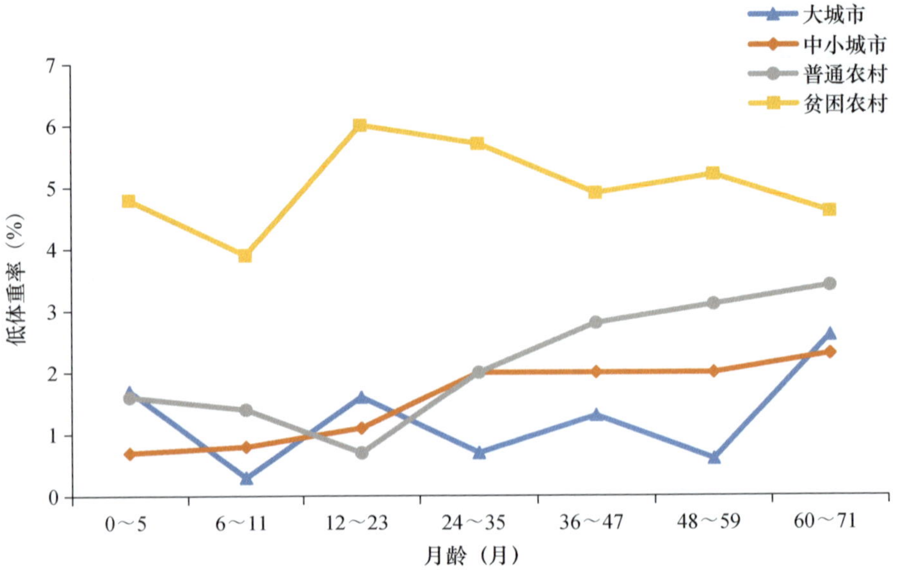

图 1-1-13 2013 年中国 4 类地区 0～5 岁儿童低体重率

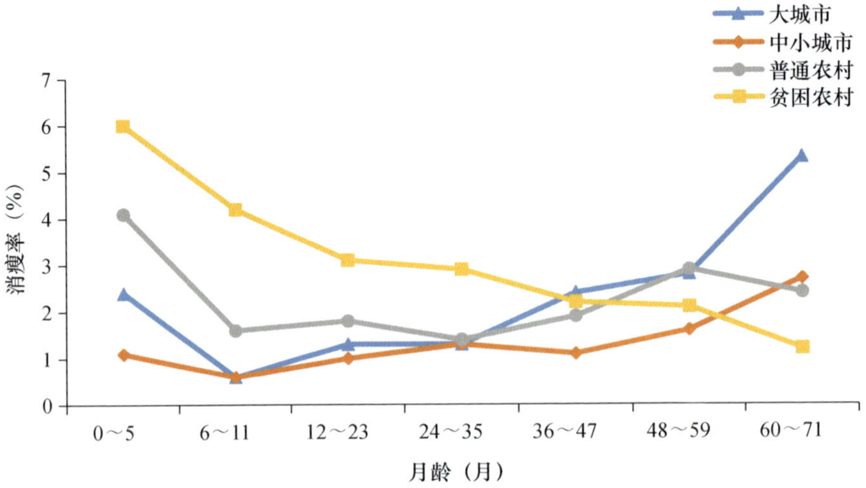

图 1-1-14 2013 年中国 4 类地区 0～5 岁儿童消瘦率

身高是反映体格发育的一个重要指标。随着我国经济的快速发展和居民生活水平的提高，中国儿童身高增加明显，但还是有很多人，特别是贫困农村儿童，身高不能达到标准要求。与日本儿童青少年相比，2002 年中国男生 12 岁及以上男性身高均低于日本男性，中国 11～12 岁女生的身高低于日本对应年龄段的女生。到 2016 年，我国 6～17 岁男女生身高均高于日本男女生。但分地区来看，2016 年我

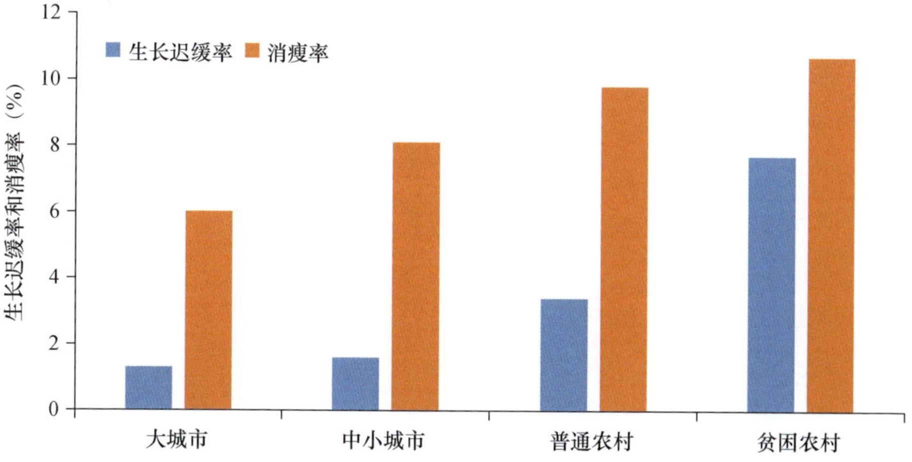

图 1-1-15　2013 年中国 4 类地区 6～17 岁儿童青少年生长迟缓率和消瘦率

国贫困地区 10～14 岁处于青春期的男女生的身高仍低于日本农村地区。这些儿童可能在日后的生活中长期承受生命早期生长迟缓所形成的影响，并且可能永远无法发挥其体格与智力的全部潜力（图 1-1-16～图 1-1-19）。

2）微量营养素缺乏较为普遍：微量营养素缺乏，也被称作“隐性饥饿”，经常被忽视，被发现时通常已错过补救时机，因此这一问题带来的沉重代价更为隐蔽。我国儿童普遍存在微量营养素缺乏。虽然经过多年的干预改善工作，我国儿童贫血

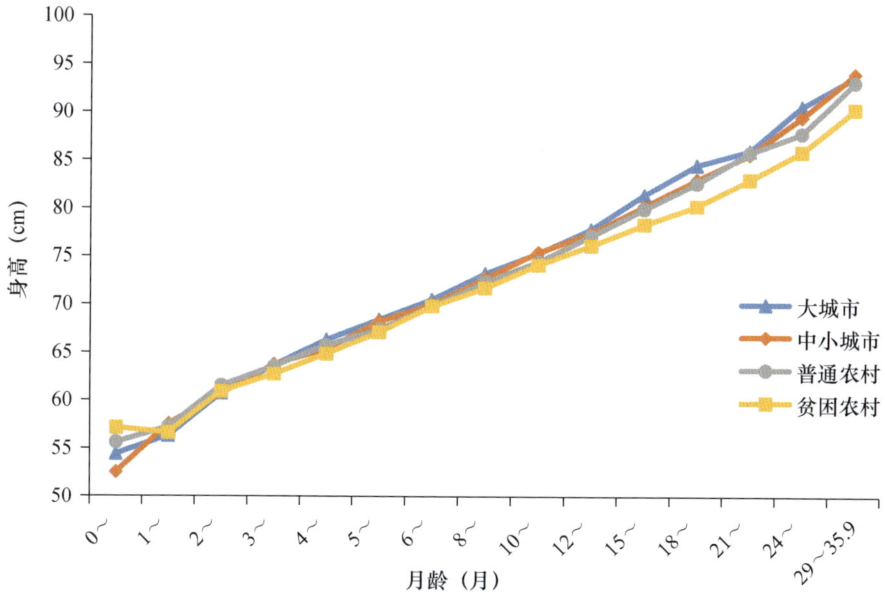

图 1-1-16　2013 年中国 4 类地区 3 岁以下男童年龄别平均身高

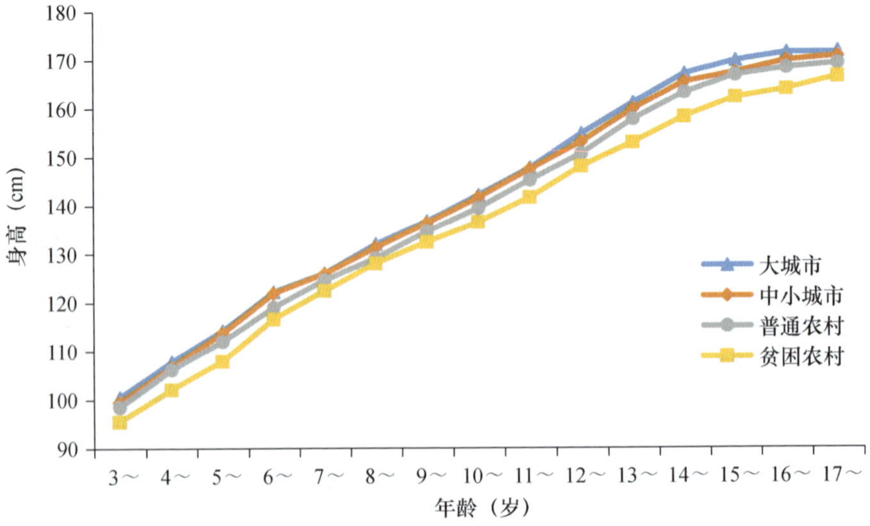

图 1-1-17 2012—2013 年中国 4 类地区 3～17 岁男童年龄别平均身高

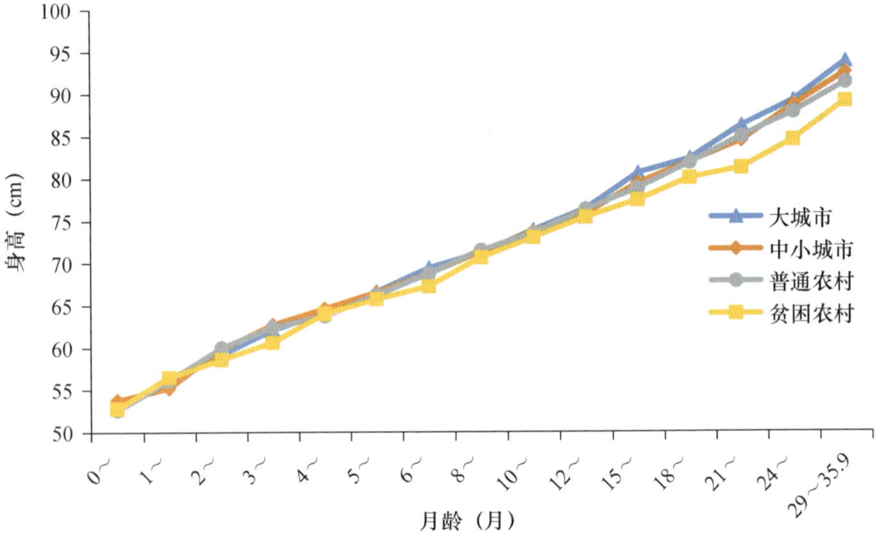

图 1-1-18 2013 年中国 4 类地区 3 岁以下女童年龄别平均身高

患病率有明显下降，但儿童贫血问题仍然存在，农村儿童患病情况更严重，仍需要关注城乡差异，特别是贫困地区的儿童（图 1-1-20）。

此外，维生素 D、维生素 A 等微量营养素缺乏问题突出，严重威胁我国儿童的健康。例如，维生素 A 缺乏会导致儿童生长迟缓、免疫功能下降、暗适应障碍等，

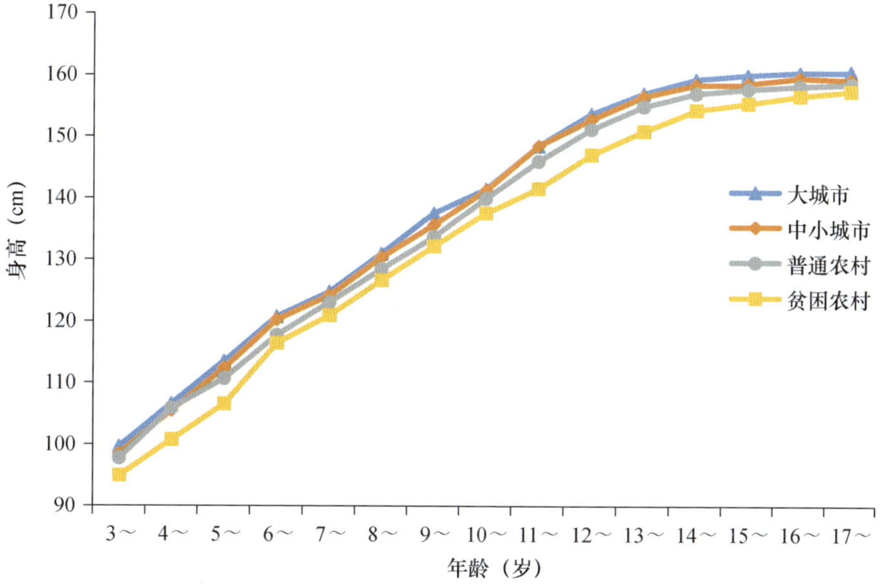

图 1-1-19　2012—2013 年中国 4 类地区 3～17 岁女童年龄别平均身高

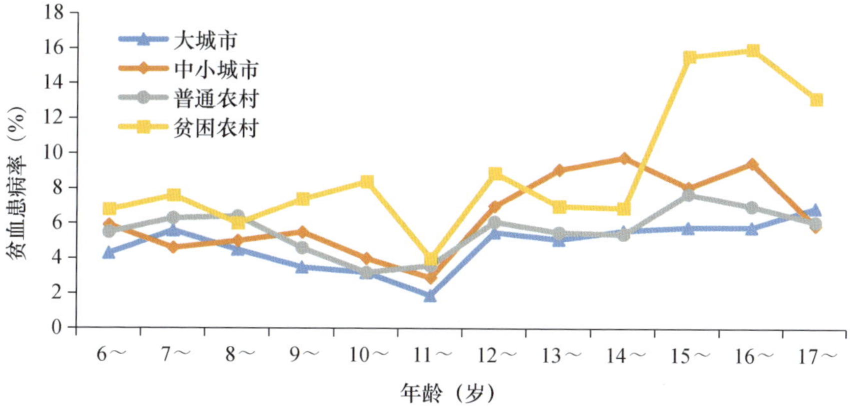

图 1-1-20　2012 年中国 4 类地区 6～17 岁儿童青少年贫血率

2010—2013 年中国居民营养与健康状况监测结果显示：①3～5 岁儿童维生素 A 缺乏率为 29.6%，其中城市儿童缺乏率为 22.2%，农村儿童缺乏率为 37.2%。6～17 岁儿童维生素 A 边缘缺乏率 18.7%；维生素 A 缺乏率 6.4%，城市高于农村，分别为 7.7%、5.5%；②6～17 岁儿童维生素 D 缺乏率（血清 25-羟维生素 D<20 ng/ml）为 53.2%（图 1-1-21）。

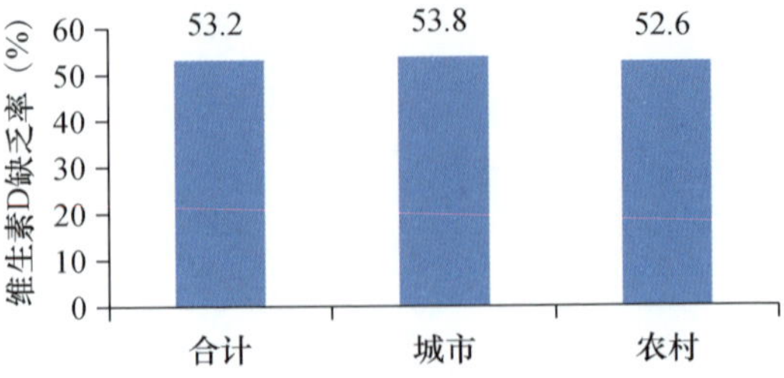

图 1-1-21 2013 年 6～17 岁儿童维生素 D 缺乏率

3）超重肥胖形势严峻：由于能量摄入过剩、动物性食物或脂肪摄入逐年增加、身体活动量明显减少等营养不平衡问题引起肥胖人群的大幅增加，肥胖问题已成为我国严峻的健康问题。

《中国居民营养与慢性病状况报告（2020 年）》显示：
✓ 6 岁以下儿童超重肥胖率为 10.4%。
✓ 6～17 岁儿童超重肥胖率为 19%。

2013 年中国 5 岁以下儿童超重率为 8.4%，城乡无差异，男童、女童分别为 9.4%和 7.2%。肥胖率为 3.1%，男童、女童分别为 3.6%和 2.5%；城市为 3.3%，农村为 2.9%。与 2002 年相比，超重率和肥胖率均有所增长，增幅分别为 29.2%和 14.8%（图 1-1-22、图 1-1-23）。

1985—2014 年全国开展的 6 次中国学生体质与健康抽样调查显示，2014 年中国 7～18 岁学生的超重及肥胖总检出率为 19.4%，超重率和肥胖率分别是 1985 年的 11 倍和 57 倍。男生超重率和肥胖率显著高于女生，城市显著高于农村，肥胖检

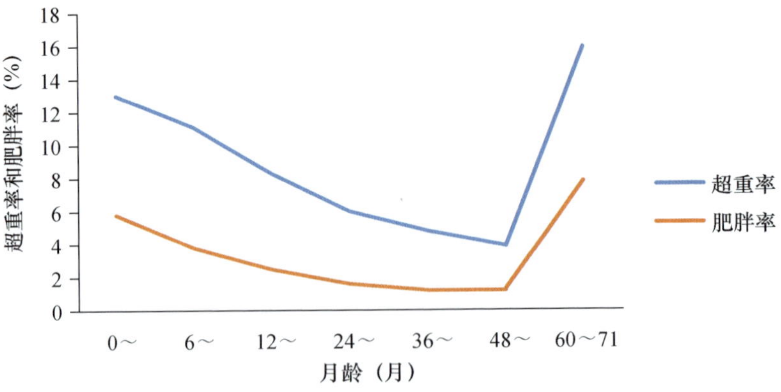

图 1-1-22 2013 年中国 0～5 岁儿童超重和肥胖率

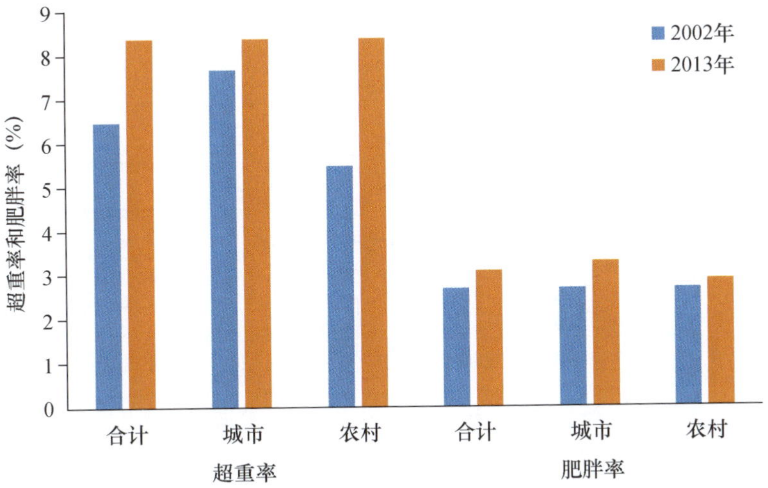

图 1-1-23 2002 年与 2013 年中国 0～5 岁儿童超重率和肥胖率比较

出率高发区主要集中在华北、华东、东北，而肥胖检出率相对较低的地区集中在青藏高原、西南、华南地区，但需要警惕的是，农村的增加幅度明显高于城市地区。预计到 2030 年，超重肥胖率将达到 28.0%，总人数约 4948 万人（图 1-1-24、图 1-1-25）。

尽管目前中国儿童青少年的身高与日本差距减少，并呈现高出日本儿童青少年的趋势，但我国儿童青少年体重的增长速度更快，从而使得我国儿童超重肥胖率及其增长速度显著高于日本。据《2019 年全球儿童健康状况》显示，日本 0～4 岁中重度超重肥胖率为 5%，5～19 岁儿童青少年超重肥胖率为 14%，与 1990 年相比超重肥胖增长率仅为 14.3%；而中国 0～4 岁超重肥胖率为 9%，2016 年中国 5～19 岁儿童青少年中重度超重肥胖率为 29%。

肥胖为我国人口健康素质带来了巨大挑战。肥胖本身是一种疾病，也是多种非传染性慢性疾病的危险因素。儿童肥胖会影响儿童的运动能力及骨骼发育，对心

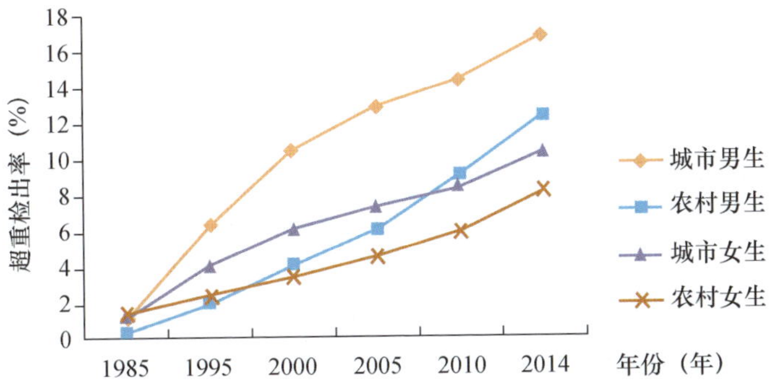

图 1-1-24 1985—2014 年中国 7～18 岁学生超重检出率

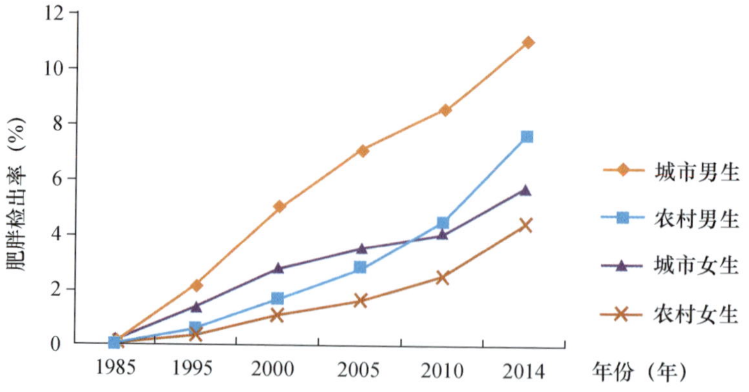

图 1-1-25 1985—2014 年中国 7～18 岁学生肥胖检出率

理、行为、认知及智力产生不良影响，并可能危害其他器官和组织，出现健康问题。儿童肥胖率的日益增长导致了慢性病低龄化，在儿童时期就呈现出心血管疾病和 2 型糖尿病主要危险因素，有了明显的腹型肥胖、糖耐量受损、高血压等表现（图 1-1-26）。儿童肥胖还可以延续到成人期，影响成年期的心血管系统、内分泌系统、呼吸系统和肝脏、骨骼运动、心理行为、认知和智力等方面。

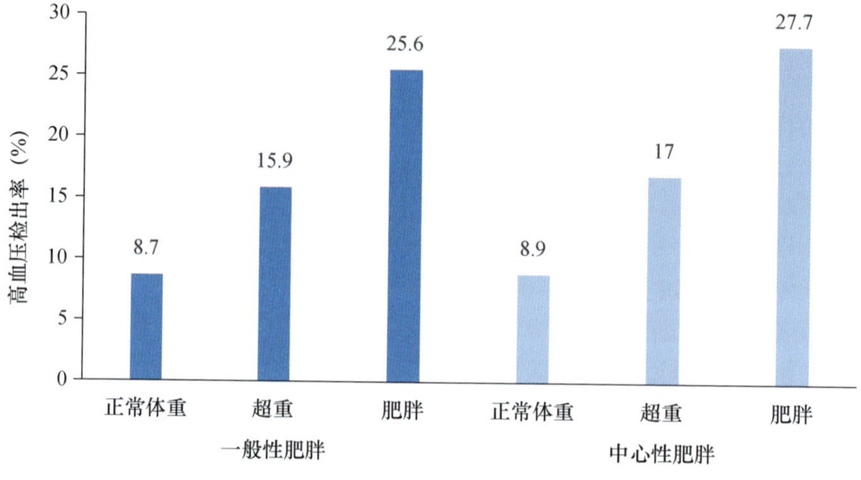

图 1-1-26 不同体重状况的高血压检出率

《2019 年全球儿童健康状况》报告指出：营养不良极大地损害着儿童的成长及发展。除非这一问题得到彻底解决，否则无论是儿童自身还是外界社会都难以帮助其实现最大的发展潜力。为了应对这样的挑战，必须解决好儿童成长过程中每个阶段的营养不良问题。因此，无论是从国家层面还是地方层面，儿童营养都应被放在首要位置，要尽早解决各种儿童营养不良的问题。

3. 体质有待进一步加强 2016—2018 年，全国学生体质健康状况总体呈现

"逐步提升"趋势。不过，尽管2018年全国学生体质达标测试合格率为91.91%，但优良率仅为30.57%，有待进一步提升。在体质状况逐步好转的同时，还有一些新的问题需得到重视，如脊柱侧弯、近视等。

2014年数据显示，中国中小学生的握力、立定跳远和50米跑的成绩均明显低于日本学生（图1-1-27、图1-1-28、图1-1-29）。

大量的科学研究证实，体质或体能下降将严重威胁儿童健康，增加各类慢性非传染性疾病的发生风险。合理膳食、增加体育锻炼有益于改善和提高儿童青少年体质健康状况，有效预防和控制多种儿童慢性非传染性疾病的发生和发展，如高血压、糖尿病、代谢综合征等。增强体质健康状况也可以帮助儿童增加自信心、自尊心和成就感，改善儿童心理状况，预防抑郁的发生。

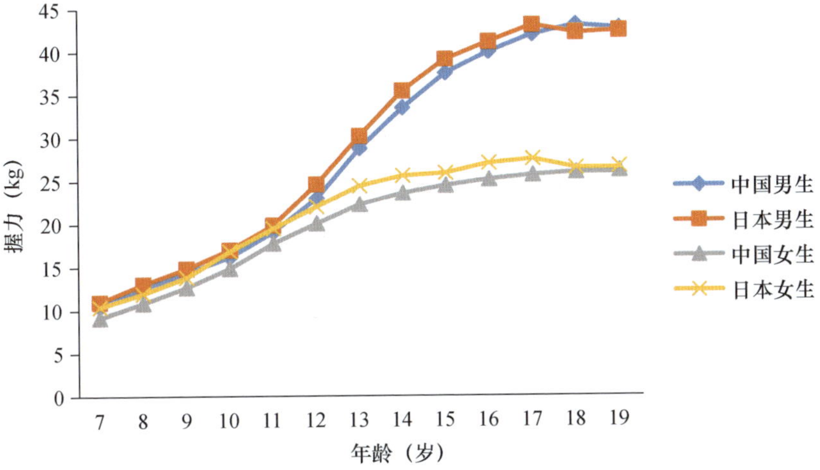

图1-1-27 2014年中日学生握力比较

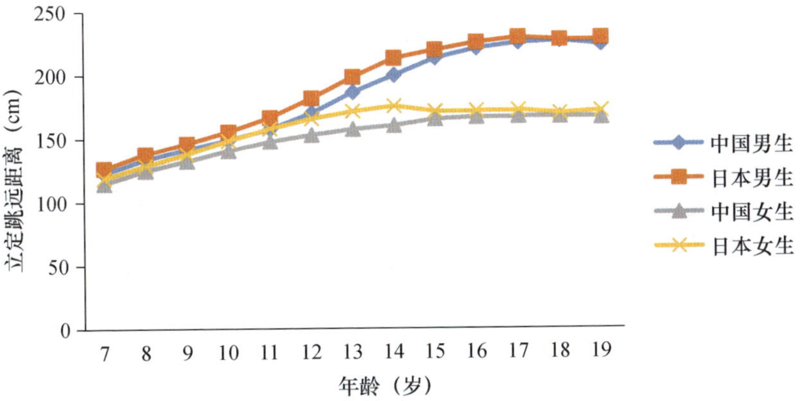

图1-1-28 2014年中日学生立定跳远比较

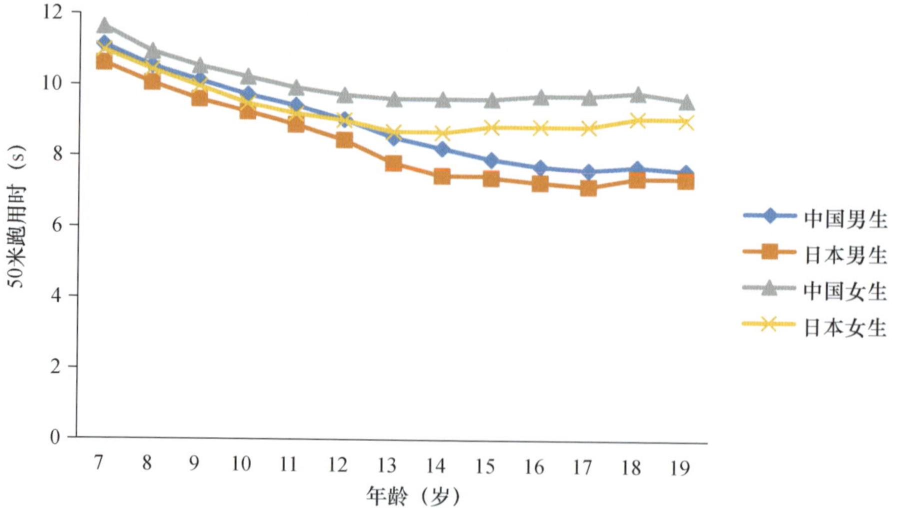

图 1-1-29　2014 年中日学生 50 米跑比较

4. 慢性病低龄化现象凸显　随着膳食结构、行为和生活方式的变化以及超重肥胖率的升高，原本发生在成年人的慢性病也出现在儿童中，如高血压、血脂异常、代谢综合征等。利用 2010—2012 年中国居民营养与健康状况监测，对儿童代谢异常进行分析，显示：①7～9 岁儿童脂代谢紊乱率为 20.6%，高血压率为 5.2%，高血糖率为 10.2%；②10～17 岁儿童代谢综合征（中国标准）患病率为 2.4%，城市高于农村，男性高于女性（图 1-1-30）。其中，腹型肥胖率 11.1%，高血压率 6.4%，甘油三酯升高率 8.8%，低高密度脂蛋白率 26.8%，高血糖率 11.5%。与 2002 年相比，2012 年城乡 10～17 岁儿童代谢综合征患病率均有所上升，男童从 2002 年的 0.47%增长到 2012 年的 2.7%，女童从 0.3%增长到 2.0%。

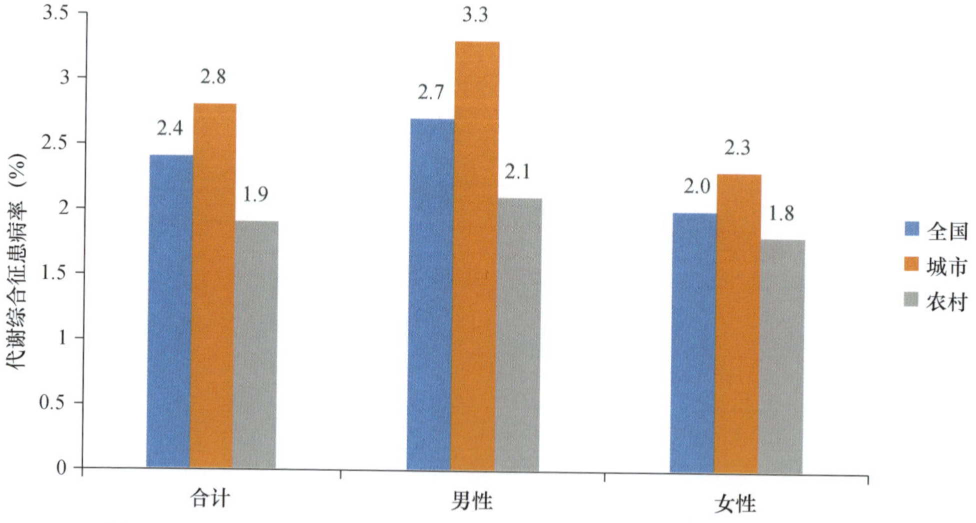

图 1-1-30　2010—2012 年中国 10～17 岁儿童青少年代谢综合征患病情况

三、国家政策和行动

党中央、国务院历来高度重视青少年的健康成长，采取了一系列改善儿童营养与发展状况的措施，2010—2020 年 10 年间陆续颁布了一系列重要纲要和行动计划。

（一）系列国家政策和重要纲要为儿童营养健康改善保驾护航

2011.08 **国务院颁布《中国儿童发展纲要（2011—2020 年）》**

从健康、教育、福利、社会环境角度提出了儿童发展的总体目标和要求，健康方面对加强儿童保健服务和管理、改善儿童营养状况、提高儿童身体素质等提出了更高要求。

2011.12 **中共中央、国务院印发《中国农村扶贫开发纲要（2011— 2020 年）》**

指出要推动农村中小学生营养改善工作。为改善贫困地区婴幼儿营养和健康状况，提高儿童家长科学喂养知识水平。

2014.01 **国务院办公厅印发《中国食物与营养发展纲要（2014—2020 年）》**

指出要降低农村儿童青少年生长迟缓、缺铁性贫血的发生率，做好农村留守儿童营养保障工作。遏制城镇儿童青少年超重、肥胖增长态势。

2015.01 **国务院办公厅印发《国家贫困地区儿童发展规划（2014—2020 年）》**

部署进一步促进贫困地区儿童发展工作，切实保障贫困地区儿童生存和发展权益。

2015.11 **《中共中央国务院关于打赢脱贫攻坚战的决定》**

指出“全面实施贫困地区儿童营养改善”。

2016.10 **中共中央、国务院印发并实施《“健康中国 2030”规划纲要》**

指出要“突出解决好妇女儿童、老年人、残疾人、流动人口、低收入人群等重点人群的健康问题。加强重点人群健康服务，提升妇幼健康水平”，要“继续开展重点地区儿童营养改善”等项目。

2017.06 **国务院办公厅印发《国民营养计划（2017—2030 年）》**

将儿童贫血率、0 ～ 6 月龄纯母乳喂养率、5 岁以下儿童生长迟缓率、农村中小学生生长迟缓率、城乡身高差异、学生肥胖率等的控制列入主要目标，并提出“生命早期 1000 天营养健康行动”“学生营养改善行动”和“贫困地区营养干预行动”等针对儿童营养与健康的重大行动。

2019.07 **国务院办公厅启动《健康中国行动（2019—2030 年）》**

行动包括实施“妇幼健康促进行动”：到 2022 年和 2030 年，婴儿死亡率分别控制在 7.5‰及以下和 5‰及以下，孕产妇死亡率分别下降到 18/10 万及以下和 12/10 万及以下；实施“中小学健康促进行动”：到 2022 年和 2030 年，国家学生体质健康标准达标优良率分别达到 50% 及以上和 60% 及以上，全国儿童青少年总体近视率力争每年降低 0.5 个百分点以上，新发近视率明显下降。

2019.12 **《中华人民共和国基本医疗卫生与健康促进法》**

经第十三届全国人大常委会第十五次审议通过，于 2020 年 6 月 1 日正式实施，明确提出要实施经济欠发达地区、重点人群营养干预计划，开展未成年人营养改善行动。

（二）国家行动将儿童营养健康改善落到实处

1. 贫困地区儿童营养改善项目 我国农村地区儿童营养问题严重，特别是贫困地区的农村儿童营养问题更为突出，亟须改善。为贯彻落实《中国儿童发展纲要（2011—2020年）》和《中国农村扶贫开发纲要（2011—2020年）》，改善贫困地区婴幼儿营养和健康状况，提高儿童家长科学喂养知识普及程度，在国务院领导的高度重视下，通过充分调研论证，贫困地区儿童营养改善项目在2012年启动，为贫困地区6～24月龄婴幼儿每天提供1包辅食营养补充品（图1-1-31），同时开展儿童营养知识宣传和看护人喂养咨询指导，改善贫困地区儿童营养健康状况。从2012年10月起，优先选择8个贫困片区的10个省的100个县作为试点，惠及28万余名适龄儿童；2013年11月起，项目扩展到21个省（区、市）14个国家集中连片特困地区300个县，为项目地区82万6～24月龄婴幼儿免费提供营养包；2015年起扩展到21个省（区、市）14个国家集中连片特困地区的341个县，共211万名儿童受益（《中国的减贫行动与人权进步》白皮书）；截至2018年底，中央财政累计投入资金约28亿元，项目覆盖21个省（区、市）的715个国家级贫困县，受益儿童数累计达722万。受益孩子营养状况得到改善，2017年，项目监测结果显示，项目地区营养包发放率达95.7%，有效服用率达75.5%，项目持续监测地区6～24个月婴幼儿平均贫血率和生长迟缓率与2012年基线调查相比分别下降46.5%和36.6%。项目有效地改善贫困地区儿童贫血状况，对降低儿童营养不良、促进儿童生长发育发挥了重要作用；通过三级卫生网络发放营养包，为我国公众营养改善提供了实践经验；营养包项目赢得了国际社会的赞誉，成为全球早期儿童营养改善关注的亮点。

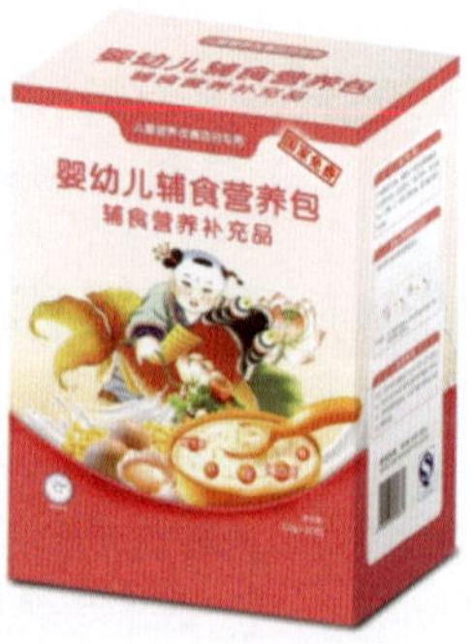

图1-1-31 婴幼儿辅食营养包

2. 农村义务教育学生营养改善计划 儿童青少年期是生长发育的关键时期，他们的身体状况不仅关系着个人的健康和生活，同时也关系到国民未来的身体素质，均衡的营养为儿童青少年的健康成长提供了基础，也为国家人才的储备提供了保障。为了进一步贯彻落实《国家中长期教育改革和发展规划纲要（2010—2020年）》，提高农村学生尤其是贫困地区和家庭经济困难学生健康水平，2011年11月23日，国务院颁布实施了《国务院办公厅关于实施农村义务教育学生营养改善计划的意见》（国办发〔2011〕54号）（以下简称《计划》），标志着农村义务教育学生营养改善计划正式实施。2011年秋季学期起，在集中连片特困地区启动试点工作。中央财政为试点地区农村义务教育阶段学生提供营养膳食补助，标准为每生每天3元，2014年秋季起增加到每人每天4元（全年按照学生在校时间200天计算），试点范围包括699个县（市）。截至2018年10月，全国共有22个省726个县实施国家试点工作，29 个省 910 个县实施地方试点工作，实现了所有国家扶贫开发重点县全覆盖，受益学生达到 3700 万人。此外，中央财政安排 300 亿元专项资金，重点支持试点地区学校食堂建设，现已完成食堂建设项目 6.85 万个，新建、改造面积 2563 万平方米，购置了价值 21.97 亿元的厨房设施设备，为以学校食堂供餐为主的模式提供了有力支撑。计划实施地区学生营养健康状况有所改善，2017 年男、女生各年龄段平均身高比 2012 年高 1.9 厘米和 2 厘米，生长迟缓率明显下降。贫血率从 2012 年度的 17.0%，逐年降低到 2016 年度的 7.6%。广大学生、家长、学校和社会各界对党中央、国务院实施的这项惠民工程、德政工程给予了高度认可和热烈拥护。

3. 学生饮用奶计划　为了改善我国中小学生的营养与健康状况，2000 年，由农业部、原国家发展计划委员会、教育部、财政部、原卫生部、原国家质量技术监督局和原国家轻工业局 7 部委局联合启动实施了国家“学生饮用奶计划”（图 1-1-32）。这项计划作为一项改善青少年营养与健康状况的重要措施列入《中国儿童发展纲要（2001—2010 年）》和《国务院关于基础教育改革与发展的决定》。2007 年“学生饮用奶计划”被写进《国务院关于促进奶业持续健康发展的意见（国发〔2007〕31 号）》，指出要“加大国家学生饮用奶计划的推广力度，完善学生饮用奶定点生产企业扶持政策，扩大学生饮用奶覆盖范围”。到 2013 年，通过强化宣传引导、加强监督管理和提升奶源质量安全水平等一系列措施，学生饮用奶从无到有、从城市到乡镇，推广范围不断扩大，日平均供应学生饮用奶 1800 万份以上，创建学生饮用奶奶源示范基地 165 家。“学生饮用奶计划”的顺利开展，对改善和提高中小学生营养健康水平、促进我国乳品消费和奶业发展都起到了积极作用。2013 年 9 月，为进一步转变政府职能，充分利用市场机制和依靠社会力量，农业部下发《关于调整学生饮用奶计划推广工作方式的通知》，将“学生饮用奶计划”推广工作整体移交给中国奶业协会。中国奶业协会按照食品安全、奶业管理等相关法律法规要求，制定相关推广和管理办法，继续推进“学生饮用奶计划”的实施。2018 年 6 月 3 日，国务院办公厅印发《关于推进奶业振兴保障乳品质量安全的意见》，明确要求“大力推广国家学生饮用奶计划，增加产品种类，保障质量安全，扩大覆盖范围”。据中国奶业协会报告，2019 年，全国学生饮用奶日均供应量为 1850 万份以上，惠及 2200 万中小学生，覆盖全国 31 个省、自治区、直辖市的 6 万所学校。

图 1-1-32　中国学生饮用奶标志

四、国际经验、全球承诺与行动

联合国儿童基金会（儿基会）、世界卫生组织等国际组织通过分析不同国家儿童营养问题，制定具有针对性的儿童营养改善战略和行动计划，提供营养技术指南，倡导各国开展儿童营养行动，促进各国儿童营养状况的全面改善。儿基会营养

1990 年 **儿基会发布《改善发展中国家妇女及儿童营养状况战略》**

提出“评价营养状况、分析营养问题、采取相应行动”的“三 A 循环”模型，以分析儿童营养问题影响因素，确定儿童营养优先干预的重点领域。

1990 年 **世界儿童问题首脑会议中提出到 2000 年达到以下目标**

①使 5 岁以下患有严重和中等程度营养不良的儿童减少到 1990 年人数的一半；②使出生体重轻（2.5 kg以下）的比率减少到 10% 以下。

1992 年 **各国首脑代表签署《世界营养宣言》**

保证在本 10 年内大量减少营养不足，尤其是儿童、妇女和老年人中的营养不足。

2000 年 **联合国首脑会议上世界各国领导人商定联合国千年发展目标**

提出要在 1990 年至 2015 年间，将每日收入低于 1.25 美元的人口比例减半，挨饿的人口比例减半，五岁以下儿童死亡率降低2/3。

2002 年 **世界卫生组织、联合国儿童基金会与联合国人口活动基金（UNFPA）、世界银行一起召开的“生命从健康开始”的全球磋商会议**

提出，除了生存，还要确保儿童、青少年及其家庭的健康成长及全面发展，明确地把儿童和青少年健康作为优先考虑的问题。

2002 年 **第 55 届世界卫生大会通过婴幼儿喂养全球战略**

为保护、促进和支持适当的婴幼儿喂养行动提供了一个框架。提出所有政府均应在国家营养政策、儿童及生殖健康和减贫方面制定并执行全面的婴幼儿喂养政策。

2011 年 **世界卫生组织执行局审议通过“孕产妇与婴幼儿营养：全面实施计划草案”**

提出到 2025 年实现全球营养目标：全球发育迟缓的五岁以下儿童数量减少 40%；低出生体重比率降低 30%；儿童期超重流行率不增加；儿童期消瘦比率减少到并维持在 5% 以下。

2014 年 **第二届国际营养大会通过了《营养问题罗马宣言》和《行动框架》**

《营养问题罗马宣言》倡导人人享有获得安全、充足和营养的食物的权利，促使各国政府作出承诺，防止饥饿、微量营养素缺乏和肥胖等各种形式的营养不良。《行动框架》提出 60 项行动建议，可供政府酌情纳入其营养、卫生、农业、发展和投资的国家计划，并在有关国际协议的谈判中加以考虑，以期改善所有人的营养状况。

2014 年 **联合国粮农组织宣布设立营养行动信托基金**

以抗击营养不良并改善全球营养状况。营养行动信托基金将通过为粮农组织刚刚启动的《营养行动方案》调集资源，来提高各国政府解决营养问题的能力，通过优化农业和粮食系统改善全球营养状况。

2015 年 **联合国可持续发展峰会通过 17 个可持续发展目标**

提出：到 2030 年，按各国标准界定的陷入各种形式贫困的各年龄段男女和儿童至少减半。到 2030 年消除饥饿，确保所有人，特别是穷人和弱势群体，包括婴儿，全年都有安全、营养和充足的食物。到 2030 年，消除一切形式的营养不良，包括到 2025 年实现 5 岁以下儿童发育迟缓和消瘦问题相关国际目标。到 2030 年，消除新生儿和 5 发以下儿童可预防的死亡。

2016 年 **联合国大会决定将 2016 年至 2025 年定为“联合国营养问题行动十年”，以促进在全球范围内消除饥饿和营养不良、减少肥胖症等。**

决议提出在全球范围内消除饥饿，预防所有形式的营养不良，在所有年龄组扭转超重和肥胖症不断上涨的趋势并减轻与饮食有关的非传染性疾病负担。

2018 年 **WHO 发布了关于实施有效行动改善青少年营养的指南**

旨在解决青少年各种形式的营养不良问题，确保其健康生活。指南主要建议涉及促进青少年健康饮食，促进青少年微量元素补充，青少年急性营养不良的管理。

战略的重点包括在紧急情况下提供安全食品和营养、监测婴儿成长率、婴幼儿喂养和护理、提供重要的微量营养素等方面。

二战以后日本就非常重视国民的饮食健康。2005 年，日本颁布了《食育基本法》，这是世界上规定国民饮食行为的第一部法律。日本更是在国家主导下开展了全国范围的食育推进计划，取得了令世界瞩目的成绩。《食育基本法》中规定日本成立食育推进会议，制定食育推进计划。食育推进会议由内阁总理亲自担任议长，由劳动厚生省、文部省和农林省等多部门共同参与，从国家到地方省（市）级政府、再到区街道等级别都分别成立食育推进会议，制定食育推进计划。食育推进计划包括家庭食育、学校（保育所）食育和社会改善饮食行为 3 部分（图 1-1-33）。家庭食育推进的具体措施包括：培养孩子早睡、早起和吃早餐的习惯，培养孩子的自信心，依据《家庭教育手册》对孩子好的行为进行奖励，针对婴儿和孕妇的食育，由注册营养师和周围城市的健康中心营养师进行如“帮助指导哺乳、断奶”和“产妇饮食指南”的指导。学校（保育所）食育推进的具体措施包括：学校、保育所设置专门的营养教师进行食育指导，学校中有食育相关的体制；学校让学生参与配餐、提供农场实习机会、提供食品制作等体验活动；学校要教育学生过瘦和肥胖的危害。地方改善饮食行为包括：推广使用“居民膳食指南”和“食品指南”；促进医学营养教育的发展；食品相关行业的食育推进；促进志愿活动；促进食品文化

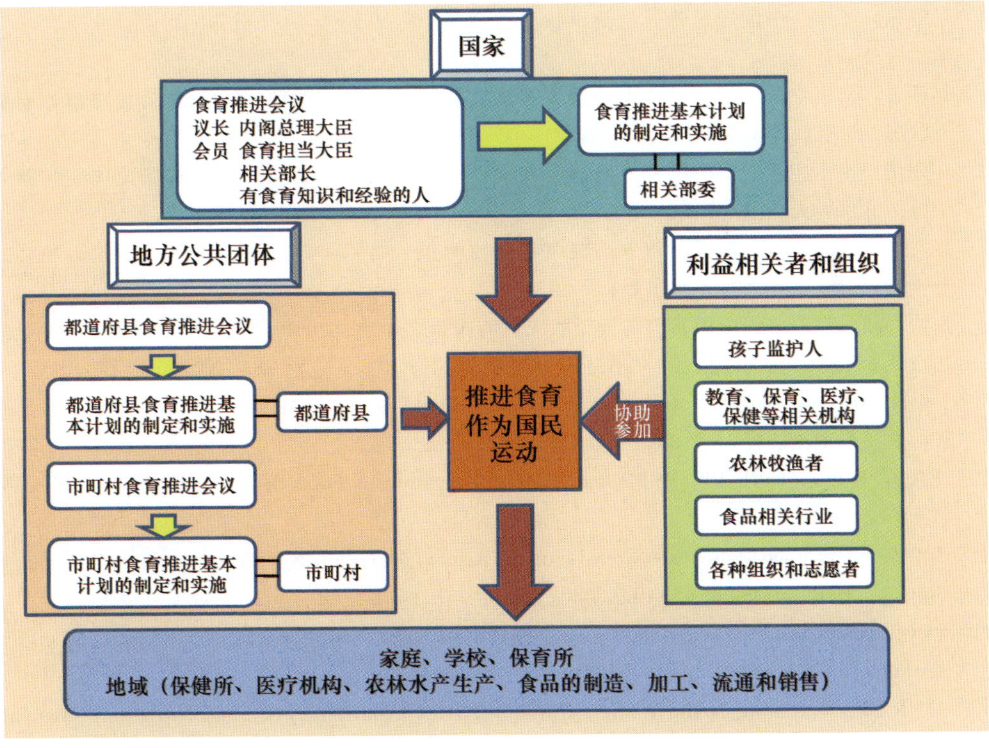

图 1-1-33　日本的食育推进体制（译自日本《食育白皮书》）

的继承。日本开展食育推进计划以来，学校的营养教师数量不断增多，已经由2005年的34人扩大到2012年的4262人，范围已覆盖全国所有的省级单位，食育计划完成率不断升高，各区级单位食育推进计划的完成率由2007年的4.1%提高到2013年的65.3%，中学生不吃早餐的比例持续下降。例如，中学2年级学生不吃早餐的比例由2000年的25.1%下降到2010年的16.2%。

（刘爱玲　张妍　丁彩翠　李伟达）

参考文献

[1] GBD 2017 Diet Collaborators. Health effects of dietary risks in 195 countries, 1990—2017: a systematic analysis for the Global Burden of Disease Study 2017. The Lancet, 2019, 393 (10184): 1958-1972.

[2] He Y, Li Y, Yang X, et al. "The dietary transition and its association with cardiometabolic mortality among Chinese adults, 1982—2012: a cross-sectional population-based study." The Lancet Diabetes & Endocrinology, 2019, 7 (7): 540-548.

[3] 国家卫生计生委疾病预防控制局. 中国居民营养与慢性病状况报告（2015年）. 北京：人民卫生出版社，2015.

[4] 常继乐，王宇. 中国居民营养与健康状况监测2010—2013年综合报告. 北京：北京大学医学出版社，2016.

[5] 赵丽云，何宇纳. 中国居民营养与健康状况监测报告之一：2010—2013年膳食与营养素摄入状况. 北京：人民卫生出版社，2018.

[6] 朴建华，霍军生. 中国居民营养与健康状况监测报告之二：2010—2013年居民体质与营养状况. 北京：人民卫生出版社，2019.

[7] 赵文华，王京钟. 中国居民营养与健康状况监测报告之六：2010—2013年人群超重肥胖及十年变化. 北京：人民卫生出版社，2020.

[8] 张倩，胡小琪. 中国居民营养与健康状况监测报告之十一：2010—2013年中国6～17岁学龄儿童营养与健康状况. 北京：人民卫生出版社，2018.

[9] 丁钢强，何宇纳. 中国居民营养与健康状况监测报告之七：2010—2013年代谢综合征. 北京：人民卫生出版社，2018.

[10] FAO, IFAD, UNICEF, WFP and WHO. The State of Food Security and Nutrition in the World, 2020.

[11] International Food Policy Research Institute. Global Nutrition Report 2016: From Promise to Impact: Ending Malnutrition by 2030, 2016.

[12] Development Initiatives, 2018. Global Nutrition Report: Shining a light to spur action on nutrition: Development Initiatives, 2018.

[13] UNICEF. The State of the World's Children 2019. Children, Food and Nutrition: Growing well in a changing world. UNICEF, 2019.

[14] Duan Y, Yang Z, Lai J, et al. Exclusive breastfeeding rate and complementary feeding indi-

cators in China：A national representative survey，in 2013. Nutrients，2018，10（2）：249.
[15] 中国学生体质与健康研究组. 2014 年中国学生体质与健康调研报告. 北京：高等教育出版社，2016.
[16] 马军，蔡赐河，王海俊，等. 1985—2010 年中国学生超重与肥胖流行趋势. 中华预防医学杂志，2012，46（9）：776-780.
[17] 王烁，董彦会，王政和，等. 1985—2014 年中国 7～18 岁学生超重与肥胖流行趋势. 中华预防医学杂志，2017，51（4）：300-305.
[18] 于冬梅，琚腊红，赵丽云，等. 中国 0～5 岁儿童超重肥胖分布特征. 中华流行病学杂志，2018，39（6）：710-714.
[19] 宋逸，雷园婷，胡佩瑾，等. 2014 年全国汉族中小学生身体素质现况分析. 北京大学学报（医学版），2018，50（3）：436-442.

第二篇　专题篇

第一章　母乳喂养

母乳指人类母亲用于哺喂婴儿的乳腺分泌液，既是婴儿出生后能量和营养物质的来源，更是婴儿脱离母体后母体提供的全方面延伸保护。母乳中的有机和无机化学成分，共同构建出对婴儿生长发育极为重要和完美的营养物质来源以及功能辅助活性体系。母乳喂养就是人类女性在产后采用亲哺的方式（婴儿含吮母亲乳头）用乳汁哺育婴儿的过程，是人类经过长期进化选择后达到的哺乳子代的自然方式。

一、母乳喂养的意义

1. 母乳喂养是自然之道

（1）从生物学角度，母体自身建立了一套完善的乳腺系统和分泌调控机制。在孕育子代的过程中，也就是在婴儿出生前，母体在体内激素调控下，开始泌乳准备，包括乳腺生长和分泌初乳。在分娩生产子代后，母体调控机制迅速响应，母体孕激素、雌激素和胎盘催乳素迅速消退，与此同时垂体泌乳素水平迅速上升，推动乳汁大量分泌，特别是在产后30～40小时泌乳量开始明显增加。

（2）产后分泌乳汁，是进化出的一个自然的生理功能。新生婴儿在各种脑功能充分发展前，最先发展出吸吮神经反射。也就是说，当哺乳动物新生命降临，便有张嘴要吃的本能。而且婴儿吸吮乳头的刺激，会通过大脑皮层反射到垂体，促进乳汁分泌。基于母子之间本能的生理功能的配合，哺育成为人类和哺乳动物繁衍的重要环节。

（3）母乳喂养和母乳物质构成了完美配合。母乳可以为婴儿提供合成自身组织的原料，提供能量，提供辅助代谢的各类营养物质，同时含有大量活性成分，包括各类细胞、活性蛋白质、免疫物质、细胞因子和激素等。

母乳的各种成分处于动态变化中，受到众多因素的影响，包括婴儿出生时机与方式、泌乳阶段、乳母个体差异、哺喂方式和进程，主要受到泌乳机制的控制，部分成分受到乳母膳食的影响。

乳汁分泌过程中，母体不断动员体内营养储备来分泌乳汁，以此维持乳汁的分泌量和母乳成分的动态稳定。在母体内具有大量营养素储备的前提下，乳汁中营养素含量不受乳母膳食的明显影响。

母乳成分：

✓ 母乳通常分为初乳（colostrum）、过渡乳（transitional milk）和成熟乳（mature milk）。初乳一般特指产后 5 日内乳腺分泌的乳汁。产后 5～10 日的乳汁为过渡乳，10 日以后的乳汁称为成熟乳。初乳、过渡乳和成熟乳中不同成分有着不同的变化趋势。

✓ 母乳中主要成分是水分，占总重量的 87％～88％。目前已经鉴定出 300 种以上的母乳营养成分和活性物质。

2. 母乳喂养是健康之道

（1）母乳喂养是子代身体健康的助跑器：婴儿出生后需要摄入足够的能量和各种营养素，来满足其体格快速生长、脑组织和神经系统发育、免疫系统发育和成熟的营养需求。

唯有母乳能最好地满足婴儿的营养需求，在营养构成及含量上能最好地适应婴儿肠道发育特点及消化能力。母乳喂养是解决婴儿能量和营养需要与摄食消化能力之间矛盾的最佳方案。

母乳喂养可降低婴幼儿感染性疾病风险。

母乳喂养可避免婴儿暴露于来自食物和餐具的污染。母乳含有的免疫活性物质，可帮助抵抗多种病原微生物的感染，有利于抵抗肺炎、中耳炎、菌血症、脑膜炎及尿道感染等感染性疾病。母乳中的乳铁蛋白发挥了抗菌作用。母乳中含有的溶菌酶、补体、细胞因子甚至白细胞，都可促进婴儿免疫系统的成熟。母乳喂养既可以显著降低婴儿腹泻的发病率，也可缩短腹泻的病程。母乳喂养的婴儿坏死性肠炎发病率也显著低于用婴儿配方食品喂养的婴儿。婴儿出生后的前 6 个月给予纯母乳喂养可明显降低婴儿的发病率及死亡率。WHO 2013 年的报告列出了纯母乳喂养对母子双方的多种益处，如纯母乳喂养 4 个月以上，可以降低 1 岁内婴儿下呼吸道感染风险的 72％，发生中耳炎的风险下降 23％，并提出了“婴儿应该纯母乳喂养 6 个月，以达到最佳的生长、发育和健康”的全球公共卫生策略。

母乳喂养对子代的过敏性疾病有保护作用。

纯母乳喂养能有效地避免婴儿过早接触异原蛋白质，减少对异原蛋白质的暴露水平。纯母乳喂养儿 1 岁以内极少发生过敏反应，至少可以推迟这种过敏性的发生。如果新生儿第一口食物不是母乳，而是其他食物，食物中的异原蛋白质可能会通过新生儿不成熟的肠黏膜细胞间隙进入体内，为可能发生的过敏或迟发型过敏埋下隐患。新生儿第一口食物如果不是母乳，之后即使全部用母乳喂养，也不是真正的纯母乳喂养，也失去了纯母乳喂养对婴儿过敏性疾病，特别是迟发型过敏的保护作用。

母乳喂养对婴儿早期健康生长发育和成年期慢性病风险具有保护效应。

母乳喂养可降低儿童肥胖风险。与配方奶喂养相比，母乳喂养可降低远期肥胖风险。母乳喂养时间越长，儿童肥胖风险越低。越来越多的研究证实，儿童早期营养不良也会引发成年期肥胖、高血压、冠心病和糖尿病等慢性疾病风险，而母乳喂养有利于预防营养不良的发生。

（2）母乳喂养奠定子代心理和精神健康的基石：母乳喂养对子代心理健康的影响主要体现在情绪、行为、个性与社会化发展以及心理病理问题上。母乳喂养非常有利于婴儿智力和心理行为以及情感发展。缺乏母乳喂养可能和精神分裂症风险、述情障碍、注意力多动缺陷（ADHD）、自闭症谱系障碍（ASDs）等心理病理问题有关。

在出生后最初的 14 个月，母乳喂养对于婴儿的心理健康有积极的影响，在婴儿摄入的所有乳品中母乳占比越高，孩子的心理发展越好，同时母乳喂养的时间越长，婴儿的心理发展也越好；多项荟萃分析表明，母乳喂养儿神经系统发育状况比配方粉喂养儿更好。而且母乳喂养时间越长，成年期 IQ 得分越高；母乳喂养对孩子心理健康的积极影响是长期的。非母乳喂养的儿童 6 岁时会有更多的焦虑、抑郁和躯体化症状。母乳喂养 6 个月以上的受访者严重抑郁的发生率显著低于接受母乳喂养不足 1 个月的受访者；缺乏母乳喂养的孩子在儿童期内化和外化问题都比母乳喂养的孩子更突出。母乳喂养的长期效应会一直延续至青少年期甚至成年期。母乳喂养至少 4 个月的青少年，表现出更低的攻击性；母乳喂养有助于降低孩子气质中的消极情绪反应。母乳喂养和儿童的气质可能是双向关系，彼此相互影响，而儿童气质可能也是影响母亲哺乳决定的因素之一。母乳喂养可能还会影响到成年期的人格。婴儿期没有得到母乳喂养的人，成年后会有更多的敌对行为，接受过母乳喂养的个体其人格的开放性和乐观倾向上得分更高。母乳喂养可能通过激素和多感官的作用帮助提升母亲的教养行为和母子联结的形成，从而促进依恋关系，在母乳喂养的过程中婴儿可以接收到视觉、触觉和听觉多方面的刺激，而母亲也可以直接通过这些感觉的反馈而了解孩子的特点和模式。

3. 母乳喂养利于乳母健康

（1）哺乳对乳母身体健康的效益：母乳喂养的哺乳过程可促进乳母子宫复原和

产褥期恢复，防止产后体重滞留，并改善母亲心理状况，降低母亲乳腺癌、卵巢癌风险等，使乳母收获近期和远期的健康效益（表 2-1-1）。哺乳过程中婴儿对乳房的不断吸吮，能够刺激母体催产素和缩宫素的分泌，帮助子宫收缩，减少产后出血的风险，并防止子宫内膜感染，促使子宫较快复原。延长闭经状态的持续时间，降低产后抑郁风险。母乳喂养有利于促进产后体重恢复。乳母每日转移大量能量到乳汁中，有助于动用孕期体脂储备，在同等膳食摄入量水平下，加快体重恢复至孕前状态。乳腺癌在女性恶性肿瘤发病率中居于首位，多项荟萃分析结果证实哺乳为乳腺癌、卵巢癌的保护因素。研究显示，母乳喂养与母亲血压水平有关，关联的大小受母乳喂养时间和研究设计的影响。还有前瞻性队列研究结果显示，母乳喂养能够降低母亲患 2 型糖尿病风险，母乳喂养时间和 2 型糖尿病风险呈非线性相关关系。

表 2-1-1 哺乳对乳母的近期和远期健康效益

健康效益		证据说明
近期	产后出血	可减少产后出血的风险
	哺乳期闭经	增加产后闭经时间延长到 6 个月的可能性
	产后体重滞留	有研究证实哺乳能降低产后体重滞留率
	产后抑郁	与产后抑郁相关，但其因果关系有待前瞻性研究来证实
远期	乳腺癌	能降低乳腺癌的发病风险，且时间越长，保护性作用越大
	卵巢癌	为卵巢癌的保护性因素
	骨密度	缺乏足够证据证实母乳喂养与骨密度的关系
	高血压	有队列研究证实母乳喂养是母亲高血压的保护性因素
	糖尿病	降低母亲糖尿病的发病风险

（2）哺乳对乳母心理、情绪、行为和人格状态的调适：母乳喂养是母亲产后抚育子代最重要的自然功能和行为之一，哺乳期母亲的生理会发生一些变化，相应的心理和行为也会产生一些改变。

母乳喂养有助于降低母亲负面情绪，缓解压力。在哺乳期，母亲的焦虑水平有所下降，情绪状态更好，更平静，也更乐于和别人互动。产后抑郁是产后母亲面临的最严重心理健康问题之一。研究发现完全母乳喂养 3 个月的母亲，抑郁水平显著低于母乳喂养不足 3 个月的母亲。产后 2 个月和 4 个月，乳母更少被诊断为产后抑郁症。过早中断或终止母乳喂养是产后抑郁的重要风险因素，有证据表明产后抑郁的母亲更可能过早断奶。

母乳喂养似乎能促进母亲的积极养育行为，减少消极养育行为。哺乳期，母亲对婴儿需求的及时回应、更多地抚摸婴儿、在哺育过程中与婴儿相互凝视，是帮助儿童形成安全依恋、良好社会行为和个性、积极情绪和心理健康的重要因素。

二、母乳喂养的现状和影响因素

1. 母乳喂养的国内外现状

母乳喂养的评估指标：目前许多国家政府、WHO及其他国际组织都采用0～6月龄婴儿纯母乳喂养率作为评价纯母乳喂养的指标。2002年WHO第55届世界卫生大会（WHA）提议，到2010年实现“6个月内的纯母乳喂养率提高到至少50%”的目标。

为了便于比较全世界不同地区的母乳喂养的状况，WHO规定了一些评估母乳喂养状况的指标及相应的调查方法：①及时开奶率（早期开始母乳喂养）：过去24个月内出生的婴儿，其出生后24 h内给予母乳喂养的比例；②6月龄内纯母乳喂养率：0～5月龄婴儿完全给予母乳喂养的比例。这个指标是调查不满6月龄的婴儿在过去24 h内的膳食完全是母乳的比例，这么做是为了避免回顾偏倚，并不是指全部的6个月内完全给予纯母乳喂养的比例；③6月龄时母乳喂养率：指0～5月龄婴儿中有母乳喂养的比例；④1岁时继续母乳喂养率：指12～15月龄儿童中有母乳喂养的比例；⑤2岁时继续母乳喂养率：指20～23月龄儿童中有母乳喂养的比例。

（1）国际母乳喂养状况：由于受到许多制约因素的影响，全世界范围内母乳喂养的形势总体并不乐观。世界各国6月龄内纯母乳喂养率从20%～50%不等，但基本上都不足50%。低收入水平国家母乳喂养率高于发达的、高收入水平国家。通过比较这些国家的收入水平与母乳喂养数据，显示人均国民生产总值（GDP）与6月龄时母乳喂养率呈高度负相关（$r=-0.84$；$P<0.0001$），回归分析显示GDP每增加一倍，1岁时继续母乳喂养率下降10%。

与此同时，调查数据显示随着国家经济发展和收入水平增加，母乳喂养率在不断增加，尤其是在中低收入水平国家，高收入群体的母乳喂养率上升明显。

（2）中国的母乳喂养状况：尽管母乳喂养对儿童、家庭和社会带来的益处是无可比拟的，但中国婴幼儿母乳喂养现状堪忧，6月龄内婴儿纯母乳喂养率整体偏低。许多研究显示，目前，我国0～6月龄婴儿纯母乳喂养的现状并不乐观，过去60年来呈下降趋势。20世纪50—60年代，全国6月龄内婴儿基本纯母乳喂养比例较高，如北京地区近80%的城区婴儿和90%的农村婴儿是纯母乳喂养。至80年代中期，全国6月龄内婴儿基本纯母乳喂养率快速下降，城区下降至34%，郊区下降至60%。2000年后，全国6月龄内婴儿基本纯母乳喂养率降至40%。

按照WHO推荐的调查方法和标准指标，2008年第四次全国卫生服务调查报告显示，我国0～6月龄婴儿纯母乳喂养率仅为27.6%。2013年进行的第五次国家卫生服务调查报告显示，城乡0～6月龄婴儿纯母乳喂养率已经上升到58.5%。由于采样和调查方法的差异，国内母乳喂养数据差异比较大。2013年中国居民营养与健康状况监测调查的结果显示，6 个月内婴儿纯母乳喂养率仅为 20.8%，距离《国民营养计划（2017—2030 年）》和《中国儿童发展纲要（2011—2020 年）》中提出的 50%的目标仍有很大差距。2017 年的一项全国母乳喂养影响因素调查显示，6 月龄内纯母乳喂养率约为 29.2%。目前中国纯母乳喂养率低于世界平均水平（41%）。

2. 影响母乳喂养的因素 母乳喂养作为人类女性哺喂新生子代的生物学行为，在现代社会又融合了众多的心理活动、家庭和社会行为等过程，受到体内外生物学因素、个人心理行为因素、家庭和社会环境因素的影响（图 2-1-1）。

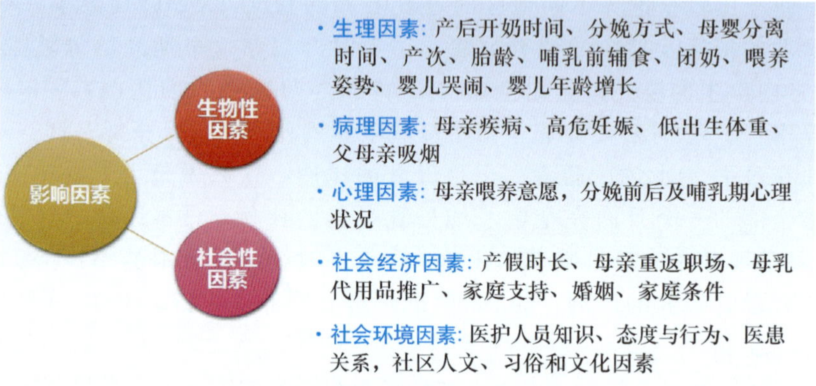

图 2-1-1 母乳喂养的影响因素

（1）影响母乳喂养的生物性因素：乳汁分泌状况是影响母乳喂养的首要生物性因素。乳汁分泌是在神经内分泌系统作用下完成的。孕期催乳素浓度增高，孕 35 周达到高峰。但由于高浓度雌激素抑制乳汁分泌，乳汁分泌并未开始。胎儿和胎盘娩出后，雌激素和孕激素的水平迅速下降，催乳素水平上升，泌乳启动。婴儿吸吮乳房可刺激乳头神经，听到婴儿啼哭声等可刺激催乳素、催产素、促肾上腺皮质激素等分泌增加，促进泌乳和乳汁排出。催乳素和催产素的分泌可以改善母亲行为，减轻压力与焦虑，增加母婴的安全感和舒适感。坚持每日哺乳或吸空乳房，可维持泌乳功能。母亲焦虑、乳汁未完全排空引起的乳房肿胀，会影响乳汁分泌。

母亲营养状况良好是成功泌乳的基础。营养状况良好的母亲，产后 6 个月内的泌乳量与婴儿的需求相适应，而且其多样化的膳食摄入与营养状况不会明显影响乳汁分泌量。但是如果乳母在孕期和哺乳期的蛋白质与能量处于严重缺乏状态，则乳母的营养状况就会影响乳汁分泌量。当母亲严重营养不良时（如饥荒），可能导致泌乳量减少甚至停止。对于严重营养不良的乳母，改善营养，特别是增加能量和蛋白质的摄入量，可增加泌乳量。乳母每天摄入的水量与乳汁分泌量有密切关系。当水摄入不足时，可使乳汁分泌量减少，因此乳母每天应保证充足的水摄入，以满足乳汁分泌的需求。

开奶时间、喂哺方法等也是影响母乳喂养的重要因素。产后尽早开奶，让新生婴儿吸吮乳母乳头，刺激乳汁分泌，是成功纯母乳喂养的关键。早接触早吸吮是2017年WHO倡导的《促进母乳喂养成功十条标准》之一和重要的影响因素，WHO建议，应在婴儿出生后尽快帮助和鼓励母亲和婴儿进行早期和不间断的皮肤接触，帮助所有母亲在分娩后第一个小时内尽快开始让婴儿吸吮乳房。新生儿生命的最初几个小时和几天是建立哺乳和为母亲提供成功母乳喂养所需支持的关键时期。研究显示，出生后不久母亲和婴儿之间的皮肤接触有助于早开奶，并提高在婴儿出生后纯母乳喂养的可能性并增加母乳喂养的总持续时间。

（2）影响母乳喂养的心理人格因素：母亲是否愿意进行母乳喂养以及是否可以成功进行母乳喂养除了受到自身身体、社会因素的影响，也会受到一些心理因素的影响。

1）母亲的情绪状况不佳，选择母乳喂养的可能性更低。产前抑郁的母亲产后更少计划进行母乳喂养。产后母亲情绪低落和焦虑的发生相对普遍，如果这种抑郁无法得到有效解决，可能会演变成产后抑郁症，不仅可能会降低母亲产后选择母乳喂养的可能性，还会缩短哺乳的持续时间。

2）母乳喂养自我效能感是母亲是否选择母乳喂养以及能否成功哺乳的最为密切的心理因素之一。母乳喂养自我效能感是母亲对于自己是否有能力成功母乳喂养孩子的自信程度。自我效能感高的乳母，通常更能够克服在喂养中遇到的困难和障碍，更可能采取纯母乳喂养，同时哺乳的持续时间更长，有更低的可能性过早给孩子断奶。

3）母乳喂养的意愿是成功母乳喂养最有力的预测因素之一。母乳喂养的意愿是女性对自己母乳喂养孩子计划、目标和意向的判断。女性在怀孕前或怀孕早期越早做出母乳喂养的决定，最后真正进行母乳喂养的可能性越大，母乳喂养持续的时间也更长。

澳大利亚的一项追踪研究发现，那些打算哺乳超过1年的母亲与打算哺乳6个月的母亲相比，在孩子4个月时还在母乳喂养的比例高出4倍。而母乳喂养的意愿受到她们对母乳喂养态度的影响。研究发现，那些对坚持母乳喂养持消极态度的母亲在哺乳过程中遇到困难时会更早断奶。有研究总结了更愿意母乳喂养的母亲能够坚持更长时间哺乳的原因，可能是对母乳喂养有内部信念、认同它的好处。母乳喂养的孩子会感到强烈的情感联结，还有就是母亲相信家庭是积极支持她们母乳喂养半年以上的。

4）母亲的人格特点可能与成功母乳喂养有关。具有更敏感人格特质的母亲更可能选择母乳喂养，且持续的时间也更长。研究发现，母亲能否做到至少6个月的纯母乳喂养，人格因素甚至比抑郁、焦虑这些情绪因素影响更大。人格中具有更高宜人性和开放性的母亲更可能完成6个月的母乳喂养，而神经质则降低完成这个任务的可能性。另一项研究也发现，在选择母乳喂养的母亲中，神经质水平和敌意性更低，而开放性更高。如果乳母存在着不利的环境因素，外向的母亲们更可能在积极求助的过程中获得支持和帮助，更有机会进行成功母乳喂养，而内向、神经质水平高的母亲会因感受更大压力而放弃母乳喂养。

从子代气质对于母乳喂养的影响角度来说，难养型气质的婴儿使母亲更难以维持纯母乳喂养到6个月。认为自己的孩子更难照顾、爱哭的妈妈，更倾向于使用其他辅助喂养来安抚孩子。放弃纯母乳喂养也可能是因为母亲认为自己的奶水不足以满足孩子的需要。与焦虑水平低的母亲相比，焦虑水平高的母亲更倾向于认为自己的孩子容易饥饿，要求多，脾气不好，会更早放弃母乳喂养，使用其他的喂养方式。

（3）影响母乳喂养的社会性因素：母乳喂养受到历史、文化、社会经济和个体因素等多层次因素的影响。国内外的研究提示，社会环境（如配方奶粉的销售、工作环境、母乳喂养支持）、社会经济发展、文化传统（如家庭母乳喂养支持、母乳喂养的意愿）、个体生理、心理和社会因素（如母亲的年龄、经济状况、营养状况、分娩方式、健康状况、母乳喂养的知识、母乳喂养的姿势、母乳喂养时间和频次、婴儿健康状况）等都可能影响纯母乳喂养和继续母乳喂养。

我国是全球最大的母乳代用品销售市场。母乳代用品的制造商和销售商仍在通过医疗机构、互联网、电视广播等传统媒体，商场、亲戚朋友和家人等多种渠道宣传推广母乳代用品。在巨大的经济利益驱使下，借助于现代科技手段，母乳代用品的宣传推广已经以各种形式渗透到了婴儿母亲及其家人日常生活的方方面面，以直接或间接的方式向婴儿母亲们传达误导性信息，使婴儿母亲产生母乳代用品可以完全替代母乳的错误认识，导致她们在婴儿6个月以内，甚至婴儿刚出生时，就过早地给婴儿添加配方奶粉，从而过早地放弃纯母乳喂养。

研究表明，全球范围6月龄内纯母乳喂养率与国家人均GDP水平呈负相关趋势，人均GDP每增加1倍，12个月内母乳喂养率下降10个百分点。可喜的是，近20年来，随着世界各国对母乳喂养重要性认识的提升，全球各经济水平国家的6个月内纯母乳喂养率都在缓步提升。1993—2013年期间世界上中低收入国家纯母乳喂养率以年均0.5个百分点的速度增长。2008年和2013年的两次全国性调查均显示我国母乳喂养城乡地区差异明显，农村纯母乳喂养率显著高于城市。

母乳喂养知识和技能的缺乏是影响母乳喂养的重要因素。通过多种渠道（专业机构、大众媒体）来提高公众对母乳喂养意义和技能的认知，充分发挥医疗保健机构在母乳喂养宣教中的核心作用，为母乳喂养提供专业指导和帮助，使婴儿母亲及家人掌握母乳喂养的知识和技能，并支持和帮助她们解决母乳喂养中遇到的困难和问题，使她们能够按科学的方法成功地进行母乳喂养。

三、母乳喂养的促进政策和策略

（一）母乳喂养促进政策

1. WHO的母乳喂养促进政策 2003年，WHO建议：在生后6个月内进行纯母乳喂养，然后持续母乳喂养2年或更长时间。2012年，世界卫生大会第65号决议批准《孕产妇和婴幼儿营养全面实施计划》，确定了2025年的六个全球营养目标，其中的一个目标是生后6个月内纯母乳喂养率提高到至少50%。

2. 我国母乳喂养促进政策 1981年，世界卫生大会通过《国际母乳代用品销售守则》，为了响应这一守则，1995年我国发布了《中国母乳代用品销售守则》，及时干预配方食品销售中可能对母乳喂养造成的不利影响。

1990年5月10日，确定5月20日为“全国母乳喂养宣传日”。这是原国家卫生部为保护、促进和支持母乳喂养而设立的一项重要活动。

自1992年开始，国家大力倡导爱婴医院建设，目前已经有7000多家医疗机构被评为爱婴医院。2002年下发了《爱婴医院管理监督指南》。

2004年4月，中国发布了《中国婴幼儿喂养战略》。

《中国儿童发展纲要（2011—2020年）》和《国民营养计划（2017—2030年）》也提出“2020年6个月内婴儿纯母乳喂养率达到50%”的目标。

2019年在《健康中国行动（2019—2030年）》中提到的妇幼健康促进行动中，继续明确提出“倡导0～6个月婴儿纯母乳喂养，为6个月以上婴儿适时合理添加辅食”的目标。

中国营养学会颁布的《中国居民膳食指南（2006年）》和《中国居民膳食指南（2016年）》以及《6月龄内婴儿母乳喂养指南（2016年）》中，都特别强调“产后尽早开奶，坚持新生儿第一口食物是母乳，坚持6月龄内纯母乳喂养”的目标。

2021年11月，国家卫健委等十五部门联合印发《母乳喂养促进行动计划（2021—2025年）》，计划提出，到2025年，母乳家庭中母乳喂养核心知识知晓率达到70%以上，全国6个月内纯母乳喂养率达到50%以上。

（二）实践建议和干预策略

1.《中国居民膳食指南》中的关于母乳喂养的建议 中国营养学会分别在2006年版、2016年版《中国居民膳食指南》和2021年版《中国居民膳食指南》中，给出了6月龄内婴儿母乳喂养指南和7～24月龄婴幼儿喂养指南，其中对婴幼儿的母乳喂养给出了明确建议。

（1）母乳是婴儿最理想的食物，应坚持6月龄内纯母乳喂养。母乳喂养是婴儿出生后最佳的喂养方式，婴儿出生后不要喂给任何母乳以外的食物，应坚持纯母乳喂养至婴儿满 6 个月龄，坚持让婴儿直接吸吮母乳，只要母婴不分开，就不用奶瓶喂哺人工挤出的母乳，由于特殊情况需要在婴儿满 6 月龄前添加母乳之外其他食物的，应咨询医务人员后谨慎做出决定，配偶和家庭成员应支持鼓励母乳喂养。

（2）生后 1 小时内开奶，重视尽早吸吮。分娩后母婴即刻开始不间断地肌肤接触，观察新生儿觅食表现，帮助开始母乳喂养，特别是让婴儿吸吮乳头和乳晕，刺激母乳分泌。生后体重下降只要不超过出生体重的 7%就应坚持纯母乳喂养。婴儿吸吮前不需过分擦拭或消毒乳房，通过精神鼓励、专业指导、温馨环境、愉悦心情等辅助开奶。

（3）任何动摇母乳喂养的想法和举动，都必须咨询医生或其他专业人员，并由他们帮助做出决定。绝大多数母亲都能纯母乳喂养自己的孩子，母乳喂养遇到困难时，需要医生和专业人员的支持，母亲不要放弃纯母乳喂养，除非医生针对母婴任何一方明确提出不宜母乳喂养的建议。相对于纯母乳喂养，给 6 月龄内婴儿任何其他食物喂养，对婴儿健康都会有不利影响，任何婴儿配方奶都不能与母乳相媲美，只能作为母乳喂养失败后的无奈选择，或母乳不足时对母乳的补充。不要直接用普通液态奶、成人和普通儿童奶粉、蛋白粉、豆奶粉等喂养 6 月龄内婴儿。

（4）婴儿满 6 月龄后，在继续母乳喂养基础上，开始添加辅食。母乳喂养到 2 岁及以上。

2. 专业人员的母乳喂养技术策略

（1）母婴机构促进成功母乳喂养的 10 条措施：①医院制定相关政策，不提倡婴儿配方奶喂养及使用奶瓶或奶嘴；②培训工作人员，支持母亲进行母乳喂养，并定期评估卫生工作者的知识和技能；③产前宣教母乳喂养对婴儿和母亲的重要性，并指导如何喂养；④出生后鼓励“早接触、早吸吮、早开奶”，尽早于生后 1 小时内开始母乳喂养；⑤支持母亲母乳喂养，帮助确认哺乳姿势、婴儿含接乳头和吸吮的正确姿势，提供切实可行的母乳喂养支持，帮助有常见母乳喂养问题的母亲；⑥除非有医学原因，否则完全母乳喂养，当母乳不充足需要补充时，优先考虑捐赠的母乳；⑦母婴同室；⑧按需喂养，不限制母乳喂养次数，帮助母亲了解婴儿的反应；⑨向母亲提供关于奶瓶、奶嘴和安抚奶嘴的使用及其风险的咨询；⑩为母亲提供社区资源以支持母乳喂养，与社区合作，改进母乳喂养支持服务。

（2）家庭环境中促进母乳喂养的策略：①保证母亲充足睡眠，提供合理、平衡膳食，保持愉悦的心情；②哺乳期间父亲的参与可提高母乳喂养率；③产后早期同伴（母亲之间）咨询有助于支持母乳喂养；④根据婴儿尿量可间接评估母乳喂养的充分性；⑤采用生长曲线监测体重增长速率，是评估母乳喂养有效性的重要依据。

（3）职场女性母乳喂养策略：①鼓励女性重返职场后继续母乳喂养。如果工作地点无法亲自哺乳，可以进行“背奶”。每天吸奶 2～3 次，将乳汁存放于干净的容器中，放置入冰箱或冰包内低温保存；②国务院《女职工劳动保护特别规定》中明确指出，应当根据女职工的需要，建立母乳喂养室。UNICEF 在 2013 年六一儿童节期间与中国疾病预防控制中心妇幼保健中心一同发起“母爱 10 平方”活动；③母亲重返职场后，压力增加、身体疲惫，可能会导致奶量下降，应放松心情，并坚持定时、规律地挤奶，回家后坚持亲自哺喂。

（4）特殊情况下的母乳喂养：①母乳相关性黄疸：母乳相关性黄疸婴儿不应中断母乳喂养。对于诊断明确的母乳相关性黄疸婴儿，当胆红素水平低于光疗界值时，不建议光疗和其他治疗；当胆红素水平达到光疗指征，允许母亲在婴儿光疗间歇期进行母乳喂养并照顾新生儿；②牛奶蛋白过敏：母乳喂养的婴儿发生牛奶蛋白过敏时应鼓励母亲继续哺乳，但母亲应回避牛奶及其制品的摄入，并补充钙剂；③乙型肝炎：目前已广泛应用联合免疫预防，母乳喂养并不增加 HBV 母婴传播的风险，无论母亲 HBeAg 是否阳性，乳头破裂、出血等情况均可进行母乳喂养。除免疫预防外，对高病毒载量（HBV-DNA≥106 IU/ml）孕妇在孕晚期进行抗病毒治疗，以减少 HBV 母婴传播，产后应立即停药，对新生儿进行母乳喂养；④丙型肝炎：可继续母乳喂养。如乳头损伤、出血时，因新生儿无免疫预防能力，建议病损乳房暂停哺乳，健康乳房继续哺乳，或将病损乳房的乳汁消毒后再喂养；⑤甲型或戊型肝炎：可继续母乳喂养。母亲病情严重时，暂停母乳喂养，以利于母亲病情恢复；⑥人类免疫缺陷病毒（HIV）感染：无论母亲是否接受抗病毒治疗，完全人工喂养可最大限度地减少 HIV 母婴传播。因此有条件者建议完全人工喂养，无条件人工喂养者，最初 6 个月完全母乳喂养（最好消毒后喂养）；⑦巨细胞病毒感染：对足月儿鼓励母乳喂养，对早产儿母乳消毒后可喂养；⑧单纯疱疹或带状疱疹病毒感染：鼓励母乳喂养，乳房或乳头有病变时，母乳消毒后可喂养；⑨水痘病毒感染：鼓励母乳喂养，分娩时尚未结痂，或哺乳期发生水痘的，母婴需暂时隔离，新生儿注射普通人免疫球蛋白；⑩流感病毒感染：注意隔离，挤出乳汁后由他人喂养。

（5）新冠病毒感染母亲的母乳喂养：迄今为止，尚未在任何已确诊或疑似感染新冠病毒（COVID-19）的母亲的乳汁中发现活性 COVID-19 病毒。通过母乳和母乳喂养传播 COVID-19 的情况尚未发现。WHO 建议母亲被证实或怀疑有 COVID-19 感染，应该继续母乳喂养。不需把母亲和婴儿分开，建议母亲在接触婴儿前，应使用肥皂和水洗手或使用含酒精的手消液，定期清洁和消毒母亲接触过的表面。母亲在喂奶时应佩戴医用口罩。

（三）母乳喂养的社会和经济促进

我国的母乳喂养率较低，约 80％的婴幼儿无法享受纯母乳喂养带来的全部益处。产妇，尤其是农村地区的产妇从亲戚朋友或卫生工作者那里获得的资讯不够充分，有些建议甚至是错误的，难以做出明智的母乳喂养决策。我国有较好的产假政策，但是产假时间不满 6 个月，而且政策落实相对薄弱，很多人甚至无法休完她们应享有的产假。特殊人群如孤儿或 HIV 阳性母亲仍未获得足够的社会和医疗支持。

母乳喂养不仅是母亲与婴幼儿共同完成的行为，而且是一个社会性活动，会受到母婴因素和社会支持的影响，需要我们的共同努力。

1. 营造母乳喂养的社会环境

（1）医院应建立相关规章制度，提供母乳喂养咨询，医务工作者应做好母乳喂养宣传，让围产期妇女正确认识母乳喂养的重要性，树立自信心。具体措施包括：①严格掌握剖宫产的指征，降低剖宫产率；②实行产后 24 小时母婴同室，做到早吸吮、早接触，缩短开奶时间；③对于乳头异常的产妇，及时给予指导和纠正；④加强心理护理，树立母乳喂养信心，耐心协助产妇采取合适的母乳喂养体位和哺乳方法；⑤加强对围产期妇女的重要家庭成员的宣教，努力营造利于母乳喂养的家庭氛围等。

（2）产妇出院后母乳喂养的支持尤为重要。2016 年，《柳叶刀》母乳喂养和儿童早期发展专刊在北京发布，为促进母乳喂养的循证工作及多部门儿童早期发展干预措施提供了支持。其中一项荟萃分析表明，卫生系统、社区和家庭中的干预措施对母乳喂养有很大的促进作用。产假和工作场所的支持也是有益的，但通常仅限于高收入人群。联合采取促进措施，可以最大程度地改善母乳喂养实施。例如出院后个体化随访，母乳喂养的家庭支持和社区咨询，在公共场所设立母乳喂养室。可以通过母乳喂养周（每年 8 月 1 日至 7 日）为切入点进行系列宣传活动以积极促进母乳喂养工作，通过媒体宣传促进早期喂养。

（3）执行产假政策。至少 6 个月的带薪休假可以有效地增加纯母乳喂养。在可以休产假或提供育儿保健服务并支持母乳喂养的地区，可以积极开展工作后继续母乳喂养。增加哺乳室和提供哺乳时间是低成本可行的促进措施，可以减少旷工并改善员工绩效，降低员工离职率。

（4）其他的社会促进策略包括消除影响女性最佳母乳喂养能力的结构性和社会性障碍。例如，通过政策或法规限制母乳替代品的销售，健康保险或其他支持哺乳的筹资机制以及爱婴医院认证。对于 HIV 阳性产妇的咨询和教育，可以解决她们对 HIV 治疗时婴幼儿喂养方案的担忧，同时加强其社交联系和婴儿护理的参与。近来有研究发现，对产妇进行基于行为理论的教育干预，可以有效提高 6 个月母乳喂养的效率和纯母乳喂养率。结合母乳喂养效率提升和行动规划的教育项目可有助于促进母亲持续的母乳喂养习惯。

2. 母乳喂养的经济促进

（1）母乳喂养的积极推进在经济转型时期非常关键。购买力的提高以及用母乳替代品代替了当地可用的动物乳，会使母乳替代品消费量逐年增加。婴幼儿食品行业的市场营销和配方奶粉的可获得性，包括免费样品的派送，使奶瓶喂养率提高了 77%～79%。而母乳替代品产生的废塑料和相关原材料的消费对环境的影响远超母乳喂养。配方奶的广告宣传又可能进一步导致母乳喂养减少。因此，可以效仿法国和美国，通过立法，提高民众意识，开展民间支持母乳喂养的社会活动，减少母乳代用品的市场增长率。

（2）中国的母乳代用品市场规模为全球最大，自 2017 年《国际母乳代用品销售守则》的国内立法试行到期后，尚需法律框架来规范母乳代用品的销售行为。联合国儿童基金会的报告《中国国际母乳代用品销售守则实施现状》总结了《守则》在中国的实施、现有监督机制及流程，分析了开展监督活动的障碍和不足。联合国儿童基金会协助制定了紧急情况下的婴幼儿喂养指南，其中强调了在紧急情况下使用母乳代用品的前提条件。JAMA 儿科学子刊发布母乳代用品使用和临床试验相关最新指南，有利于进一步规范母乳替代品的使用和推广。

3. 社会力量协同推进母乳喂养　母乳喂养的好处惠及每个人，预防儿童疾病，提高智商，降低母亲患乳腺癌的风险以及降低家庭和社会的医疗费用。但是，母乳喂养的责任常常完全由母亲承担，而世界上几乎每个国家都存在着巨大的社会、政治和环境障碍，没有一位母亲可以完全独立地成功实施母乳喂养，因此，支持母乳喂养是一项社会集体责任。

2017 年 8 月 1 日，由联合国儿童基金会和 WHO 发起的全球母乳喂养团体，由 20 个国际机构组成，其目标是增加全球对母乳喂养的投资。简而言之，是让母亲和婴儿得到他们需要的支持，特别是来自政府的支持，以便她们随时随地可以进行母乳喂养。其对 194 个国家做出评估的《全球母乳喂养数据》报告显示，仅有 40% 的 6 月龄以下儿童能够获得纯母乳喂养，仅有 23 个国家的纯母乳喂养率高于 60%。在其《抓住时机：早开奶能为宝宝带来最佳人生开端》的报告中分析了 76 个国家的数据，结果表明，尽管早开奶非常重要，但种种原因导致 7800 万（约占新生儿总数的 3/5）新生儿错失了良机。

我国第一部保障母乳喂养的地方性法律法规《广州市母乳喂养促进条例》在 2020 年 3 月 1 日开始施行，其旨在通过推动政府部门、医疗机构、公共场所、用人单位、社会组织等多方主体，为母乳喂养提供必要的条件和保障，是我国社会为促进母乳喂养迈出的一大步。

4. 商业规则的引导和限制　母乳喂养有多种益处，母乳喂养状况不理想，每年导致约 80 万儿童死亡，母乳代用品生产销售的增长对母乳喂养带来了冲击，需要制定合适的规则引导，采取更严格的监管框架，同时严格监测、执法，以应对全球母乳代用品增长对母乳喂养促进的不良的影响。

1981 年 5 月，世界卫生大会（WHA）通过了《国际母乳代用品销售守则》，以保护母乳喂养不受侵犯和不受不当销售的影响。《守则》及 1981 年以来通过的关于促进和保护母乳喂养、销售和分发母乳代用品的卫生大会相关决议，表述了全球最高卫生权威的集体意愿，具有重大的政治和道德意义，《守则》对成员国卫生保健系统、卫生工作者以及母乳代用品生产商或销售商提出了具体要求。

WHO 发布的《母乳代用品市场销售：国际守则执行国家 2020 年度报告》中显示，截至 2020 年 4 月，WHO 194 个成员国中有 136 个国家（70%）制定了与

《国际母乳代用品销售守则》相关的法律措施。其中25个国家的措施基本上符合《守则》，另外42个国家有适当的规定措施，69个国家只列入一些相关规定，另外58个国家则没有任何法律措施。在已采取法律措施的136个国家中，79个国家已要求全面禁止在医疗卫生机构中销售推广母乳代用品。

我国一直提倡母乳喂养，为了保证这一倡导在各地的有效实施，我国相关部门出台多项政策对该倡导进行引导并对婴儿代乳品销售进行了规范限制。

1995年6月，卫生部等多部门联合发布了《母乳代用品销售管理办法》。《办法》中指出母乳代用品的生产、销售必须符合《中华人民共和国食品卫生法（试行)》《婴幼儿食品国家标准》《食品标签通用标准》以及国家有关法律、法规和规章的规定。母乳代用品包装标签上，应用醒目的文字标注说明母乳喂养优越性的警句；不得印有婴儿图片，不得使用“人乳化”“母乳化”或类似的名词。母乳代用品生产者、销售者不得向医疗卫生保健机构、孕妇、婴儿家庭实施以下行为：①赠送产品、样品；②减价销售产品；③以推销为目的，向医疗卫生保健机构有条件地提供设备、资金、资料。未经各级卫生行政部门的批准，生产者、销售者不得擅自提供宣传材料或资料。

《爱婴医院管理监督指南》：

1. 有书面的母乳喂养规定，并常规传达到全体卫生人员，对于全体卫生人员应进行必要的技术培训，保证80%的产、儿科医务人员能够正确回答80%以上的有关母乳喂养的问题，能够正确指导产妇进行母乳喂养，保证80%以上的产妇接受过母乳喂养的宣教。

2. 相关医护人员需帮助母亲在产后半小时内开始母乳喂养并指导母亲如何喂奶，保证至少80%的新生儿在生后半小时内（最好是立即）进行母子皮肤的接触并进行早吸吮。

3. 除母乳外，在没有医学指征的情况下，禁止给新生儿吃任何食物或饮料，不给母乳喂养的新生儿吮吸人工奶头或使用奶头作安慰物。

4. 提出医院内应将母乳喂养具体规定张贴在母婴所到之处（产科门诊，儿科门诊，产房，产科病房，高危新生儿室）。

5. 医院不能有母乳代用品销售的广告或资料，禁止代销母乳代用品，母乳代用品的生产者、销售者提供的健康教育及宣传材料、资料，应经省级卫生行政部门批准、备案后方可使用。

2013年11月，国家食品药品监管总局、国家卫生计生委和工商总局在《母乳代用品销售管理办法》的基础上，发布了《关于进一步规范母乳代用品宣传和销售行为的通知》，旨在进一步规范母乳代用品宣传和销售行为。《通知》中指出必须严格婴儿配方食品质量安全和标签监管，严禁医疗机构及其人员宣传和销售母乳代用品，规范母乳代用品广告宣传，工商行政管理部门要依法加强对母乳代用品广告的监管检查，加大对虚假违法母乳代用品广告特别是虚假违法婴儿配方食品广告的打击力度，加大违法违规行为的惩处力度。包括：①食品药品监管部门、工商行政管理部门和质量技术监督部门对日常检查中发现婴儿配方食品生产经营单位和广告宣传单位存在问题的，依法从严处理，并及时通报有关部门；②卫生计生行政部门对违反有关规定的医疗机构及其人员，依据《医疗机构人员违纪违规问题调查处理暂行办法》和《医疗机构从业人员行为规范》等有关规定，从严查处。情节严重的，降低医疗机构评审等级，追究相关责任；③婴儿配方食品生产经营单位应当严格执行《母乳代用品销售管理办法》等法律法规，不得违规推销宣传婴儿配方食品。监管部门发现母乳代用品特别是婴儿配方食品宣传和销售活动中存在商业贿赂的，应移交相关部门依法处置；构成犯罪的，应根据《最高人民法院、最高人民检察院关于办理商业贿赂刑事案件适用法律若干问题的意见》相关条款，移交司法机关依法追究刑事责任。

（汪之项　赖建强　周明洁　陈平洋　衣明纪
杨振宇　朱婧　郭菲　武洁姝　丁叶）

参考文献

[1] WHO. The optimal duration of exclusive breastfeeding：A systematic review. 2002.
[2] WHO. Recommendations on newborn health. From Guidelines on maternal，newborn，child and adolescent health. Geneva，2012.
[3] WHO. WHO Child Growth Standards. 2006. [http://www.who.int/childgrowth/en/]
[4] Victora CG，Bahl R，Barros AJ，et al. Lancet Breastfeeding Series Group. Breastfeeding in the 21st century：epidemiology，mechanisms，and lifelong effect. Lancet，2016，387：475-90.
[5] 杨月欣，葛可佑. 中国营养科学全书. 北京：人民卫生出版社，2019.
[6] 中国营养学会. 中国居民膳食指南（2016）. 北京：人民卫生出版社，2016.
[7] 中国营养学会膳食指南修订专家委员会妇幼人群指南修订专家工作组. 6月龄内婴儿母乳喂养指南. 临床儿科杂志，2016，34（4）：287-291.
[8] 中国营养学会膳食指南修订专家委员会妇幼人群指南修订专家工作组. 7～24月龄婴幼儿喂养指南. 临床儿科杂志，2016，34（5）：381-387.
[9] 中国营养学会膳食指南修订专家委员会妇幼人群指南修订专家工作组. 6月龄内婴儿母乳喂养指南的科学依据. 临床儿科杂志，2016，34（8）：637-640.
[10] 中国营养学会膳食指南修订专家委员会妇幼人群指南修订专家工作组. 7～24月龄婴幼儿喂养指南的科学依据. 临床儿科杂志，2016，34（9）：718-720.
[11] 中华医学会儿科学分会儿童保健学组，中华医学会围产医学分会，中国营养学会妇幼营养分会，等. 母乳喂养促进策略指南（2018版）. 中华儿科杂志，2018，56（4）：261-266.
[12] WHO. Global strategy for infant and young child feeding. Geneva：World Health Organiza-

tion，2003.
[13] Resolution WHA65/6. Comprehensive implementation plan on maternal，infant and young child nutrition. In：Sixty-fifth World Health Assembly. Resolutions and decisions，annexes. Geneva：World Health Organization，2012：12-13.
[14] 中国发展研究基金会. 中国母乳喂养影响因素调查报告. 北京：中国发展研究基金会，2019：1-57.
[15] World Health Organization. Protecting，promoting and supporting breast-feeding in facilities providing maternity and newborn services. 2017.
[16] Smith ER，Hurt L，Chowdhury R，et al. Delayed breastfeeding initiation and infant survival：A systematic review and meta-analysis. PLoS One，2017，12（7）：e180722.
[17] Brown A，Davies R. Fathers' experiences of supporting breastfeeding：challenges for breastfeeding promotion and education. Maternal and Child Nutrition，2014，10（4）：510-526.
[18] 黎海芪. 婴儿喂养// 黎海芪. 实用儿童保健学. 北京：人民卫生出版社，2016：409.
[19] 徐陈瑜，陈廷美，周乙华. 母亲感染和母乳喂养. 中华围产医学杂志，2019，22（7）：436-440.
[20] World Health Organization. Frequently asked questions：Breastfeeding and COVID-19 For health care workers. 2020.
[21] 邵肖梅，叶鸿瑁，丘小汕. 实用新生儿学，5 版. 北京：人民卫生出版社，2003.
[22] Rollins NC，Bhandari N，Hajeebhoy N，et al. Why invest，and what it will take to improve breastfeeding practices? Lancet，2016，387（10017）：491-504.
[23] Topp SM，Carbone NB，Tseka J，et al. "Most of what they do，we cannot do!" How lay health workers respond to barriers to uptake and retention in HIV care among pregnant and breastfeeding mothers in Malawi. BMJ Glob Health，2020，5（6）：e002220.
[24] Chipojola R，Chiu HY，Huda MH，et al. Effectiveness of theory-based educational interventions on breastfeeding self-efficacy and exclusive breastfeeding：A systematic review and meta-analysis. Int J Nurs Stud，2020，109：103675.
[25] Becker GE，Ryan-Fogarty Y. Environmental impact of bottles，teats，and packaging in maternity units. BMJ，2019，367：l6331.
[26] Jarrold K，Helfer B，Eskander M，et al. Guidance for the conduct and reporting of clinical trials of breast milk substitutes. JAMA Pediatr，2020，174（9）：e200578.
[27] UNICEF and WHO. Capture the Moment：Early initiation of breastfeeding——the best start for every newborn. UNICEF，2018.
[28] UNICEF，WHO，AA & Thrive. Nurturing the health and wealth of nations：the investment case for breastfeeding. Global breastfeeding collective-Executive summary，2017.
[29] WHO. Marketing of breast milk substitutes：national implementation of international code，status report，2020.
[30] 卫生部基层卫生与妇幼保健司. 爱婴医院管理监督指南. 2002.

第二章　生命早期营养

生命早期通常指生命早期的 1000 天，即从受精卵开始到幼儿 2 岁这一生长发育的关键窗口期。生命早期 1000 天的营养分为孕期营养、0～5 月龄婴儿营养和 6～23 月龄婴幼儿营养 3 个连续阶段的营养，且生长发育在 2 岁时并未停止，全生命周期的良好营养确保一生的健康。生命早期营养影响儿童的生存、生长、发育和近远期健康。由于这一时期是快速生理发育期，具有较强的可塑性，所以其影响可能是长期的。

一、生命早期 1000 天的重要性

（一）生命早期 1000 天的意义

生命早期营养对受精卵着床、细胞分化、妊娠结局、胚胎发育、儿童的体格成长、智力发育、学习能力和疾病的抵抗力，成年后的劳动力水平，慢性病发生的风险都具有重要影响。从备孕开始每个阶段的营养，都会影响孕期的健康状况，从而影响最终的妊娠和分娩结果。

受孕期（前后 2～3 个月）是优化配子功能和早期胎盘发育的关键时期。一些重要营养素的缺乏还可导致胚胎发育不良，严重可以导致畸形和死胎的发生。

孕期的营养更是不能够忽视的重要环节，孕期平衡能量-蛋白质摄入可减少低出生体重儿、小于胎龄儿和死胎的风险。孕期铁补充不仅可以降低孕妇贫血和铁缺乏，还可以减少低出生体重儿的发生。宫内发育迟缓可增加儿童期认知发育障碍，维生素 E 缺乏可增加流产风险。调整身体健康和营养水平将对后代孕育产生积极的无法估量的影响。

出生后，母乳是婴儿最优的营养来源，母乳不但是新生儿的完全适应性营养来源而且含有一系列重要的免疫物质、抗炎因子和溶菌酶等免疫活性成分，能够抵抗感染并形成黏膜免疫反应，增强婴儿免疫能力，启动肠道免疫并促进免疫系统发育，参与机体主被动免疫。此外，婴儿肠道菌群的建立也受母乳喂养的影响，母乳喂养可将微生物菌群由母体垂直转移给其喂养儿，帮助婴儿肠道中益生菌群的建立与定植，并使双歧杆菌成为优势菌。

生命早期营养不良不仅会对体格发育和认知发展造成负面影响、损害免疫系统、增加对传染性和非传染性疾病的易感性、限制机体潜能发挥、降低生产能力，以致威胁人类健康和福祉，而且还会给个人、家庭、社区和国家带来不良的社会经济后果，造成沉重负担（表 2-2-1）。

表 2-2-1 生命早期 1000 天中影响儿童期肥胖的主要危险因素

营养阶段	危险因素
胎儿期（宫内营养：0～280 天）	孕前体质指数过高 妊娠期体重增加量过多 孕妇患有糖尿病（妊娠期或 1 型糖尿病） 遗传因素
母乳或婴儿配方食品期（280 天～5 月龄）	生长速度过快 摄入能量过高 蛋白质含量过高 多不饱和脂肪酸含量过低
辅食添加及早期饮食期（6 月龄～2 周岁）	体重增加过快 固态食物添加过早 蛋白质摄入过高 肠道微生物组成

（二）健康与疾病的发育起源理论

20 世纪 80 年代，Barker 教授在英国开展的一系列研究显示，婴儿死亡率与婴儿出生体重、胚胎期营养、成年后冠心病死亡率之间存在显著相关，在综合了 Lucas、Ozanne 等的研究成果后，提出了“疾病的胚胎起源假说”。之后，在 2005 年加拿大多伦多举办的第三届国际疾病和健康发育起源大会上，正式将“疾病的胚胎起源假说”重新命名为“健康和疾病的发育起源学说（developmental origins of health and diseases，DoHaD）”。DoHaD 学说认为：除了遗传和环境因素，如果生命在发育过程的早期（包括胎儿和婴幼儿时期）经历不利因素（如营养不良或环境不良等），将会增加其成年后罹患肥胖、糖尿病、心血管疾病、哮喘、肿瘤、骨质疏松、神经精神疾病等慢性疾病的概率，这种影响甚至会持续好几代人。通俗上来讲，DoHaD 理论研究生命最初 1000 天（胚胎着床至 2 岁前）母婴营养和环境改变对成人期健康和疾病的长期营养，提示我们慢性病的检测、评估、预警和干预需从成人时期提前到儿童期甚至胎儿期，这样就有可能通过修正胎儿期及生命早期的遗传代谢、营养环境等方面的不良因素，纠正导致成年慢性疾病的不良发展趋势，提高儿童、青少年及成人期的健康体质和生存质量。

DoHaD 学说强调生命早期营养不仅仅指宫内环境的影响，整个生命早期（包括宫内和婴儿期）都是发育的关键窗口期，具有发育可塑性，都会影响成年后的疾病发生发展。Hales 和 Barker 提出，胎儿对宫内营养不良环境会做出适应性改变，牺牲其他系统（如心血管、代谢系统）器官的发育来保障重要器官（如大脑）和基本代谢功能的能量供给，是宫内营养不良引起的成年期 2 型糖尿病和心血管疾病的病因。出生后婴幼儿期的生长发育是整合基因与环境因素的“编程”过程，机体各组织、器官逐渐发育成熟并有机链接成一个复杂的整体。胎儿期及出生后早期不同环境暴露对其健康影响的机制目前尚不明确，可能与胎儿期宫内发育编程有关。研究表明，胎儿期宫内发育损害的影响可持续至成年期，如宫内营养不良会使胎儿自身代谢和器官组织结构发生变化。如果此种营养不良得不到及时纠正，会导致包括血管、胰腺、肝脏和肺等机体组织和器官在代谢功能上的改变。

生命早期环境对健康的影响始于卵母细胞并贯穿于婴儿期乃至更久。生命早期对包括营养在内的各种环境刺激敏感，环境因素可能最大效应地作用于遗传因素，使生命个体表现出可塑性，在物质代谢等方面发生适应性改变，而这些改变可能会持续到成年，并对成年后一些疾病的发生和发展产生重要影响。

（三）生命早期营养与健康

生命最初的环境暴露始于宫内营养，出生后为喂养方式，之后为食物、膳食结构、生活方式以及出生后的生态环境。因此生命早期营养不仅对儿童近期的生长发育和健康至关重要，而且对成年后的健康也有重要影响。胚胎期营养不良（如母亲肥胖、出生体重过低等）、出生后的过度喂养、能量过剩（生长发育过快、超重、肥胖等）都会对子代健康产生影响。

1. 生命早期营养与母亲健康 女性孕期营养和哺乳期营养除了影响子代外，也与母亲的健康息息相关。孕期是孕妇和胎儿生命过程中对营养状况最为敏感的时期。均衡合理的营养是母婴健康的基本保障，孕期营养直接关系到母子两代人的健康。

孕期常见的营养不良（包括营养缺乏和过剩）会影响母亲的健康。营养不良包括孕期铁缺乏、钙缺乏及碘摄入不足、维生素 D 缺乏等微量营养素缺乏，还可能包括能量和蛋白质摄入不足，孕前超重肥胖，孕期增重过多或不足。孕期微量营养素缺乏容易引起母亲贫血、低蛋白血症和骨质疏松症，还会增加流产、早产、产后出血和产后感染的危险。部分微量营养素摄入不足会影响胎儿组织、器官在结构、功能或者代谢方面的异常，从而导致出生缺陷。

我国孕期营养面临多种挑战，传统意义上的营养不足呈减少趋势，如《中国居民营养与慢性病状况报告（2015 年）》显示，2010—2012 年中国孕妇贫血检出率为 17.2%，与 2002 年相比下降了 11.7 个百分点。孕期维生素 A 缺乏率也维持在较低水平（5.4%）。然而孕期增重过多的发生率在攀升，孕前超重、肥胖率的上升，使孕妇发生妊娠并发症和死亡的风险显著增加。2012 年我国孕妇孕前超重和肥胖比例分别为 11.8%和 2.6%。孕前超重、肥胖孕妇发生妊娠期高血压的风险分别增加了 1.5 倍和 2.3 倍，肥胖孕妇对胰岛素抵抗性更高，发生妊娠期糖尿病风险增加了 3 倍。由于脂肪的堆积，导致产妇软产道阻力增加，宫缩乏力，因此增加产后出血和剖宫产的风险。同时，孕期能量摄入超过需要量可导致孕期增重过度，增加母亲产后体重滞留以及因生育性肥胖增加母亲慢性疾病发生风险。孕期增重过多，可致产后泌乳启动延迟、肥胖、精神抑郁，后续发生 2 型糖尿病及心血管疾病的风险增加。调查显示，我国妇女孕期增重的中位数为 14.0 kg，有 1/3 妇女存在产后高体重滞留，产后 1～2 年体重滞留达 2.5 kg。中国 18 岁以上妇女超重和肥胖率分别是为 30.9%和 12.3%。超重肥胖已经成为我国女性健康的重要危险因素，因此预防心血管疾病、脑卒中等慢性病需要从生命早期开始。

2. 生命早期营养对子代健康的影响

（1）生命早期营养与子代近期健康：一般来说，母亲摄取的营养首先用于满足自身健康和生理需求，然后才用于胎盘发育和胎儿生长发育的需求。因此在与体重正常的女性获得相同孕期增重的情况下，低体重女性往往分娩较小的婴儿，而母亲自己会滞留更多的体重。当新生儿出现微量营养素缺乏时，母亲可能并没有表现出微量营养素缺乏的症状。因此，孕期营养不良对胎儿的影响更大。

生命早期营养直接决定儿童体格生长状况，母亲孕前低体重或者孕期营养不良（能量与蛋白质摄入不足）容易出现宫内发育迟缓、低出生体重儿和小于胎龄儿。

出生体重常作为宫内营养状况的指标，小于胎龄儿（出生体重低于参考人群中同胎龄儿体重的第 10 个百分位数）其儿童期患生长迟缓的风险也会增加。

胎儿在孕期的营养不良与出生缺陷息息相关，如孕前和孕期叶酸缺乏可增加神经管畸形等出生缺陷的发生，使宫内生长受限影响胎儿神经发育，而大脑的生长发育会直接体现人口素质的高低。

妊娠中期至出生后 18 个月是大脑神经元快速发育的关键时期。这一时期也跨越了人生第一个生长高峰期，是感知觉、动作、语言和行为发育最快的时期，是视觉、听觉、运动、情感和社交发育和发展的关键期。此时期营养需求量大，供给大脑发育的各种营养素直接影响大脑发育的质量，是大脑结构形成和功能发育的重要物质基础。研究证实，氨基酸、DHA、铁、碘、维生素 A 等能够增加大脑皮质重量，促进认知功能发育。研究表明，如果婴儿期患缺铁性贫血，即使在 5 岁时铁营养状况得到纠正，受损的认知功能仍然难以逆转，并且这种影响将长期存在。

婴幼儿期是生长发育最快的时期，在此期间，婴儿完成了从子宫内生活到子宫外生活的过渡。其营养的主要关注点是母乳喂养和辅食添加，包括婴出生后 4～6 月龄内完全纯母乳喂养的要求和规律，辅食添加的时机、方法和对健康影响，母乳喂养的持续时间等。

婴儿满6月龄后，纯母乳喂养无法提供足够的能量，铁、锌、维生素A等关键的营养素需被补充，因此必须在此期间引入辅食。辅食添加的时机、方法会影响婴儿的健康，过早添加辅食容易因婴儿消化系统不成熟而引发胃肠不适，进而导致喂养困难、增加感染和过敏的风险。过早添加辅食既是提前终止母乳喂养的重要原因，也是儿童期和成人期肥胖的重要危险因素。过晚添加辅食则增加了婴儿营养不良的风险。这一时期的营养不良很可能导致儿童不可逆转的生长迟滞、疾病甚至死亡。

研究表明，生后早开奶（1 h内开奶）和6月龄内纯母乳喂养可显著降低婴儿死亡率。同6月龄内纯母乳喂养婴儿相比，基本纯母乳喂养、部分母乳喂养和非母乳喂养婴儿的死亡率分别增加1.48、2.84和14.4倍。

（2）生命早期营养与子代远期健康：生命早期环境刺激和生长模式会影响到成年后心血管疾病、2型糖尿病和代谢综合征等慢性疾病的发生发展。生命早期营养与儿童成年后慢性病的发生密切相关。不仅低出生体重和生后生长速率与成年慢性病有关，母亲孕期营养状况、孕期体重增加情况、宫内生长状况均与子代成年期肥胖、糖尿病、心血管疾病的发生有关。

早期营养与成年肥胖有着密切关系，营养过剩和营养不足均会增加肥胖的发生风险。持续的母体营养不良可激发胎儿的代谢适应性反应，这种代谢适应性反应可变成永久影响胎儿和胎盘生长的因素，并持续至成年，增加成年发生慢性疾病的风险。

胎儿在母体内的过程是器官和组织不断发育的过程，此时胰腺、胰岛β细胞以及胰岛素受体的敏感性等都可因孕期的营养不足而受到影响，使机体产生异常生理机制。胎儿通过降低自身的代谢和能量需求去适应恶劣环境，这为后续发生一系列代谢综合征等创造了条件。

孕期营养缺乏对后代心血管疾病、高血压病、血脂异常等一系列代谢性疾病的发生造成重要影响，使医学界对胎儿的营养、代谢发育研究更加重视。

[研究1] 通过对1959—1964年间生命早期受自然灾害影响而导致营养摄入不足的研究发现，生命早期受到饥荒的影响，中年以后BMI显著高于未受灾者。低出生体重者后续发生肥胖的危险性也高于体重正常者，这也从一定程度上说明了生命早期营养不良与后续肥胖发生的相关性。

[研究2] 孕期遭受饥荒者其后代平均收缩压水平较未遭受饥荒者后代高1.3 mmHg，如果同时伴有低出生体重的子代血压水平更高，体重每下降1 kg，收缩压升高2.7 mmHg。子代血压水平除了与孕妇低蛋白、低营养的饮食摄入有关，还与碳水化合物的摄入量以及胎盘的重量有关。随着碳水化合物摄入的减少，胎盘重量也逐渐减轻，子代血压水平也随之升高，这表明了孕期蛋白质和碳水化合物的摄入失衡可能影响后代血压水平。

［研究 3］ 2 型糖尿病及糖耐量减低的发生率随出生时体重的上升而下降，并且在出生时消瘦而成年后肥胖者中发病率最高，而在出生时肥胖伴后期消瘦者中，发病率最低。说明 2 型糖尿病以及糖耐量异常的发病率与出生体重呈负相关。

［研究 4］“糖尿病引发糖尿病”（diabetes begetting diabetes）的理论，即母亲本身因早期营养不良所致的胰岛素抵抗可能是导致其子代 2 型糖尿病发病风险增加的主要原因。母亲对胎儿发育的影响也反映了其自身胎儿期的状况，母亲本身的宫内发育经历会通过基因和早期环境的因素影响母体将营养和氧分经胎盘输送给胎儿的能力，母亲本身的早期发育情况会在其后代身上得到一定的体现。

（四）生命早期营养中父亲对肥胖的影响

在全球范围内，肥胖已成为流行性疾病。超重人数的快速增长可归因于高能量、低质量食物的过度消耗和缺乏身体活动，这一影响十分深远并且代价高昂。肥胖不仅与严重的生理和心理并发症有关，而且越来越多的证据表明，通过表观遗传变化，肥胖会对几代人产生连锁反应。父母肥胖可引起后代代际和代际间代谢及脑功能的改变，大多数研究集中在母亲的表观遗传和妊娠效应上，然而，父亲的贡献可能是巨大的。通过关注父亲的生殖健康可能能够预测诱发下一代肥胖的代谢和神经生物学变化的表观遗传机制。

在美国，接近 33%的成年人被认为是肥胖的（BMI＞30 kg/m^2）。在小规模的人类研究中，发现体质指数（BMI）与精子 DNA 甲基化和 rRNAs 的改变相关。研究表明，男性肥胖与人类精子 DNA 甲基化修饰有关，这可能会影响下一代的表观基因组。在精子形成过程中，父亲的肥胖对精子印记的重新编程有显著的影响，表明父亲肥胖具有可能影响后代未来健康状况的跨代效应。

二、影响生命早期营养的因素

生命早期 1000 天可分为 3 个营养阶段，即胎儿期（宫内营养）、母乳或婴儿配方食品期、辅食添加及早期饮食期。机体在这 3 个时期可能会面对不同的营养相关风险因素，每个影响因素都有可能导致近期或成年期的健康损害。

（一）生命早期营养的遗传因素

生命早期机体细胞正处于 DNA 快速合成、分化、增殖过程中，易受到各种因素的影响发生改变，这些改变往往伴随人的一生甚至传递给后代，进而对健康产生有益或者有害的作用。生命早期营养可通过表观遗传机制影响远期健康，因此胎儿期、新生儿及婴幼儿期等生命早期营养与基因之间交互作用的研究应受到更多重视。表观遗传学认为在不改变 DNA 序列的情况下，生物表型会发生改变，并保持相对稳定和遗传。这种变化主要包括染色体重建、组蛋白和 DNA 修饰，其中 DNA 甲基化修饰与生命早期营养的关系研究最为广泛。

多种营养素均可通过对基因表达实时调控而影响机体生理病理过程，还可以通过对基因的表观修饰改变影响机体的遗传特性，将其传递给后代。研究发现，某些微量营养素缺乏可导致基因损伤，不仅引起宫内胎儿发育异常，还可增加出生后患恶性肿瘤的风险。维生素 C 摄入不足增加精子 DNA 的损伤，女性孕期叶酸缺乏可引起胎儿神经管发育缺陷并增加儿童白血病的发病风险。饮食营养成分作用于基因的方式除了参与 DNA 损伤修复、稳定甲基化修饰，还可对基因转录进行实时调节，必需营养素和食物营养成分如维生素、矿物质及宏量营养素均为重要的基因表达调节者，参与机体代谢、细胞增殖与分化等生理过程以及疾病的发生过程。

大量的流行病学研究发现，孕期低能量摄入与子代的近期和远期疾病风险高度相关。荷兰关于饥荒的研究发现，孕期经历饥荒（500～1000 kcal/d）与低出生体重、成年后高血压、肥胖、精神分裂等多种基因表型有关。孕期遭遇饥荒的时间点对基因编程也有不同影响，孕中期遭遇饥荒会使男性子代在成长到 18～19 岁时发生肥胖的风险增加一倍，而在孕晚期遭遇饥荒发生肥胖的风险低。中国的饥荒研究也显示，孕期饥荒与远期精神分裂、41～42 岁患高血糖风险增加有关，并且若生命后期的营养供给从匮乏变得充足，患这些慢性疾病的风险则更高。这些发现都逐渐得到表观遗传学证据的印证。Heijmans 等对经历过荷兰冬季饥荒的 60 人进行了深入的研究，通过与未经历饥荒的他们的姊妹对照研究发现，在围孕期经历饥荒的人，甲基化程度低，在孕晚期经历饥荒的人，甲基化与对照组没有差异。该团队之后的研究结果也证明，与孕晚期相比，孕 10 周内经历饥荒对成人的甲基化谱有重要影响，但其机制尚不清楚。Hales 和 Barker 提出“节俭型表观基因”假说，认为生命早期为了适应宫内环境而塑造了表观遗传特征的基因表型，如果孩子出生后环境发生改变，可能会出现问题。该假说认为，孕期营养不良可能形成“节约型”基因型，通过降低代谢率和储存能量以适应低营养环境，但是如果环境变得相对营养丰富时，可能引发代谢性疾病。除了低能量营养环境，还有多种其他的母体因素可能对胎儿表观基因组发生潜在影响（图 2-2-1）。

（二）喂养方式

母乳喂养是对生命早期生长发育的全面保障。母乳是婴儿发育最理想的天然食品，而母乳喂养被认为是为婴儿提供健康生长发育所需营养的理想方式，被 WHO 和 UNICEF 列为抢救儿童生存的四大战略技术之一。WHO 建议在婴儿出生后 6 个

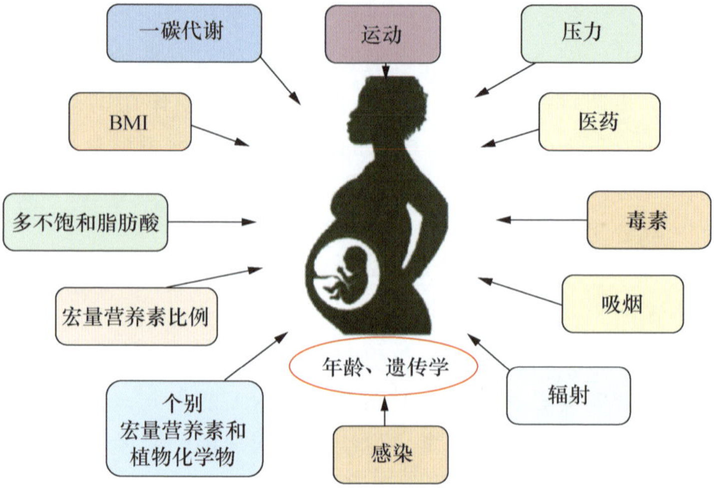

图 2-2-1 影响胎儿表观基因组的潜在母体因素

月内用纯母乳喂养，然后在及时合理添加辅食的同时继续母乳喂养至 2 年或更长时间。合理的喂养不仅是婴儿生长发育和身体健康的基石，也是影响其成年期对慢性疾病易感性的重要因素。

生后早期的喂养方式以及持续时间可直接影响婴幼儿的营养与健康状况，同时还与儿童对感染性疾病以及过敏性疾病的易感性密切相关。母乳喂养时婴儿接受的“第一次免疫”，有助于免疫器官的早期发育，也是保护儿童生命和降低死亡率的有效方法。研究表明，母乳喂养的婴儿感染性疾病、过敏性疾病（食物过敏、呼吸道过敏等）、呼吸系统疾病（如肺炎）、消化系统疾病（如腹泻）等的发病率都低于其他喂养方式喂养的婴儿。

母乳中存在的活性成分和微生态环境会影响婴儿肠道内菌群的定植。尤其是初乳中含有丰富的低聚糖类，有利于益生菌（如双歧杆菌、乳酸菌）的生长。特别是在生后 6 月龄内，肠道菌群处于动态定植过程中，不同喂养方式对婴儿肠道菌群和对过敏的易感性具有显著影响。研究表明，母乳喂养的婴儿在生后第 6 天双歧杆菌即成为优势菌，大肠埃希菌的数量较低，相比较下人工喂养的婴儿此时双歧杆菌仍不是优势菌。此外，食物过敏的婴幼儿肠道乳酸杆菌、双歧杆菌的数量显著低于健康的婴幼儿，大肠埃希菌的数量则显著高于健康婴幼儿，提示益生菌群对过敏性疾病是有预防作用的。

近年来，儿童肥胖率呈快速上升趋势，对儿童及成年以后的健康状况都产生了不良的影响，并已经成为目前严重的公共卫生问题。而越来越多的流行病学证据支持充分的母乳喂养和延长母乳喂养的时间可降低肥胖的风险，对成年期肥胖也有一定的预防作用，有研究显示，母乳喂养可使肥胖风险降低约 18.4%。对北京地区 10 221 名 6～8 岁学生进行调查研究显示，出生后母乳喂养组肥胖发生率为 14.8%，而从没有进行母乳喂养的儿童肥胖的发生率为 18.1%。母乳喂养对成年期也有影响。Owen 等的研究显示，与婴儿配方食品喂养的婴儿相比，母乳喂养的婴儿到青少年期和成年期肥胖的发生率可降低 15%～30%，而且母乳喂养持续时间与超重的发生风险呈反比。荟萃分析的结果也显示，母乳喂养持续时间与儿童肥胖发病率呈负相关，母乳喂养每增加 1 个月，肥胖率下降 4%。可见，母乳喂养在预防儿童肥胖中发挥着关键作用。

婴儿时期是大脑和神经系统发育的关键时期之一，此期间母乳中的长链多不饱和脂肪酸，如 DHA 和 AA 都有利于婴儿大脑和智力的发育，此外在哺乳的过程中，母亲对婴儿的爱抚、目光交流和言语交流，对婴儿的认知和行为发育都起到了促进作用。很多研究也证实，母乳喂养婴儿在认知、行为和气质发育方面都优于其他方式喂养的婴儿。很多研究提示，6 个月龄内的婴儿用纯母乳喂养，可以使其达到最佳的生长发育状态。相比混合喂养和人工喂养的婴儿，母乳喂养的婴儿独坐、爬行、站立、扶走、独站、独走时间均显著早于其他喂养方式的婴儿。应用超声影像技术研究不同喂养方式婴儿的胸腺指数，显示 4 月龄内单纯母乳喂养的婴儿胸腺指数显著高于单纯配方奶粉喂养的婴儿。多元逐步回归分析显示，纯母乳喂养时间是婴儿发育商的主要影响因素，提示早期纯母乳喂养达到 5～6 个月及持续时间更长者有利于婴儿的神经发育。研究表明，母乳喂养可提高孤独症患儿及有孤独症倾向儿童的认知能力，对儿童孤独症的发生具有保护作用，4 个月龄内母乳喂养比例越高，母乳喂养持续时间越长，儿童孤独症的发生率越低。

（三）辅食添加

2002 年，WHO 将辅食添加（complementary feeding，CF）定义为“是一个过程的开始，母乳已经不能满足婴儿的营养需求，需要和母乳一起，添加的食物或液体”。辅食添加时期正是婴儿快速生长发育的关键时期，易出现营养缺乏和过剩，这一时期接触到新鲜的食物、口味和饮食经历，不仅影响智力发育、体格生长和免疫功能，而且会影响日后的饮食习惯和行为。这一时期比较公认的是出生后婴儿满 6 月龄。此时纯母乳喂养已无法再提供足够的能量及铁、锌、维生素 A 等关键营养素，因此必须在继续母乳喂养的基础上引入各种营养丰富的食物。辅食添加的时期对于婴儿生理和心理健康都有重要的影响，过早添加辅食容易因婴儿消化系统不成熟引发胃肠不适，导致喂养困难或增加感染、过敏等风险。过早添加辅食也是母乳喂养提前终止的重要原因，是儿童和成人肥胖的重要危险因素。过晚添加辅食则会增加婴幼儿蛋白质、铁、碘、维生素 A 等缺乏的风险，导致婴幼儿营养不良及缺铁性贫血等疾病的发生，还可造成长期不可逆的不良影响。过晚地添加辅食还可能造成喂养困难，增加食物过敏的风险。

添加辅食不仅仅可以保证婴幼儿获得足够的能量和营养物质，添加辅食的时期也是婴幼儿接受各种食物味道和各种不同质地食物的关键期，婴幼儿需要在这一关键时期培养良好的饮食行为，同时锻炼婴儿的咀嚼和吞咽能力，有利于面部骨骼、肌肉以及语言的发育。婴幼儿在辅食添加的过程中可以促进味觉、嗅觉、触觉、视觉和听觉的发育，在全面接触和尝试不同食物的过程中，既促进了婴幼儿认知、行为的发育，也锻炼了多器官、多系统的协调功能，是生命早期营养和生长发育的又一关键时期。

（四）关键营养素的影响

生命早期1000天的不同营养阶段，均需要充足的营养供应。其中一些关键性的营养素对于生命早期的生长发育起到至关重要的调节作用。

1. 碘 碘是人体必需的微量元素，除了参与甲状腺激素合成外，迄今为止尚未发现碘具有其他独立作用，而甲状腺激素具有调节新陈代谢、促进体格生长发育、促进神经系统发育和垂体激素的作用。碘摄入过高或过低都会对人体产生危害，导致甲状腺疾病。先天性的甲状腺功能减低症主要表现为智能落后、生长发育迟缓以及生理功能低下。因此，碘营养状况与我国人口出生质量和提高人口素质密切相关。

自妊娠早期开始，由于孕妇妊娠期生理状况的改变，孕妇会出现“强制性碘丢失”，孕妇此时对碘的需求量迅速增加以满足孕妇和胎儿的需要，这一过程贯穿于整个妊娠期直至围生期和哺乳期。孕期母亲对这种生理性适应在碘充足的情况下是比较容易达到的，但是在碘缺乏时则很难达到。尤其是在孕早期，此时是胎儿神经系统发育的关键时期，胎儿甲状腺尚未发育，甲状腺激素完全靠母亲供应，故此时期母亲的碘营养状况，对于胎儿的神经系统和认知发育十分重要。对238例妊娠早期妇女进行碘摄入量的相关调查显示，即使在高碘地区，妊娠早期妇女同样有较高比例的碘摄入不足。有研究综述了孕期碘营养状况的评估及孕期不同程度碘缺乏对子代认知发育的影响，严重的孕期碘缺乏造成呆小症和神经认知损害是公认的，特别是妊娠早期2～3个月。妊娠期孕妇甲状腺功能异常对胚胎后期神经生长发育、智力发育、心理发育、运动协调能发育及言语运动区发育都会产生较大的影响。妊娠期甲状腺功能低下可引起胎盘早剥、早产、新生儿暂时性甲状腺功能异常，甲状腺功能亢进孕妇易导致胎儿生长受限、呼吸困难及畸形。

2. 叶酸 叶酸是含有叶酸结构的一类化合物的统称，是维持人体正常生命活动必需的一种水溶性B族维生素。叶酸主要参与核酸合成、氨基酸代谢、血红蛋白及重要的甲基化合物的合成和神经递质的合成过程，叶酸在细胞分裂和组织生长的过程中起到极其重要的作用，生命早期叶酸缺乏对于子代会造成不可逆的严重影响。

在孕期由于胃酸分泌减少，胃肠蠕动减弱，会影响孕妇对叶酸的摄取。子宫和胎盘的快速增殖和生长，胎儿在母体内的生长发育也会增加孕妇对叶酸摄入的需求，母体血容量的增加使得血液中叶酸浓度降低，哺乳期由于泌乳而代谢旺盛，使得孕妇和乳母对叶酸的需求进一步增加。因此孕妇、乳母容易出现叶酸缺乏。叶酸的缺乏可引起孕妇先兆子痫、胎盘早剥，胎盘发育不良导致自发性流产的发生率增高。因叶酸缺乏而罹患巨幼红细胞贫血的孕妇，会出现胎儿宫内发育迟缓、早产及新生儿低出生体重。另一方面，对于子代，孕早期叶酸的缺乏可引起胎儿神经管畸形，主要包括脊柱裂和无脑等中枢神经系统的严重发育不全。不容乐观的是，我国是神经管畸形的高发国家，每年约有 8 万～10 万例神经管畸形儿出生，并且北方高于南方。

20 世纪 90 年代，瑞典和英国医学研究协会证实孕前期或孕早期补充叶酸可有效降低新生儿神经管畸形的发生率。随后研究表明，孕期服用叶酸不仅可以降低神经管畸形的发生，还可以降低圆锥动脉干畸形、肢体缺失、唇腭裂、肛门闭锁和脐膨出等多种出生缺陷的发生率。研究同时发现，孕期服用叶酸也可影响妊娠过程以及结局，包括先兆子痫、胎盘早剥、自然流产或死产、早产、低体重出生等。妇女在孕前至孕早期及时增补叶酸，可有效预防 20%～70%神经管畸形的发生。

3. 铁 铁是人体内含量最多的一种必需微量元素，WHO 估计缺铁性贫血波及全球 40%的人群（约 20 亿），50%以上的孕妇和老年人，48%的 1～2 岁婴幼儿，25%的学龄前儿童及 30%～55%的青少年。生命早期营养中对铁的需求量较高，但常常不能被满足，并且多产、多胎、妊娠间隔时间短、青少年妊娠会增加贫血的危险。脐带结扎过早、母亲妊娠期贫血也是婴儿贫血的高危因素。

贫血的发生可损伤生命各个阶段的功能，严重贫血可增加母亲死亡率，研究显示，23%的亚洲母亲和 20%的非洲母亲的死亡原因是贫血，许多研究发现孕妇贫血常常造成胎儿早产和低出生体重。美国的一个研究发现低收入的、青少年妊娠缺铁性贫血可有 3 倍的早产儿的风险。缺铁性贫血与其他营养不良及一些危险因子的相互协同作用会加强铁缺乏性贫血对儿童受教育能力的影响。研究发现，6～18 个月龄儿童的贫血会产生智力、运动、行为的损伤。2 岁以后的儿童贫血造成的智力缺陷增加家庭与社会的经济负担，通过干预可改善其发育，但是不清楚婴幼儿期贫血补铁是否能完全纠正对智力、运动、行为的损伤。印度尼西亚和国内的研究都表明缺铁性贫血是学龄儿童受教育能力缺陷的危险因子，会影响儿童听觉、记忆和语言推理能力。对贫血儿童进行测试，其瑞文试验得分、学习成绩明显低于正常儿童，贫血纠正后得分有所提高，但仍低于正常儿童。

三、生命早期营养促进与干预策略

生命早期 1000 天（从胚胎形成至出生后 2 岁）的营养，是决定其一生营养和健康状况最为关键的因素。婴幼儿期营养不良可能导致儿童不可逆转的生长和认知发育迟缓，影响儿童的体格成长、智力发育、学习能力和疾病抵抗力，降低其成年后的劳动力水平，对其今后的慢性病发生风险具有重要影响。我国正处产业转型和升级的关键阶段，在国家竞争力日益取决于人力资本积累的今天，提升我国儿童的营养健康状况，避免其由于出生低体重、贫血、食物不足，以及微量营养素缺乏导致的脑发育受损，充分发挥每个儿童生长发育的潜力，对于今后我国高水平人力资源的可持续供给起到了重要的保障作用。另一方面，对营养的投入具有极高的投入产出比，在发展中国家可达 1∶16，尤其是对于儿童早期营养的投入，其成本收益则更为显著，是消除贫困的重要途径。我国对儿童早期营养的投入，是投资儿童早期发展的关键举措，是我国精准扶贫和可持续发展战略的重要组成部分。

生命早期营养干预项目是国家投资于营养的主要形式之一，主要聚焦于影响婴幼儿营养健康和各方面发展的决定性因素。干预项目的实施涉及农业、健康、社会福利、幼儿发展、教育等部门，其覆盖的领域不仅包括了提供充足的食物和营养素、喂养和辅食添加、提供护理服务等直接因素，也包括了粮食保障、社区参与、妇女赋权、健康服务可及性等环境支持性因素，旨在当粮食安全危机、贫困、自然灾害、人为事故等问题发生时，为脆弱人群提供基本的保障，确保受影响人群在这些不良状况下获得营养和健康方面的基本福利，为孩子们提供健康发展的权利。

当前全球对于妇女和儿童采取了多种形式的改善措施。孕妇妊娠前体重是早产的一个重要因素，体重不足导致早产风险增加 32%，肥胖使先兆子痫、妊娠期糖尿病的风险增加一倍以上。超重的女性更有可能接受剖宫产，她们的新生儿出生时患神经管或先天性心脏缺陷的几率也更高。在营养特异性干预中，孕前补充叶酸的效果最明显，预防 69%的神经管缺损复发。多重微量营养素补充降低了先天畸形率和先兆子痫的风险。近年来，青少年健康逐渐成为了改善妇幼健康的切入点，全球估计每年有 1000 万 18 岁以下的女孩结婚，凸显了青少年营养健康对下一代的影响。对育龄和孕期妇女通过连续补充叶酸，可以有效地预防神经管缺陷的发生。对非怀孕妇女间歇性补铁（单独或与其他维生素或矿物质合用）可降低 27%的贫血风险。在低收入和中等收入国家，往往存在多种微量营养素缺乏并存的现象，在怀孕期间这一状况可能加剧，可能对孕产妇产生不利影响。因此，对孕产妇进行多种微量营养素的合并补充，往往会得到较好效果。妊娠期高血压疾病是孕产妇发病和死亡的第二大原因，并与早产和胎儿生长限制的风险增加有关。在低钙摄入的妇女中，通过在怀孕期间补充钙可以减少产妇高血压和早产的发生。碘对下一代的生长发育具有重大作用。在碘缺乏症流行地区，使用碘盐是避免碘缺乏症发生的最具有成本效益的方法。

母乳是婴儿最好的食品，在出生后 1 h 内开始母乳喂养，对 6 月龄内的婴儿进行纯母乳喂养，并继续母乳喂养至 2 岁或以上，推荐 6 个月的纯母乳喂养之后开始辅食添加，向婴儿提供安全和营养丰富的食物。维生素 K 缺乏可能导致在出生后的前几周内发生出血，维生素 K 则常用于出生后出血的预防。Cochrane 等荟萃分析了低出生体重儿口服或肌肉注射维生素 A 的研究，结果显示与安慰剂相比，进行维生素 A 补充后，1 月龄的婴儿死亡率有所下降。全球多项研究显示，补充维生素 A 可使 6～59 个月儿童的全因死亡率降低 24%，并使与腹泻有关的死亡率降低 28%。对 2 岁以下儿童间歇性补铁可使贫血患病风险降低 49%，缺铁的风险降低 76%。

多重营养素联合补充能有效降低贫穷和发展中国家儿童营养不良的发生。我国的“营养包”就是其中的典型例子。预防性补锌可降低儿童腹泻和急性下呼吸道感染的发病风险。食物强化是最具投入产出比的营养干预战略，具有极高的投入产出比，在发展中国家可达 1∶16。旨在改善孕产妇、新生儿和儿童健康的社区干预措施，已被广泛认为是实现孕产妇和儿童生存干预的重要战略，并已被证明可以减少儿童肺炎和腹泻状况的发生。

（一）增补叶酸预防神经管缺陷项目

为加大出生缺陷干预工作，降低我国神经管缺陷发生率，提高出生人口素质，根据《中共中央国务院关于深化医药卫生体制改革的意见》确定的重点工作，原卫生部决定从 2008 年起，在全国农村妇女中开展增补叶酸预防神经管缺陷项目。本项目属于妇幼重大公共卫生服务项目之一，由中央安排专项补助资金，对贫困地区予以支持，地方财政予以相应资金足额配套。2018 年，根据《国务院办公厅关于印发医疗卫生领域中央与地方财政事权和支出责任划分改革方案的通知》（国办发〔2018〕67 号），本项目重新划分至基本公共卫生服务项目。实施对象为全国 31 个省（区、市）的准备怀孕的农村妇女。

国家级卫生行政部门负责制订项目方案、提出工作目标和要求，对各地项目执行情况进行指导和监督，定期了解情况，研究、探讨项目执行工作中出现的问题，确保各项工作要求有效落实。省级卫生行政部门负责本省（区、市）的项目组织、协调与管理，按照本项目方案制订实施方案，确保项目实施的进度和质量，定期向卫生行政部门上报项目相关数据。市（地）和县（区）级卫生行政部门负责本辖区项目组织管理和具体实施，指定医疗卫生机构，专人负责辖区内的项目管理工作，包括健康教育、人员培训、药品管理和发放、信息收集整理、上报和监督指导等工作。

（二）贫困地区儿童营养改善项目——营养包

营养包是中国营养学家陈春明研究员团队根据中国自身情况，自主研发的一种含多种微量营养素（维生素和矿物质等）的补充品，辅以食物基质（豆粉、奶粉等）或其他辅料，添加在 6～36 月龄婴幼儿即食辅食中食用，也可用于 37～60 月龄儿童。目前项目采购的营养包执行标准为 GB 22570-2014《食品安全国家标准辅食营养补充品》。

为贯彻落实《中国儿童发展纲要（2011—2020 年）》和《中国农村扶贫开发纲要（2011—2020 年）》，改善贫困地区婴幼儿营养和健康状况，提高儿童家长科学喂养知识普及程度，原卫生部与全国妇联于 2012 年 10 月起，合作实施贫困地区儿童营养改善试点项目，为项目地区 6～24 月龄婴幼儿免费提供营养包，预防婴幼儿营养不良和贫血，提高贫困地区儿童健康水平。本项目同样属于妇幼重大公共卫生服务项目之一，由中央安排专项补助资金，对贫困地区予以支持。

项目惠及山西陕西吕梁山区、湖北湖南重庆贵州武陵山区、贵州乌蒙山区、云南滇西边境山区、云南藏区、青海六盘山区以及西藏、新疆南疆三地州共10个省（区、市）、8个国家集中连片特殊困难地区、100个县的27.4万名适龄婴幼儿。项目通过为贫困地区6～24个月龄儿童补充辅食营养素补充剂（营养包）、开展项目人员管理和技术培训、开展社会动员、宣传活动及多种形式的健康教育活动等方式，普及婴幼儿科学喂养知识与技能，改善贫困地区儿童营养和健康状况。

2012年，贫困地区儿童营养改善试点项目在各级卫生部门和妇联组织的良好沟通合作下，在10个项目省的100个项目县顺利实施，惠及27.4万余名适龄儿童。2013年，原国家卫生计生委与全国妇联继续合作实施贫困地区儿童营养改善项目，惠及燕山-太行山区、吕梁山区、大兴安岭南麓山区、大别山区、罗霄山区、秦巴山区、滇桂黔石漠化区、武陵山区、乌蒙山区、四省藏区、滇西边境山区、西藏区、六盘山区和南疆三地州共14个国家集中连片特殊困难地区、300个县的82.2万6～24月龄的婴幼儿。2014年项目范围扩大到21个省的341个县，惠及137万名适龄婴幼儿。

(三) 国外生命早期营养干预的实践

1. 美国 健康美国人（healthy people）是美国卫生与公众服务部（HHS）制定的一套全国性健康促进和疾病预防目标。这些目标最早是在1979年制定的，旨在达成“国家卫生事业优先事项应强调疾病预防”这一共识。目前最新版本的健康美国人目标是“健康美国人2020（Healthy people 2020）”，包含42类项目，下设数百个子目标。其中，针对儿童营养的指标主要有加强母乳喂养、预防神经管缺陷、优化儿童膳食模式、婴幼儿及孕产妇补贴等方面。

（1）Supplemental Nutrition Assistance Program（SNAP）营养补充援助计划：SNAP是美国规模最大的食物营养援助项目，起源于1961年。主要面向美国低收入或无收入居民，向他们提供食物购买援助。SNAP由联邦政府全额资助，由农业部负责实施。

（2）Special Supplemental Nutrition Program for Women，Infants and Children（WIC）妇女及婴幼儿特别营养补充计划：WIC是美国面向低收入孕产妇、乳母及5岁以下婴幼儿的营养健康项目，由农业部负责实施。WIC主要通过提供高营养补充性食物、营养教育及相关健康服务等形式，确保儿童和家庭的福利和权益。

（3）Child Nutrition Programs（CNP）儿童营养计划：CNP是美国儿童营养改善计划的总称，包括国家学校午餐计划（NSLP）、学校早餐计划（SBP）、夏季食物服务（SFSP）、儿童及成人食物照料计划（CACFP）及乳品特别计划（SMP）。其中，国家学校午餐计划及学校早餐计划是CNP最核心的工作，旨在向在校学生提供免费营养的午餐和早餐。

（4）National Health and Nutrition Examination Survey（NHANES）国家健康与营养状况调查：NHANES 是由美国 CDC 所属“国家卫生统计中心（NCHS）”运行的全国性调查项目，旨在评估美国成人与儿童的营养健康状况及其变化趋势。NHANES 包括了现场问卷访谈、身体测试以及实验室检测工作。

2. 巴西

（1）National Food and Nutrition Policy（PNAN）国家粮食和营养政策：巴西最为重要的国家营养政策是在 1999 年首次批准的“国家粮食和营养政策（PNAN）”，并且此后一直进行修订。当前版本的 PNAN 于 2011 年由巴西卫生部批准发布，共分为 9 个指南，旨在通过促进健康和充足的膳食习惯、实施食物和营养监测以及预防和综合护理食物和营养相关的疾病来改善巴西人口的饮食、营养和健康。

（2）National Council for Food and Nutrition Security（CONSEA）全国食品和营养安全委员会：是巴西国家食物营养系统的特有机构，由 1/3 政府代表和 2/3 民间社会代表组成，直接为巴西总统提供食物营养相关领域的政策建议。同时，CONSEA 还参与了巴西食物与营养相关法律的起草和制订工作。

（赖建强 苏宜香 杨振宇 王杰 姜珊 汪之顼 杨年红 盛晓阳）

参考文献

[1] 苏宜香. 儿童营养及相关疾病. 北京：人民卫生出版社，2016.

[2] 杨慧霞，段涛. 健康与疾病的发育起源. 北京：人民卫生出版社，2013.

[3] 黎海芪. 实用儿童保健学. 北京：人民卫生出版社，2016.

[4] 葛可佑. 中国营养科学全书. 北京：人民卫生出版社，2004.

[5] 杨月欣，葛可佑. 中国营养科学全书. 2 版. 北京：人民卫生出版社，2019.

[6] 王晨，孙祎赢，朱毓纯. 国际妇产科联盟关于青少年、孕前及孕期女性的营养建议（一）. 中华围产医学杂志，2016，19（12）：960-963.

[7] 孙长颢. 慢性病的防控应从生命早期营养开始. 中华预防医学杂志，2013，47（6）：485-486.

[8] 丁国芳. 关注生命早期营养与预防儿童肥胖. 中华围产医学杂志，2015，18（8）：571-574.

[9] 荫士安，赖建强. 中国妇女营养与健康状况（育龄妇女、孕妇和乳母）：2002 年中国居民营养与健康状况调查. 北京：人民卫生出版社，2008.

[10] Choi SW，Friso S. Epigenetics：A New Bridge between Nutrition and Health. Adv Nutr. 2010，1（1）：8-16.

[11] Barker DJ，Winter PD，Osmond C，et al. Weight in infancy and death from ischaemic heart disease. Lancet. 1989，2（8663）：577-580.

[12] Barker DJP. The origins of the developmental origins theory. J Intern Med，2007，261（5）：412-417.

[13] Bhutta ZA, Das JK, Rizvi A, et al. Evidence-based interventions for improvement of maternal and child nutrition: what can be done and at what cost? Lancet, 2013, 382 (9890): 452.

[14] Koletzko B, Godfrey KM, Poston L, et al. EarlyNutrition Project Systematic Review Group. Nutrition During Pregnancy, Lactation and Early Childhood and its Implications for Maternal and Long-Term Child Health: The Early Nutrition Project Recommendations. Ann NutrMetab, 2019, 74 (2): 93-106.

[15] Berti C, Cetin I, Agostoni C, et al. Pregnancy and infants' outcome: nutritional and metabolic implications. Crit Rev Food Sci Nutr, 2016, 56 (1): 82-91.

[16] Brands B, Demmelmair H, Koletzko B; EarlyNutrition Project. How growth due to infant nutrition influences obesity and later disease risk. Acta Paediatr, 2014, 103 (6): 578-585.

[17] Koletzko B, Brands B, Chourdakis M, et al. The Power of Programming and the EarlyNutrition Project: opportunities for health promotion by nutrition during the first thousand days of life and beyond. Ann NutrMetab, 2014, 64 (34): 187-196.

[18] Rzehak P, Oddy WH, Mearin ML, et al. Infant feeding and growth trajectory patterns in childhood and body composition in young adulthood. Am J Clin Nutr, 2017, 106 (2): 568-580.

[19] Hanley B, Dijane J, Fewtrell M, et al. Metabolic imprinting, programming and epigenetics—A review of present priorities and future opportunities. Br J Nutr, 2010, 104 (7), S1-S25.

[20] Michaelsen KF, Greer FR. Protein needs early in life and long-term health. Am J Clin Nutr, 2014, 99 (3), S718-S722.

[21] Black RE, Victora CG, Walker SP, et al. Maternal and child undernutrition and overweight in low-income and middle-income countries. Lancet, 2008, 382 (9890), 427-451.

[22] Yu DM, Zhao LY, Yang ZY, et al. Comparison of undernutrition prevalence of children under 5 years in China between 2002 and 2013. Biomed Environ Sci, 2016, 29 (3), 165-176.

[23] Bureau of Disease Prevention and Control, National Health and Family Planning Commission of the People's Republic of China. The report on status of Chinese nutrition and chronic diseases 2015. Beijing: People's Medical Publishing House, 2016.

第三章　婴幼儿养育照护

养育照护指的是为满足儿童健康、营养、安全保障、回应性照护以及早期学习机会而提供的一系列条件的总称，是婴幼儿生存、发展和发挥其全部潜能所必需的条件。养育照护意味着保证儿童的安全、健康和良好的营养状况，关注和回应他们的需求和兴趣，鼓励他们探索身边环境，以及与照护者和其他人进行互动。

婴幼儿养育照护的五个要素都是不可缺少的。早期成长中缺乏相应要素，会导致认知、语言、社会心理等方面发展的落后，进而影响儿童未来的学业表现，甚至降低其成年后的劳动生产能力或增加犯罪风险等。

一、婴幼儿养育照护的概念

（一）婴幼儿养育照护的提出及要素

1. 养育照护的提出　联合国可持续发展目标（sustainable development goals，SDGs）中提出，到 2030 年，确保所有男、女童获得有质量的早期发展、看护和学前教育服务。可见，儿童早期发展是可持续发展的目标（确保包容、公平的优质教育，促进全民享有终身学习的机会）的重要事项。《妇女、儿童和青少年健康全球战略（2016—2030 年）》强调了实现这一目标的关键在于，保障儿童的人权，确保满足他们生存和发展的条件。世界卫生组织提出，儿童早期发展对于实现可持续发展目标至关重要。为了支持这一目标的实现，在 2018 年第 71 届世界卫生大会上发布了促进儿童早期发展的养育照护框架，该内容涵盖了良好的健康、充足的营养、回应性照护、安全保障和早期学习机会五大内容，贯穿从母亲孕期到生后 3 岁期间发展所需的基本要素。养育照护的实施，将有助于实现与儿童和青少年健康相关的可持续发展目标。

2. 养育照护的要素　养育照护由五个要素组成，分别是良好的健康、充足的营养、回应性照护、早期学习的机会与安全保障。这五个方面互相联系，以充分激发儿童的潜能，故密不可分，缺一不可。

（1）良好的健康：在生命早期，婴幼儿良好的健康源于照护者，而照护者的身心健康也会影响婴幼儿健康。因此，良好的健康指的是婴幼儿及其照护者双方的身心健康。照护者能够及时监测婴幼儿的身体和情绪状况，对他们的日常需求给予恰当的回应，保护婴幼儿远离家庭和环境的危害以及协助其养成良好的卫生习惯以降低感染机会等。不仅如此，照护者为了最大限度地保护婴幼儿，确保婴幼儿的安全和健康，会积极利用医疗保健服务等，使其能够在人生中取得更好的开端。

（2）充足的营养：母亲在孕期的营养状况既影响自身的健康，也影响发育中胎儿的生长和出生后的健康。出生后，母亲的营养和健康状况通过影响母乳喂养和照护能力从而影响孩子营养和健康。

生命最初几年的营养对于人一生的健康至关重要。胎儿及婴幼儿期的营养不良可能导致儿童不可逆转的生长和发育迟缓，影响智力潜能的发挥，降低学习能力和成年后的劳动生产能力，导致成年后罹患肥胖、糖尿病等诸多慢性疾病的风险增大。所以充足的营养涵盖了母亲和婴幼儿双方的营养。

（3）回应性照护：指父母或看护者及时、恰当地注意、理解和回应孩子信号的能力。家庭是保障儿童成长、发展最自然最佳的环境。婴幼儿需求的满足取决于家庭中的照护者，这些需求包括营养、安全、认知刺激，以及安抚和情绪调节等。回应性照护是保护儿童免受伤害、识别和应对儿童疾病、丰富儿童学习机会、建立信任和社会关系的基础，也是婴幼儿养育照护的基础。照护者通过观察儿童的动作、声音和表情等，对儿童注意到的线索和信号作出回应，这将会让儿童在大脑中建立相应链接，从而达到支持和强化其交流和社会技能发展的目的。

回应性照护也包括回应性喂养。在喂养过程中，父母与婴幼儿完整的互动过程包括婴幼儿发出信号且该信号可以被父母识别并应答。对于父母，这种互动表现在他们成功地完成喂养孩子的任务；对婴幼儿来说，表现在被喂养中，其发出与进食相关的信号可被父母准确理解并得到与自己期望一致的回应，从而建立良好的互动关系。回应性照护有助于增进婴幼儿与照护者的情感联结，促进婴幼儿认知能力与社会情感能力的发展。

（4）安全保障：指为儿童及其家庭提供安全可靠的环境，包括避免物理危险、缓解情绪压力、降低环境风险（如污染等），以及获得安全的食物和水。婴幼儿无法保护自己，容易受到意外危险、身体疼痛和情绪压力的影响。极端贫困也会对其带来严重风险，必须通过其他的方式来减轻伤害，如社会援助、现金资助、社会保障等。

对于婴幼儿来讲，日常生活中可能会面临各种各样的压力。当压力太大、频繁发生或者旷日持久时，就会影响婴幼儿的大脑发育，进而可能影响其学习和管理情绪的能力，甚至导致成年后更易患上疾病，造成终生的伤害。因此，让婴幼儿沐浴在关爱的环境中，就意味着消除或尽可能降低他们所面临的潜在有害压力，例如身体或精神虐待、长期忽视等带来的影响。据统计，在世界各地，幼儿是遭受虐待发生率最高的群体，包括身体、情感和精神虐待等。在全球范围内有23％的儿童遭受过身体虐待，36％遭受过情感虐待，16％遭受过忽视。对遭受过虐待经历的儿童进行磁共振扫描发现，其海马、胼胝体及额叶的体积减小，这些脑区结构和功能的改变将显著减少大脑中涉及学习和记忆等区域的脑容量。

（5）早期学习的机会：指提供给婴幼儿与环境中的人或物体进行互动的机会，丰富其早期学习的经验。认识到每一次互动（积极的、消极的或缺乏互动）都有助于或阻碍儿童的大脑发育，每次积极的互动都能为以后的学习奠定基础。早期学习机会和回应性照护是儿童高质量照护中的重要内容。

有错误的观点认为儿童应在3～4岁时，即在他们就读幼儿园或学前课程后才开始学习颜色、形状和字母，进入学习过程。在最初几年，婴幼儿的技能和能力是通过人际交流获得的，比如，游戏是婴幼儿早期的主要活动和经验（体验）。婴幼儿通过微笑和眼神交流、说话和唱歌、模仿简单游戏等与他人产生的关系中获得技能和能力的发展，并提升认知功能与相应的脑功能的发展。大脑具有高度的经验可塑性，积极的早期学习经验有助于大脑结构的发育和其他社会适应能力的发展。

（二）婴幼儿养育照护的意义

1. 对儿童早期发展的影响　儿童早期发展涉及认知、身体、语言、社会情感和运动发育等，这段时期为其终生乃至下一代的健康、福祉、学习和生产力打下基础。积极的养育照护对儿童早期发展具有良好的促进作用。为了使儿童获得最佳的发展潜能，国际上将养育照护视为促进儿童早期发展的重要因素。

发育从受孕开始，在受孕后大脑以惊人的速度发育的1000天，是对儿童进行早期干预措施的最佳时期，也是实现早期发展潜能的重要时期，是实现可持续发展目标的最佳方式之一。

该时期，大脑发育最为迅速，每秒能够建立巨量的神经元连接。这些早期的神经突触连接形成了神经可塑性的基础，充足的营养为大脑发育提供物质基础和能源，继而影响到儿童大脑的健康发育。积极的健康交流互动能有效刺激并促进神经元的连接，加上养育环境、安全保障等因素的协同作用，能积极影响神经通路的形成和结合，从而促使大脑得到良好发育，帮助儿童释放所有的潜能。父母和照护者为儿童提供良好的营养、安全关爱的环境以及适宜的刺激，可以促进儿童大脑的充分发育，帮助他们发挥最大的潜能，为儿童的健康和福祉奠定基础，使儿童受益一生并延续至下一代。多项研究提示养育照护为满足儿童大脑发育需求提供了必要条件。早期积极的养育照护能减少儿童行为障碍及抑郁的发生，降低不利因素对大脑结构和功能的不良影响，从而改善儿童的生长发育。一旦错过，将导致儿童不可逆的生长发育迟缓。

因此，积极地提供婴幼儿所需的养育照护服务，确保满足他们生长和发展所需的条件，可更好地支持和促进儿童实现发展潜能。

2. 对将来社会的影响　从社会层面来看，积极的养育照护能够促进儿童早期发展，提高学习的回报率、增加个人的收入潜力、提高整体工作效率，同时也能减轻卫生、司法以及儿童和社会保障体系的压力，并降低社会成本。早期积极的照护不仅能够促进婴幼儿基本学习和社交技能的习得，还能够使今后的能力提升更具经济效益，也更容易成功。早期积极的养育照护影响深远，包括对成年期的健康、福祉、生产潜能、个人社会关系的影响等，若缺乏养育照护的支持，则容易产生较低的生产能力以及生活水平，也会限制孩子的发展。

在中低收入国家，有近 43%的 5 岁以下儿童面临发育不良的风险，在 76 个国家中至少 30%的幼儿面临学习不良、成年期收入降低以及社交关系紧张的风险。这样的风险反过来会对照护者产生影响，削弱照护者保护、支持与促进儿童早期发展的能力。

二、影响婴幼儿养育照护的因素及存在的问题

（一）影响因素

来自全球范围内的证据表明，能否获得优质的养育照护对儿童的早期发展十分关键，无论这样的照护是来自家庭、社区，还是相关机构中的照护者。儿童可能因为贫困或其他社会环境因素而面临逆境，无法享受积极的养育照护支持，从而导致他们的发展潜能受到不良影响。

1. 个体因素

（1）胎儿期的营养：胎儿期的营养来自孕母，故孕母营养不良（缺乏和过剩）不仅直接影响胎儿的生长发育，甚至间接影响婴儿出生后乃至成年后的健康状况。妊娠期是胎儿大脑发育最快的时期，需要大量的营养。如果此期营养不足，特别是蛋白质和能量营养不良不仅会无可挽回地影响到大脑的结构和功能，还会对婴幼儿其他方面产生影响，导致包括早产、出生后神经发育不良、后期学习成绩下降等。因此，改善孕产妇的健康状况，为胎儿发育提供良好的母体环境很重要。孕期在营养方面要重视平衡膳食中所提供的均衡营养，所含营养素种类齐全、数量充足、比例恰当，因各种因素影响平衡膳食获得时，可考虑适当补充叶酸、铁、碘、钙、和维生素 D 等。

（2）母乳喂养和顺应喂养：母乳的营养充足有助于降低儿童感染性疾病的发生率和死亡率，并提高儿童的智力，但仍有大量的婴儿在生命最初的 6 个月无法获得纯母乳喂养。据 2019 年 2 月中国发展研究基金会发布的《中国母乳喂养影响因素调查报告》显示，婴儿 6 个月内纯母乳喂养率为 29.2%，距《中国儿童发展纲要（2011—2020 年）》和《国民营养计划（2017—2030 年）》提出的 2020 年我国纯母乳喂养率达到 50%的目标仍有一定的距离，远低于 43%的世界平均水平和 37%的中低收入国家平均水平。故而，提高母乳喂养率是保障婴幼儿充足营养的关键。

随着婴儿的成长，在继续母乳喂养的同时增加除母乳以外的不同种类或不同质地的食物喂养，能满足婴儿在生长发育过程中对营养和能量的需要，也能够适应消化器官发育、消化功能逐渐成熟的需要，还是婴儿学习体验、接受新事物的认知以

及手眼协调能力发展的需要。在辅食添加的过程中，通过回应式（顺应）喂养，引导儿童从喂食到与家庭成员共同进餐、自主进食技能的养成。

2. 家庭因素

（1）照护者身心健康：已开展的一些关于母亲身体健康对婴幼儿影响的研究发现，孕产妇焦虑可影响其工作能力或导致母亲淡漠，从而降低其参与养育照护的能力。抑郁的孕妇会产生高水平的应激化学物质，可减缓胎儿生长并增加流产风险，降低胎儿出生后的免疫功能。这种孕产期的不良因素影响着照护者的养育行为，最终可能转化为胎儿大脑发育的负面因素。通过对患有产前抑郁症的妇女进行心理疏导，可显著改善产妇抑郁状况，提高儿童认知能力和语言能力。此外，良好的心理健康状况对照护者而言也十分重要。这能让照护者意识到婴幼儿的需求并给予适当的回应。

从母亲或照护者层面来讲，她们能为婴幼儿提供良好的营养与健康，并为其创造健康快乐成长的环境，故而，为了保护儿童健康和发展，需要确保母亲或照护者的身心健康。她们需要被保护，也需要信息，还需要医学所能提供的最好的身体照护，以便提高其参与养育和照护子代的能力。良好的关爱和照护能够改善母亲的身心健康，而母亲获得良好营养与健康等方面的支持和照护，能够直接影响儿童的发展，提高儿童对环境的适应能力并保护儿童远离各种身心问题。回应、鼓励和支持儿童发展、使用恰当的管教策略为儿童建立规则等，最终都将转化为帮助儿童实现早期发展潜能的重要影响因素。

（2）照护者的养育知识：学习是人类的内在机制，以确保儿童能够成功地适应不断变化的环境。儿童无时无刻不在学习，如与家里的人、所处的地方、看到的或接触的物体、日托等每一次互动都在体验和学习。在中国，0～3 岁婴幼儿的日常照料主要依靠家庭成员来实现。部分家庭在孩子的养育上还停留在以监管为主的状态，养育能力薄弱的现象依然存在，主要表现为照护者受教育水平偏低，对儿童的养育和照护知识掌握不足，不了解儿童养育、儿童营养、儿童早期发展、卫生保健相关的服务信息，因而以不利于健康的方式照顾儿童。同时受传统观念的束缚，照护者往往忽视婴幼儿诸多方面需求、能力的发展以及良好行为习惯的培养，缺乏和他们的有效沟通。数据显示，只有 13％的照护者会给孩子阅读，38％的照护者给孩子唱儿歌，不到 40％的照护者会和自己孩子玩耍，约 54％的家庭没有任何适合儿童阅读的绘本。与此同时，贫困地区家长对儿童成长进行监测和体检的意识不强，一些营养和健康问题无法及时发现和治疗。也就是说，这些儿童很难获得科学的养育照护。

以体现儿童健康和营养方面最基本状况的儿童生长迟缓率为例，2013 年我国城市 5 岁以下儿童生长迟缓率为 4.3％，农村为 11.2％，可见城乡存在显著差异。究其原因，很重要的一点是经济落后地区照护者普遍文化程度较低，削弱了他们对健康和营养知识的接受程度，无法实现儿童科学喂养和平衡膳食。

所有的互动都会因性质的好坏阻碍或支持大脑的发育。照护者为儿童早期学习提供机会，使其通过自己的感官探索世界。让孩子摆弄生活材料，可以帮助儿童了解它的质地与用途；和孩子谈论他们看到的东西，鼓励他们表达自己的想法以刺激感官探索，有助于培育并刺激大脑发育。有关婴幼儿早期学习的一些研究表明，通过观察卡通面孔或者类似视觉组合符号，能够激活右半球，有利于促进婴幼儿情绪能力及处理其他视觉刺激类型能力的发展。通过给儿童提供不同形式的家庭游戏，给予儿童丰富的语言环境，如亲子阅读、发音游戏、叫名字回头游戏、打电话游戏以及猜谜语游戏等，对促进 0～30 个月婴幼儿词汇量发展有积极的作用。

一些国内外的相关研究结果显示，互动方式会营造积极的环境条件来帮助儿童学习语言，鼓励儿童进行情感交流和身体活动，建立良好的人际关系，同时刺激儿童脑发育，获得高水平回应性照护的儿童能够表现出更好的社会情感、认知、语言和运动能力，2 月龄时不充足的回应性照护能够明显增加婴儿的 2 月龄粗大运动、精细动作、解决问题、个人-社会发育迟缓的风险，且对个人-社会发育的消极影响可持续到婴儿 6 月龄。

有必要及早为婴幼儿照护提供指导。通过宣传教育、技能传授、心理支持和鼓励等措施来为照护者提供相应的支持，如育儿课堂、母乳喂养指导以及疾病护理等咨询。利用这类举措来帮扶鼓励和支持照护者，以使他们努力对儿童做出回应，引导他们进行探索，给予适宜儿童发展水平的交流和玩耍的建议，强化亲子互动质量。

（3）工作与家庭的矛盾：随着社会经济的发展，女性就业的增加，传统上由父母主导的养育模式发生改变。加上中国产假时间较短，父母由于工作压力导致在养育照护方面的参与减少，隔代育儿成为很多家庭的选择。据国家统计局 2018 年相关数据显示，我国目前有 3 岁以下（不含 3 岁）婴幼儿约 5000 万，照料方式以传统的家庭照护为主，且近 80%是由祖辈参与看护和照料的。婴幼儿父母面临工作与育儿的双重压力，祖辈在婴幼儿照护中能力不足，观念陈旧，社会普遍反映家庭婴幼儿照料负担重。尤其是“全面两孩”政策实施以来，夫妻双方无法平衡工作与家庭育儿之间的矛盾，家庭育儿面临着来自经济、精力、时间以及职业发展的多重压力，这成为制约婴幼儿养育照护工作发展的重要阻碍。婴幼儿无人照料的问题已成为现实问题，留守儿童、流动儿童、贫困儿童以及其他困境儿童等家庭的养育照护能力更为堪忧。

相较之下，为了缓解家庭和工作矛盾，法国自 1977 年开始从不同领域、不同程度上制定了家庭现金福利政策，包括“家庭津贴”“幼儿津贴”和“特殊津贴”等。2008 年法国制定了如何对待企业中身为父母雇员的章程。签署章程的企业都要求管理人员考虑身为父母雇员的特殊需求，创造对于他们友好的环境，达到“更高生产率、更低员工流失率、更低缺勤率”的要求。因此，通过相应的制度和公共服务安排实现对家庭养育等责任承担的支持和协助，提升家庭养育能力，营造良好的环境非常必要。

（4）家庭与父母的参与度：0～3 岁儿童的养育和照护依赖于父母与家庭的能

力。婴幼儿养育照护应立足家庭，在动员家庭有效参与的同时，提供儿童养育相关知识与信息以及儿童照护等服务。因此，家庭与父母的参与度和能力提升对于儿童的健康发展具有重要意义。尽管中国传统文化重视家庭养育的价值，但是目前通常认为应该由政府主导提供普遍的公共托育服务。对家庭照料进行替代，也只是教育部门或者早期发展相关领域所开展的科研进行支持和倡导，并没有具体的政策和服务予以配套。相对而言，西方一些国家对于家庭和父母的支持较多，通过为家长提供亲子教育和辅导来改善儿童的福利。如在美国《2000 年教育目标：美国教育法》中强调"家长参与"，并明确指出每个家长都应成为儿童的第一任教师，家长应有机会接受必要的培训和支持等。此外，美国还开设了"国家儿童保育信息中心"，使家长在社区内便可以获得儿童养育与照护的信息。

3. 环境污染　婴幼儿最容易受到空气污染、化学品污染等环境的影响，即使暴露于环境毒素的程度较低也会导致严重的残疾。例如铅中毒，其中毒靶器官是神经系统，可能导致儿童认知及情绪行为异常，甚至智力残疾。孕期感染可能增加胎儿的感染风险甚至病死率，如艾滋感染孕妇时发生低出生体重儿、早产、胎儿生长受限等的风险均增加。因此，任何形式的卫生环境不良都是造成儿童发育不理想的重大危险因素，不可小觑。目前受到普遍关注的与儿童健康有关的环境污染物包括：重金属铅、汞、砷等，食物中的农药残留，持久性有机污染物暴露，双酚 A、塑化剂、新型含氟、溴类阻燃剂等环境内分泌干扰物。

4. 社会环境

（1）托育服务能力：随着全面两孩政策落地，育幼压力也随之增加。而对于职场中的家长来说，将孩子暂时托管于托育中心无疑是实现良好照护的途径之一，故托育服务的需求也逐渐旺盛。在这种背景下，原国家卫生和计划生育委员会在 2016 年进行的一项调查显示，婴幼儿照护服务需求比高达 30%以上，但获得婴幼儿照护服务的儿童仅占 5.55%。目前的现状来看，我国的托育照护仍处在探索阶段，开展 0～3 岁托育照护的机构不多，一方面是因为缺乏专业的师资，另一方面是因为制度和规范还没有健全，故需要注入更多的社会力量来进行探索和积累。另外财政投入也存在缺口。据统计，政府对于 3 岁以下儿童照料的财政投入不足 GDP 的 1%，远远低于欧洲经合组织（OECD）国家平均水平。

公共托幼机构提供的服务不仅能够分担家庭的重担，还能够为儿童提供发展社会技能的机会。英国 2011 年成立国家儿童看护联合会，负责 3 岁以下儿童托管，承诺为符合条件的工薪家庭提供一定数量的免费看护服务，这是一种由国家补贴的社会服务。虽然目前中国市场对 0～3 岁儿童的早期托育服务给予了极大的关注，但商业性质的早教机构居多。这些机构满足了一部分中高收入家庭的需求，重点关注了各种形式的智力开发、亲子互动，但也存在收费较高，服务内容向"教"过度倾斜、偏倚的问题，同时也将一部分低收入家庭排斥在外。有的机构甚至违背儿童成长规律，损害儿童身心健康。据公开数据显示，目前我国 3 岁以下婴幼儿在各类照护服务机构入托率仅为 4.1%。相比之下，丹麦 0～2 岁幼儿入托率为 65.2%，冰岛、荷兰、挪威的幼儿入托率也超过了55%，且绝大多数是在政府开设的托育机构。

随着社会需求不断多样化，母婴行业服务人员尽管期望走向专业化，并形成月嫂、育婴师等多种职业岗位，但是尚未建立完善的儿童照顾服务提供者的培训、监督和保护机制，母婴照护商业服务鱼龙混杂。从社会反馈信息来看，行业准入门槛较低，从业队伍整体素质不高、专业背景不够、服务意识低，自身发展不足，多数能给予简单的日常生活照料，满足基本生活需求，但在早期发展照料方面，几乎处于空白状态。再加上价格高昂，让部分有需求的家庭望而却步。

（2）社会力量的参与：婴幼儿的养育照护问题是全社会都必须面对的一个问题。现阶段婴幼儿养育照护责任大多还是依靠家庭，同时政府会给予极小部分支持，除此之外，鲜有家庭和政府之外的其他力量参与。然而，有效解决婴幼儿养育照护问题，必须通过家庭、政府、社区以及社会各方面的共同参与和努力。但是，长期以来由于各地经济社会发展水平不一，许多贫困地区，由于经济社会条件发展滞后，社会组织弱小，从事与儿童养育照护有关的企事业较少，使得政府必须承担起绝大部分工作，加重了政府负担。对于部分社会力量组织的志愿队伍来说，更多的是一种形式上的体验，很难真正为婴幼儿养育和照护服务带来实际行为上的帮助，并不能起到很好的促进作用。另外，社会在整体上也缺乏一个关爱和保护婴幼儿的参与氛围，针对婴幼儿养育和照护方面的慈善捐助有限。社会力量参与不足也是构建婴幼儿养育照护服务所要面临的问题。

（3）经济水平：当前，我国在健康与营养两个方面取得了显著进展，并已经提前实现多项千年发展计划。但是，现阶段地区经济社会发展不平衡，东西部、城乡差距较大，特别是贫困地区发展不充分，对养育照护的发展造成了一定的影响。例如中国集中连片贫困地区，受贫困的影响，这部分儿童难以享有科学养育，导致贫血、生长迟缓等高发。联合国儿童基金会报告显示，截至2010年，我国大约有10%的儿童由于营养不良导致生长发育迟滞，贫困地区的儿童营养不良问题更为突出。贫困地区婴幼儿照护者的喂养知识和喂养行为较差。而婴幼儿时期的健康与营养问题，很大程度上受父母或照护者喂养认知和行为的影响，不合理的喂养行为是婴幼儿营养不良的主要原因之一。贫困地区大多数婴幼儿每天的主食、水果和蔬菜能够得到保障，但仍有18%的婴幼儿未达到WHO对食物种类的要求，1/3的婴幼儿未达到WHO对最小进食频率标准的要求。贫困地区家庭在辅食添加方面存在问题，如很少为孩子添加富含铁的动物性食物，这可能导致铁缺乏或缺铁性贫血。维生素A缺乏也可能是因为辅食中缺乏动物性食物（如动物肝脏、蛋黄、奶制品）而缺乏活性维生素A的来源，依赖植物性食物（有色蔬菜和水果）提供的维生素A原转化成活性维生素A的效价不高（1/24～1/12）。而维生素A是儿童黏膜成熟和功能完善最重要的营养素之一。尽管在临床上，严重的维生素A缺乏已不常见，但因缺乏维生素A而引起的反复消化道和呼吸道感染在婴幼儿中仍有一定比例。

5. 国家政策

（1）家庭的支持政策：从家庭政策来看，我国还没有形成独立的、专门针对儿童照护相关的家庭政策。许多现行的政策更多的是意向性声明，缺少与之相匹配的更详细的具体战略和更充足的公共资助。例如，政府针对儿童保护出台了一系列的政策和法规，但是通常限定在特殊群体。民政部2004年出台的《关于加强对生活困难的艾滋病患者、患者家属和患者遗孤救助工作的通知》（2004）加强了对生活困难的艾滋病患者子女的救助，民政部与财政部联合出台的《关于发放孤儿基本生活费的通知》（2010）中强调对孤儿的经济支持，残联联合财政部等针对贫困残疾儿童实施抢救性康复项目等。这些专项政策主要针对弱势群体提供的家庭政策与支持，缺少对普通家庭照护工作的支持。《中国儿童发展纲要》（2001—2010年，2011—2020年）为儿童权益保护提供了综合性的政策框架，但是在关于0～3岁儿童照护的家庭支持政策及可实施的措施方面还未成熟。从有限的资源投入来看，政府针对0～3岁婴幼儿及其家庭的公共政策主要集中在经济方面，如生育津贴、独生子女费、免费计划疫苗接种以及一部分医疗补贴等。

（2）公共福利的支持政策：我国现行的儿童福利制度下，由政府兜底履行养育照护职责的主要是孤儿。其后，国家将覆盖范围扩大到留守和贫困儿童。无论是与家庭的迫切需要相比，还是与蓬勃发展的商业化服务相比，当前针对我国儿童养育照护的福利覆盖主要针对贫困地区儿童的营养、部分儿童早期养育等，具有公共产品性质、公益性质的公共卫生或公益服务都十分匮乏。与此同时，《中国儿童发展报告（2017）》指出，在部分贫困地区，幼儿难以实现就近入园，学前教育公共服务"公益普惠"程度不高，家庭负担增加。在入园尚未得到根本解决、普惠性幼儿园占比不高的条件下，现有的学前教育体系远远不能满足服务需求。儿童早期发展基地、科学育儿基地、育儿体验中心等设置数量毕竟有限，覆盖面以及专业服务队伍也远远达不到需求量。

（二）存在问题

随着营养干预措施的推行，儿童低体重和消瘦患病率不断下降，但是儿童生长迟缓依然存在，特别是贫困地区。而超重和肥胖的儿童比例也持续升高。据统计，中国5岁以下儿童死亡率在国家层面平均水平较低，2016年在全球仅排在131位，但由于中国儿童人口基数大，5岁以下儿童死亡绝对数依然较高，全球排名第6。这意味着中国儿童在健康和营养方面的支持服务依然艰巨。另外，城乡、东中西部地区和人群之间发展的不平衡和差异依然存在，众多的弱势或困境儿童不仅相对更难获得并享受到良好的健康与营养支持，而且可获得的支持往往质量不高。在医疗保障以及福利体系方面，地域分布和保险覆盖率对婴幼儿的关注不足，针对养育照护的福利覆盖主要包括贫困地区的营养、部分儿童早期养育，对0～3岁婴幼儿的公共服务严重不足。在安全与保障方面，仍有很多弱势儿童群体需要重点关注，应制定更多的政策为被虐待的儿童提供保护与支持。在养育照护的基本框架中，我国相对薄弱的是回应性照护和早期学习机会这两方面。目前仅仅通过早期发展相关领域或者科研领域进行支持和倡导，父母或照护者的家庭育儿能力不足，缺乏相关技能、有效的培训以及具体的政策或者服务予以配套。部分儿童仍存在回应性照护不够、缺乏早期学习的机会。在我国部分贫困地区，这些方面尤为突出。此外，父母外出务工，将婴幼儿留给祖父母照护的问题也比较普遍，而祖父母文化水平及对科学育儿的认知相对匮乏，无法提供婴幼儿良好的照护。故如何提高隔代照护人的育儿水平和技能也是亟须解决的问题。

三、婴幼儿养育照护的实施策略

（一）国际借鉴

1. 家庭政策体系 国际上部分国家形成了较为完整和系统的家庭政策体系，不仅适用对象惠及所有家庭，还更加重视对一般家庭的预防和支持性帮助，针对0～3岁儿童实施了综合性的社会服务以及支持项目。例如，法国2014年调整家庭育儿假期制度，要求后半年的假期由此前未休假的孩子家长享有，以确保父母双方育儿责任分担；从第二个孩子开始，育儿假3年不变，但条件是有6个月是由另一位未休假的家长享有的，否则假期将缩短到两年半，形成了父亲参与幼儿照护的“家庭友好模式”；此外，还通过现金补贴等方式解决部分养育子女的费用。一些公共服务机构也有更多细致的基础性公共服务产品，如母亲助手等为家庭解决育儿问题。

2. 行动计划 从国际范围来看，部分国家已逐渐开始探索和推出各自的行动计划来推动父母育儿技能的提升，并形成了相应的干预模式，既包括以家庭和养育中心为基础的看护照料，以社区为基础的早期学习，还包括有条件的现金转移支付，以及营养补充等。这些项目也得到了政府、社会力量和社区的多层次支持。从世界各地的扶贫和发展经验来看，养育照护关乎儿童早期潜能的实现，也关乎着国家的可持续发展。

（1）美国儿童早期系统：总体目标是改善从出生到三年级的所有儿童的健康状况、社会情感水平和认知水平。1965年启动开端计划，主要是育幼园计划，为贫困儿童服务。1990年设立儿童照护与发展专项资金，通过代金券支持贫困的职业女性。1995年推出早期开端计划（Early Head Start）来服务孕妇及3岁以下的儿童。2013年儿童法案开启了为期10年的联邦-州合作伙伴关系，旨在扩大5岁以下儿童的早期学习机会，主要包括：①提高4岁儿童入托的可及性；②建立早期学习质量伙伴关系；③加强儿童照护；④自主家访。

（2）Tresillian母婴护养中心：澳大利亚最大的早期儿童发展和育儿健康服务机构。1918年由澳大利亚新南威尔士州政府倡议并资助成立Tresillian。Tresillian最初是通过社区卫生教育来解决年轻母亲遇到的养育问题，随着时代变迁，Tresillian的服务范围在不断调整，有了专门的护理、医疗团队和专业诊所向公众提供医疗和心理支持服务，并且不断在利用创新技术来拓展服务范围。向幼儿家庭提供育儿指导，支持和干预儿童早期发展健康，提供医疗服务，并向相关机构、组织、专业人员提供专业的教育和培训。

(3) 韩国家访服务 (home visiting service)：该项目于2012年开始实施，旨在提高母乳喂养率以及巩固母婴关系，同时减少产后抑郁、婴幼儿发育迟缓等。项目包括普通家访和继续家访两个方面，普通家访主要面向0～4周婴儿，有护士进行家访并指导母乳喂养、安抚婴儿、睡眠习惯等必要的育儿技能；继续家访主要针对特殊家庭，如低收入家庭、单身或低龄母亲、产后发生精神等问题的家庭。

(4) 古巴"教育你的孩子 (educa a Tu Hijo)"计划：该项目由古巴教育部主持，具有非体制性、多方参与、社区为基础的特点，以家庭为主要参与单位。该项目在1983年至1992年开始前期准备，1992年至1998年间逐渐发展壮大。教师、教育研究者和专业医生为主要执行人员，为0～2岁儿童每周进行1～2次家访，内容包括干预性和激励性的儿童活动，并结合个性化的方案指导父母具体操作。

(5) 巴西计划组合：①"家庭补助金计划"：2013年开始向贫困家庭转移现金，根据家庭收入和构成情况，每月转移18～175美元。得益于该计划覆盖面的扩大，5岁以下儿童死亡率在2004～2009年间降低了17%。世界银行指出，该计划为巴西21世纪第一个10年缩小收入差距做出了10%～15%的贡献。②"亲爱的巴西"婴幼儿扶贫计划：2012年实施的针对200万个贫困家庭以改善婴幼儿生活质量和健康状况计划，为每个不满6周岁的婴幼儿每月提供38美元生活补贴，该计划还与巴西统一医疗相结合，免费提供补充维生素和治疗哮喘的药物，并为保育提供额外空间，且政府在拨给新建托育机构的资金中，70%必须用于改善儿童饮食。③"快乐计划"：2016年为家庭补助金计划的400万受益家庭中的幼儿提供家访服务，目的在于强化安全网和儿童养育，减少不平等，防止暴力影响幼儿。

(6) 墨西哥以社区为中心的儿童早期发展服务："机会均等"扶贫计划是墨西哥一项有效的儿童早期发展干预措施，自1990年以来一直在蒙特雷实施。联邦政府将薪资、食品和运营成本的资金转移到财政部门，然后将资金分配给教育部门以支持"机会均等计划"。"机会均等计划"已发展成为以社区为基础的综合性早期护理和教育计划。该计划为45天至6岁儿童提供服务，专注于两种类型的照护，一种是每日在社区中心的护理和学习，第二种是为不参加中心活动的父母和儿童提供每周外展服务。"机会均等计划"模型基于儿童早期发展循证依据的转化，也是巴西、厄瓜多尔和萨尔瓦多等国家的参考模式。"机会均等计划"综合性服务有着严格的管理流程，每周每个级别的工作人员都会与教育、医疗、营养、心理和社会工作监督员等多学科团队进行讨论，讨论内容包括识别风险因素并提出解决方案等。

(7) 哥伦比亚以儿童早期发展机构为中心的家访服务：项目目标主要是从4个方面对儿童的发展进行干预，即运动、语言、认知和社会情感。由专业人员进行为期18个月的每周家访，针对处于不同阶段的儿童设计不同的课程，并提供维生素和矿物质的营养补充。指导母亲如何科学育儿，让家庭成员参与到养育照护中，让更多的非专业人员拥有儿童早期养育和教育的意识。

（二）我国采取的政策和措施

人们逐渐认识到儿童早期发展是一个需要予以综合策略应对的多维度话题，且受到健康、营养、回应性照护、人身和心理安全、早期学习与刺激等的影响极大。这些维度也正是养育照护所倡导的内容，它们相互作用，彼此加强。

1. 法律和部门政策 改革开放以来，我国出台了一系列的法规与条例，为保护儿童健康提供法律和制度保障。从《宪法》到具体的《教育法》《母婴保健法》《未成年人保护法》等一系列有关儿童生存和发展的法律的颁布和不断完善，形成了保障儿童发展权益的相对完备的法律体系。国务院先后制定了《中国儿童发展纲要（2001—2010年）》、《中国儿童发展纲要（2011—2020年）》两个10年发展纲要，都明确提出了改善儿童营养、促进儿童健康的相关任务和策略措施。在此基础上，卫生、教育、儿童保护法和社会保障体系等多个领域也出台了多项政策与行动计划。国家卫生部门设立了国家级儿童早期发展示范基地并制定了《国家级儿童早期发展示范基地标准》。《母婴安全计划》《健康儿童行动计划》等的出台，进一步奠定了儿童养育照护工作的基础。2019年12月发布的《中华人民共和国基本医疗卫生与健康促进法》提出，国家发展妇幼保健事业，建立健全妇幼健康服务体系，制定并实施未成年人、妇女、老年人、残疾人等的健康工作计划，加强重点人群健康服务。从提到“保障儿童优先发展”，到党的十八大报告强调“保障妇女儿童合法权益”，我国将儿童营养改善作为重要内容，列入公共卫生重大专项。

2016年我国出台反家庭暴力法，刑法修正案（九）作出有利于儿童权益的修改，《中国反对拐卖人口计划（2013—2020年）》重点对家庭暴力等问题加大监控力度，严厉打击侵害儿童合法权益的违法犯罪活动，使得保障儿童相关权益的法律不断强化。

中国政府还签署了有关国际公约，并出台了相应的专项计划。中国政府相继签署了联合国《儿童权利公约》《儿童生存、保护和发展世界宣言》和《2030年可持续发展议程》，并发布《中国落实2030年可持续发展议程国别方案》，将消除绝对贫困作为首要目标，并开始更加关注儿童早期发展。中国率先完成了《联合国千年发展计划》中减贫的预定目标，并提前完成降低5岁以下儿童死亡率的目标。为了进一步落实儿童早期发展这一目标，2019年5月，国务院办公厅发布《关于促进3岁以下婴幼儿养育照护服务发展的指导意见》，从鼓励引导发展和全面优化管理方面对养育照护服务工作进行了政策完善。

2. 社会保障不断完善 在相关法律法规支持下，中国发布了国家宏观健康事业发展规划《“健康中国2030”规划纲要》等政策。城乡最低生活保障制度的建立，令贫困地区儿童获得更多保障，农村大病医疗救助和新型合作医疗制度的全面实施，使得越来越多的农村居民特别是儿童从中受益。基层卫生保健服务体系的完善为儿童保障工作提供了有力支撑。

近年来，政府不断提高对特殊困难儿童群体的保障力度，扩大弱势儿童群体的救助范围，建立更大覆盖面的儿童福利保障制度，使更多的儿童能够享受到医疗教育等方面的政策。2016 年，国务院印发《国务院关于加强农村留守儿童关爱保护工作的意见》《国务院关于加强困境儿童保障工作的意见》，加大关爱保护力度，确保留守或困境儿童的安全、健康等权益得到有效保障。另外，自 2011 年起，中央政府财政重点支持贫困地区和少数民族地区儿童发展，地方政府对家庭经济困难儿童、孤残儿童的入园予以资助，逐步建立起学前教育资助制度。

3. 卫生保健服务加强　我国医疗卫生服务机构在加强危重新生儿救治、新生儿访视、早产儿系统管理等方面做出了巨大努力。与此同时，系统管理 7 岁以下儿童，结合发育特点定期行健康检查，关注体格、心理、视力、听力等筛查与评估，推进免疫接种服务，有效控制儿童重点传染病，将儿童心理行为发育问题早期筛查纳入国家基本公共卫生服务，实现听力、视力、智力等残疾的早期筛查。

为改善儿童健康和营养状况，原卫生部先后出台了一系列部门技术规范，以指导和加强基层卫生服务。如为保护和促进母乳喂养，发布《中国婴幼儿喂养策略》和《母乳代用品销售管理办法》；为加强托幼机构饮食卫生管理、保证儿童膳食均衡营养，卫生部和教育部联合印发《托儿所幼儿园卫生保健管理办法》及其工作规范；针对儿童营养不良疾病的防治，我国早在 1992 年就组成全国佝偻病防治科研协作组，制定《佝偻病早期综合防治方案》，2012 年卫生部办公厅又分别发布了《儿童喂养与营养指导技术规范》《儿童营养性疾病管理技术规范》等系列技术规范；为规范营养补充品的生产，指导婴幼儿营养和膳食，2008 年，中国疾病预防控制中心营养与食品安全所、国际生命科学学会中国办事处、中国疾病预防控制中心食物强化办公室共同起草了中华人民共和国国家标准——《辅食营养补充品通用标准（GB/T 22570-2008）》，适用于在 6～36 月龄婴幼儿辅食中添加的辅食营养补充品，本标准于 2014 年 11 月 1 日被《食品安全国家标准辅食营养补充品（GB 22570-2014）》代替。

4. 工作基础保障已经初步形成　近年来，卫生部门着力加强推进儿童早期发展工作，投入巨大的人力物力到机构和队伍建设以及项目实施中。通过强化高水准的专业队伍建设，组建一支在儿童生长发育、营养和喂养、心理行为等领域的国家级儿童早期发展专家团队和工作队伍。同时，政府加大对儿童早期发展的投入和政策创新，积极与社会组织以及非政府组织展开友好合作，探索儿童早期发展的新模式。

儿童早期综合发展试点项目：该项目 2013 年启动，涵盖 3 岁以下儿童的卫生保健、营养、早期启蒙和儿童保护等综合性内容。该项目建立以社区为基础的儿童早期发展活动中心，组织开发相关教材和科普读本，引进国际儿童发育监测服务包，研发中国儿童发育筛查量表，通过亲子游戏、亲子阅读等活动为家长提供科学育儿等培训指导。以机构服务、入户家访、社区指导、小组活动、流动服务随访、网络和线上平台等方式实施和推进。项目地区 0～3 岁儿童在沟通、粗大运动、精细动作、解决问题和个人社会五个能区的可疑发育迟缓率均有下降，儿童健康和发育情况得到了良好的改善。

贫困地区儿童的发展是我国儿童发展投入较多的领域，也是促进区域性公平的重要举措。《国家贫困地区儿童发展规划（2013—2020 年）》要求以幼儿园和社区儿童之家为依托设立“儿童早期发展家庭社区支持公益项目”，为 0～6 岁儿童及其照护者提供一系列家庭社区服务。这一要求为各贫困地区促进儿童养育照护的发展提供了路径，也由此延展出了“定期家访、早期健康教育、家长育儿指导和儿童早期教育”等具体措施。

（三）实施项目或干预措施

近年来，我国卫生健康部门与世界卫生组织、联合国儿童基金会等合作，并与其他部门协调合作开展了一系列试点项目，在儿童早期养育、家庭指导、社区服务等方面进行了有效的尝试，为婴幼儿养育照护工作的开展提供了具体的策略和有效的尝试。目前现有的项目或干预措施已经涉及养育照护的一个或多个组成部分，以下将从养育照护的五个要素及营养干预和营养监测方面来呈现。

1. 健康　卫生健康部门与世界卫生组织、联合国儿童基金会合作开展“母子健康综合项目（2011—2015）”，覆盖了西部 7 个省 35 个项目县，关注西部农村地区孕产妇和 0～6 岁儿童健康状况。5 年间共有 180 余万孕产妇、60 余万 5 岁以下儿童受益，使他们的健康状况得到进一步改善。2016—2020 年由原卫生计生委与联合国儿童基金会在中西部地区 8 个省的 25 个项目县合作开展了“母子健康发展综合项目”，目的是加强中西部地区孕产妇、儿童系统保健服务和管理。针对中西部地区发展不平衡的现状，实施差异化干预，探索中西部地区的儿童早期发展综合服务模式。

中国发展基金会于 2009 年发起“妈妈学校”，首先在青海省乐都区展开。该项目瞄准的人群是贫困地区孕产妇及其家庭，针对贫困山区营养知识欠缺的突出问题，面向孕妇和婴幼儿家长开展营养知识培训。乡镇和村级的妇幼保健人员借助现金转移支付鼓励参与的方式，向孕产妇和乳母进行妇幼保健、母乳喂养以及辅助喂养等内容的健康教育。并提供多元维生素补充片，以此来提高孕产妇和婴儿的营养和健康。2009—2013 年，试点结果证明孕期营养干预有效降低了新生儿低出生体重的发生率。

2. 营养　2016 年，国务院颁布了《国民营养计划（2017—2030 年）》，提出六项重大行动计划以提高人群营养健康水平。其中第一项就是“生命早期 1000 天营养健康行动”，明确指出提高孕产妇、婴幼儿的营养健康水平。强调满 180 天后的婴儿在继续母乳喂养的同时开始添加辅食，逐步实现膳食多样化，也是婴幼儿获得营养、培养良好饮食习惯、逐步建立多样化膳食结构的重要喂养阶段。

为规范临床儿童微量营养素缺乏的诊断、预防和治疗，中华儿科杂志编辑委员会联合中华医学会相关专业学组于 2008 年重新修订了《儿童缺铁和缺铁性贫血防治建议》和《维生素 D 缺乏性佝偻病防治建议》，2010 年又发布了《儿童微量营养素缺乏防治建议》，对我国儿童微量营养素缺乏防治工作起到了很好的指导和积极的推动作用。

贫困地区营养包的研究也证实了营养对于儿童智商发展有积极的影响。该营养包计划由原卫生部联合全国妇联于 2009 年启动，主要针对集中连片特困区的 6～24 月龄婴幼儿提供富含蛋白质、维生素和矿物质的辅食营养包，并开展营养知识的健康宣教，改善贫困地区儿童营养状况。截至 2018 年底，已覆盖 715 个国家级贫困县，累计 722 万儿童受益。监测地区 2017 年 6～24 个月婴幼儿平均贫血率和生长迟缓率较 2012 年分别下降了 46.5%和 36.6%，有效改善了贫困地区儿童营养状况。同时，还证明了婴幼儿时期（6～24 月龄）“营养包”干预对儿童的智力发育效果显著。

婴幼儿良好的营养还包括良好的饮食行为。针对良好饮食行为的培养，2003 年世界卫生组织（WHO）和联合国儿童基金会（UNICEF）提倡将顺应性喂养纳入婴幼儿喂养指南中；2016 年，中国营养学会发布《婴儿喂养指南》《7～24 月龄婴幼儿喂养指南》，再次强调了顺应性喂养对于婴幼儿良好饮食行为的重要意义。而不良的饮食行为可能会造成肥胖、生长迟缓等常见儿童营养问题，甚至可导致学习成绩差、生产力下降、智力发育和社会发展受损或慢性病等不良终身影响，并且这种影响可能是代际传递的。

3. 回应性照护 2016 年国家颁布的《0～6 月龄儿母乳喂养指南》《7～24 月龄婴幼儿喂养指南》强调了在喂养过程中喂养者和婴幼儿之间的互动。对于 6 个月内的婴儿，母乳可以满足婴儿在该时期的全部营养和情感需求，并帮助建立了母亲和孩子之间牢固的纽带。6 月龄内，婴儿主要为纯母乳喂养、部分母乳的混合喂养或人工喂养方式，应从按需喂养模式到规律喂养模式递进。满 180 天后，进入辅食添加阶段，照护者需要根据婴幼儿的年龄、消化器官及功能状况准备好合适的辅食，并按婴幼儿的生活习惯以及对辅食的反应决定喂什么，何时喂以及怎么喂。

“慧育中国项目”山村入户早教计划：中国发展基金会和国家卫健委妇幼司，于 2015 年 9 月在甘肃省华池县启动了儿童早期养育试点项目。项目使用本土化的国际家访课程并整合国内早期养育优质课程资源，聘用本地初中以上文化的年轻母亲担任家访员，聘用有医疗卫生背景的专业人士担任督导员，形成县、乡、村完善的三级服务体系。覆盖 1800 名 6～24 月龄的儿童，主要对目标婴幼儿母亲和照护者提供入户家访，家访指导时间为 60 min，并根据地方实际情况提供每周一次的亲子互动、阅读、游戏、唱歌等多种形式的养育指导，提升照护者育儿水平，促进婴幼儿的健康成长。截至2019年年底，共在青海、贵州、甘肃、新疆、西藏等9个省份的10个县试点开展该计划，累计受益总人数36 150人。未来将向更多的贫困地区推广和实施项目。

4. 安全保障 与发达国家相比，我国在防治儿童虐待方面的工作还处在起步和发展阶段。近十年，我国政府制定或修订的一些法律法规、行政规定及政策文件越来越重视对儿童的保护和儿童虐待的防治，如《中国儿童发展纲要（2011—2020年）》。

“红十字天使计划”：这是中国红十字基金会于2005年8月以来推动的重点公益项目，旨在关注贫困儿童的生命与健康，广泛动员国内外社会资源，募集资金和医疗物资，资助贫困儿童参加新型农村合作医疗，对患有重大疾病的贫困儿童实施医疗救援。

“山村幼儿园计划”：该计划由中国发展研究基金会2009年先后在青海省和云南省的部分地区启动。开展“一村一园”计划，通过“走教”方式为偏远贫困村落3～6岁儿童提供低成本保质量的免费学前教育。贵州、甘肃、云南等省已将“一村一园”（或“一村一幼”）作为普及学前教育的重点。

“儿童快乐家园”：这是全国妇联与中国儿童少年基金会于2014年共同推出的公益项目，为留守儿童提供托管服务、家庭教育指导、心理咨询服务等，同时开展亲子视频、亲子课堂、亲子游戏，以增进亲子情感交流，加强家庭养育科学知识宣传与普及。

5. 早期学习的机会 2013年在联合国儿童基金会（UNICEF）的支持下，中国儿童基金会发起的针对山西省和贵州省的6个县83个行政区内所有0～3岁儿童的研究发现，在常规儿童保健的基础上，增加儿童发育监测和评估、交流和玩耍咨询辅导等，能够降低儿童的粗大动作、精细动作、解决问题和个人-社会能区可疑发育迟缓率。2019年国家卫健委组织制定农村儿童早期发展服务规范和服务手册，并在全国项目点实施农村儿童早期发展项目，通过家访、小组活动和社区儿童保健管理3条途径提供儿童早期发展服务指导，将养育风险筛查纳入儿童保健管理内容，指导内容包括健康和疾病预防、营养喂养、家庭的回应性养育、安全和早期学习。

“儿童早期养育和发展”：这是由联合国基金会与教育部于2001年共同启动的合作项目，目标是支持教育部开发早期儿童养育与发展的国家政策，提高3岁以下儿童的家长或养育人的家庭教育水平，增强幼儿教师对3～6岁儿童进行养育并促进其发展的能力，该项目覆盖西部六省。

6. 营养干预和营养监测 确保婴幼儿的营养，能够促进他们的认知和健康发展，而这些能力的提高将改善工作效率，增加发展机会，并充实儿童的生命历程。近十年来，我国陆续采取了一系列措施，如开展爱婴行动，加强母乳代用品的广告和销售管理，大力宣传、推广母乳喂养，提倡6个月内婴幼儿纯母乳喂养等，进行婴幼儿科学喂养与营养素补充指导，促进及时合理的辅食添加，预防和治疗营养不良、贫血、肥胖等儿童营养性疾病。试点开展家庭强化多种微量营养素的辅食干预，卫生部与全国妇联、中国儿童青少年基金会合作于2011年在西部贫困地区开展“消除婴幼儿贫血行动”，2012年实施“贫困地区儿童营养改善项目”等，启动贫困或困境学龄前儿童的营养与健康干预项目，重点关注留守和流动儿童等弱势儿童群体的营养与健康问题，积极探索改善营养状况的有效模式，促进儿童营养均衡发展。实施预防碘缺乏病计划，加强碘缺乏病防治知识宣传，提高缺碘地区合格碘盐食用率，大幅降低儿童碘缺乏病发病率。加强国家交流与合作，探索儿童营养干预的有效手段。

从2010年起，将10年一次的中国居民营养与健康调查调整为5年一次，重点监测0～6岁儿童，开展专门针对儿童营养和健康的调查与监测，包括九市7岁以下儿童体格发育调查等。多年来，国家卫生健康委员会不断完善儿童营养监测系统，加强儿童营养监测工作，全面掌握了儿童营养与健康状况和变化趋势。

2019年《中国妇幼健康事业发展报告》指出，在健康与营养两个指标上，我国儿童死亡率明显下降，生长发育状况不断改善。新生儿死亡率、婴儿死亡率和5岁以下儿童死亡率分别从1991年的33.1%、50.2%和61.0%，下降至2018年的3.9%、6.1%和8.4%，分别下降了88.2%、87.8%和86.2%。2015年，儿童低出生体重发生率为2.64%，5岁以下儿童贫血患病率为4.79%。2013年中国5岁以下儿童生长迟缓率为8.1%，与1990年的33.1%相比下降了75.5%，这很大程度上归功于儿童营养干预以及监测措施等的有效落实。

四、实现婴幼儿养育照护的策略及建议

（一）实施策略

为实现积极地养育照护，达到每一个儿童都能发挥其全部潜能的愿景，养育照护框架提出了五项战略行动：①提供领导力、创造社会意识和投入；②将家庭和社区视为养育照护的核心；③通过政策、信息和服务创造有利环境；④监测实施进展情况、结果和影响；⑤加强总结和收集有效经验和证据，并不断创新扩大规模。根据WHO所构建的内容，提供以下几点策略。

1. 政府牵头与投资　政府需牵头提供支持性法律政策，培养相关专业服务人才，设立相应服务机构和社区岗位。国家或地方政府需要进行持续性的财政投入，为相关系统、从业者和基础设施提供资金支持，这些资金必须是可持续的和可被高效利用的，能够得到公平分配，并能够灵活流动的。不同部门、相关国家和国际机构及其他利益相关者都需要相互协作，整合政策、服务和信息资源。

2. 关注家庭与社区　提升养育照护质量必须增强家庭和社区的权能，尊重当地的情况，并以社区中现有且有效的社会规范和实践为基础。社会问责提高了社区对他们自身权利的认识，并增加了他们对服务的需求。政府要制定强有力的沟通策

略，让人们广泛理解和认识到让幼儿充分发挥潜力的重要性。

3. 提升服务 所有幼儿照护者都需要基本的信息和一定程度的支持。有风险的社区和家庭需要额外支持，比如物力或财力上的津贴以及合格的服务提供者或顾问的帮助。广泛接触照护者和幼儿的医疗体系必须更加充分地发挥作用，加强服务，不断发展和完善养育照护各个方面的能力。保持现有员工队伍，优化现有员工工作能力和水平，是落实婴幼儿照护成功的关键。为了加强整个系统，还应不断更新信息系统，采用统一的指标，跟踪促进养育照护的干预措施，保证它的有效性和覆盖面。

4. 监测和评估 评估、检讨和问责对于有效实施早期儿童发展政策、方案和服务必不可少。有效的监测体系需要遵循逻辑模型。该逻辑模型应成为促进愿景和国家计划实现的基础，应包含投入、成果产出以及推广的价值。研究也必不可少，它能够帮助人们开发更好的工具和测量方法，从人口层面，监测儿童发展。监测应当成为各部门利益相关者的共同责任。

5. 数据和创新 要想全面实现儿童福祉，需要更多的科学证据。干预措施一般通过对照研究进行设计，而各国需要根据当地情况进行调整。有效的方法多种多样，其中包括促进同行评审和共同学习，建立多学科团队。

（二）具体行动建议

可以通过法律、政策、服务、社区活动和社会关系来改善环境、支持育儿、强化家庭关系和亲子关系。

所有的儿童都需要良好的养育照护，家庭亟须获得所有支持。这些支持体现在3个不同层面，也是不同程度的支持。一是普遍性，针对所有家庭和儿童；二是针对性，针对弱势家庭和儿童；三是专门性，针对有额外需求的家庭和儿童。这3个层面需要互相协同、无缝衔接才能达到养育照护的目标。WHO所构建的养育照护框架提出了五项具体行动指导原则：①儿童生存和发展的权利；②不让任何一个儿童掉队；③以家庭为中心的照护；④社会整体的措施；⑤政府整体的行动。

因此，实施养育照护的参与者，除父母、家庭和其他直接负责在家看护孩子的人，另外也包括家庭以外的照护者，如医疗保健机构、社区、托幼机构、社会力量等。每一部分都承担着实现养育照护目标的重要责任。

1. 家庭 婴幼儿大部分时间都是在父母或家庭其他成员的照料中度过的，家庭环境和养育关系对儿童的健康成长至关重要。他们的身体、认知、社会和情感等方面的全面发展离不开父母或照护者的陪伴与支持，这也是确保其今后身心健康发展的重要基础。家庭养育过程中，给予儿童高质量的陪伴，拥有良好和谐的亲子关系，有助于儿童的社会发展及心理发展，对于开发儿童的早期发展潜能是必不可少的。因此，提供早期良好的家庭环境，确保父母和照护者具备良好的照护技能，促进儿童的认知、情绪和社交等方面的有效发展，是倡导早期发展的重要内容。例如向所有照护者和儿童提供国家政策、信息和基本知识来支持照护服务。如通过产前保健、预防接种、带薪产假等普遍性支持，鼓励家庭参与到照顾儿童的过程中；通过家长课堂和座谈、微信平台、发放宣传资料等形式，面向父母或照护者开展家庭环境对儿童早期潜能开发的重要性的宣传，提高家长的家庭认知和个人技能水平，使他们能够更加科学和理性地对待与照顾自己的孩子。

照护者与儿童进行互动式游戏，引导和支持儿童日常生活中与他人的交往，为幼儿提供重要的早期学习平台。在婴幼儿大脑最容易接受刺激的阶段，借助家庭物品和自制玩具，通过交流、唱歌和亲子阅读为儿童早期学习提供必要的机会，为促进儿童早期发展潜能的实现发挥重要作用。

2. 医疗保健机构　除了家庭环境，医疗保健机构对儿童发展也有重要的影响。通过医疗保健机构提高照护者或父母的育儿知识和技能是保障儿童健康的最有效方法。“多哈理论”提示胎儿期的营养与成年以后的疾病有着密切关系，这也得到了临床的广泛认可，例如医疗保健机构孕产期保健的开展，特别是孕期营养和心理保健，对改善胎儿的母体环境，促进胎儿发育有重要影响。不仅如此，医疗保健机构从婴儿期开展的定期健康检查、生长发育监测、营养及喂养指导以及对生长发育水平的动态观察，能帮助及时发现和干预发育偏离儿童。通过孕妇学校、父母课堂等进行育儿技能示范培训，能改善和提高父母的育儿技能。近年来，各地区儿童早期综合发展中心的建立，为父母和照护者提供了育儿技能支持及家庭规划指导及咨询服务，尽量使照护者关注到回应性照护的重要性。此外，不同形式亲子活动的开展，通过交流、互动等逐步达到和接近儿童早期发展目的。对于有额外需求的家庭和儿童如低出生体重、发育困难、营养不良儿童，需要提供专门性服务，根据情况给予高质量的养育照护措施，改善儿童生长状况，促进儿童心智的发展。医疗保健机构确保医疗保健服务更加积极地支持养育照护，这也是实现早期发展的重要策略。

3. 社区　作为养育照护的重要参与者之一，学习社会交往的最后一处场所就是社区。已有研究证明，社区开展儿童早期发展服务确实能够为儿童入学的准备度带来改变。社区的安全性、社会规范、社会服务设施的可获得性，这是儿童也是照护者福祉的重要影响因素。2015 年全国妇联与联合国儿童基金会合作实施儿童早期发展社区家庭支持项目（ECD），以社区为平台，为家庭提供早期科学育儿的普遍性支持与服务，改善家长的养育技巧，提高家庭的养育水平，促进儿童健康发展。社区通过居委会、儿童活动中心、家长活动中心等，为儿童、父母及照护者提供各种形式的支持，开展相应的亲子活动，提高亲子关系的同时，也为家长搭建了沟通交流的平台，促进和谐的邻里关系，为儿童成长创造有利的环境。利用家长资源中心，普及儿童早期发展相关知识，引导家长重视及培养儿童早期发展潜能。另外，社区卫生工作者对儿童的发展关注较高，能够一定程度识别障碍；基础医疗保障服务的开展也为儿童健康成长打下基础；社会保障服务的实施，如贫困救济、低收入人群住房保障、城区公立学校入学等方面，对于提升养育照护同样重要。

4. 托幼机构 托幼机构是孩子学习社会情感能力和知识的重要场所。目前，我国以教育部门为主开展 0～3 岁早期教育服务，实际上婴幼儿早期发展综合干预更需要儿童保健等专业机构的介入。高质量的托幼机构，在医疗、保健、教育相结合的医教结合模式下，课程设置与总体规划符合儿童发展规律，结合儿童保健卫生所提供的科学早期发展支持和干预课程，让儿童在游戏中发展运动、语言、认知、社交等能力，并定期为儿童生长发育进行监测、评估与指导，制定相应的教学内容，帮助儿童充分发挥各种潜能。这期间有效地利用正面管教策略及工具实施教学管理，解决儿童的不良行为，对儿童后期的教育获得和将来的经济起到关键作用。此外，儿童学前教育会带来很多短期和长远利益，特别是对于弱势家庭儿童而言，提供针对性的婴幼儿看护，对其今后社会关系的形成有重要的影响。

5. 社会力量 社会力量在创造有利的养育照护环境方面发挥着关键作用。社会组织通过多种途径和方式，提供包括家庭养育指导、日常照料、入户家访等服务，对政府基本公共服务政策项目进行支持和补充。利用自身资源优势，联合公益组织在有条件的地方建立社区儿童照料中心，开展临时托管和日间照料等多样化服务，以社区为平台为儿童及其家庭提供离家近、可负担、高质量的儿童照料。向处于风险中的家庭和儿童提供额外的支持和福利，如专业人员向年轻父母及其子女提供家访计划等针对性支持，或以亲子共同参与的形式开展课程及各项活动，让更多的家庭持续获得早期亲子教育的机会。这不仅为家长和孩子提供了亲子互动的环境，还能够为家长提供科学育儿的理念和更多儿童养育实践以及如何改善营养、与孩子互动游戏等方法，让家长了解和学习科学的育儿理念及亲子互动技巧，改变家长的育儿行为，形成积极良好的亲子关系，从而达到促进儿童健康成长与发展的目标。与此同时，还支持家长间网络的形成和彼此经验的传递及交流，配套相应的物资等，使儿童和家长共同受益。

当然，在服务支持过程中也有一些地方需要加强。例如，对于提供服务的工作者，他们大多不是专业的养育师、心理咨询师、儿童保健专业医师等，因此，需要通过专业培训让他们掌握基本的养育照护技能，这是所提供的服务能否取得成功的基础。

（苏宜香 胡燕 童梅玲 王晶）

参考文献

[1] Shawar YR，Shiffman J. Generation of global political priority for early childhood development：the challenges of framing and governance. Lancet Health Policy，2017，389（10064）：119-124.

[2] Britto PR，Lye SJ，Proulx K，et al. Nurturing care：promoting early childhood development. Lancet，2017，389（10064）：91-102.

[3] Daelamns B, Darmstadt GL, Lombardi J, et al. Early childhood development: the foundation of sustainable development. Lancet, 2017, 389 (10064): 9-11.

[4] Puckering C, Allely CS, Doolin O, et al. Association between parent-infant interactions in infancy and disruptive behavior disorders at age seven: a nested, case-control ALSPAC study. BMC Pediatr, 2014 (14): 223.

[5] 中国发展研究基金会. 中国母乳喂养影响因素调查报告（会议版），2019.

[6] Yue A, Shi Y, Luo R, et al. China's invisible crisis: Cognitive delays among rural toddlers and the adsence of modern parenting. The China Journal, 2017, 78 (1): 50-80.

[7] 李佳洋，刘文利. 家庭语言游戏干预对 0～30 个月婴幼儿早期词汇量发展的个案研究. 教育生物学杂志，2019，7（1）：46-51.

[8] World Health Organization, United Nations Children's Found, World Bank Group. Nurturing care for early childhood development: a framework for helping chidren survive and thrive to transform health and human potential. Geneva: WHO, 2018.

[9] Scherer E, Hagaman A, Chung E, et al. The relationship between responsive caregiving and child outcomes: evidence from direct observations of mother-child dyads in Pakistan. BMC Public Health, 2019, 19 (1): 252.

[10] Yousafzai AK, Rasheed MA, Rizvi A, et al. Effect of integrated responsive stimulation and nutrition interventions in the Lady Health Worker programme in Pakistan on child development, growth, and health outcomes: a cluster-ran-domised factorial effectiveness trial. Lancet, 2014, 384 (9950): 1282-1293.

[11] Yousafzai AK, Obradovic J, Rasheed MA, et al. Effects of responsive stimulation and nutrition interventions on children's development and growth at 4 years in a disadvantaged population in Pakistan: a longitudinal follow-up of a cluster-randomised factorial effectiveness trial. Lancet Glob Health, 2016, 4 (8): e548-e558.

[12] Wade M, Madigan S, Akbari E, et al. Cumulative biomedical risk and social cognition in the second year of life: prediction and moderation by responsive parenting. Front sychol, 2015, 6: 354.

[13] 祁月，张羽頔，蒋子晗，等. 2 月龄时回应性照护对婴儿 6 个月内发育影响的出生队列研究. 中国儿童保健杂志，2020，1（28）：23-27.

[14] 申小菊，茅倬彦. OECD 国家 3 岁以下儿童照料支持体系对我国的启示. 人口与计划生育，2018（2）：43-47.

[15] 杨吉西，岳爱. 陕西贫困农村婴幼儿食物喂养特征及其风险因素分析. 中国儿童保健杂志，2018，26（8）：823-826.

[16] 国家卫生健康委员会（原国家卫生计生委员会）. 中国居民营养与慢性病状况报告（2015），2015.

[17] 联合国儿童基金会. 2017 年世界儿童状况报告，2017.

[18] 中国发展研究基金会. 中国儿童发展报告（2017），2017.

[19] Chen CM, Wang YY, Chang SY. Effect of in-home Fortification of Complementary Feeding on intellectual Development of Chinese Children. Biomedical and Environmental Sciences, 2010, 23 (2): 83-91.

[20] WHO. Guiding principles for complementary feeding of the breastfed child, 2003.

[21] 中国营养学会膳食指南修订专家委员会妇幼人群指南修订专家组工作组. 6月龄内婴儿母乳喂养指南. 临床儿科杂志，2015，34 (4)：387-291.

[22] Campbell F，Conti G，Heckman J，et al. Ealrly childhood investments sub-stantially boost adult health. Science，2014，343 (6178)：1478-1485.

[23] 高雅静，赵春霞，黄小娜，等. 早期综合干预对贫困农村地区0～3岁留守儿童心理行为发育的影响. 中国儿童保健杂志，2018，26 (7)：721-724.

[24] 中华人民共和国卫生部. 中国0～6岁儿童营养发展报告（2012），2012.

[25] 中国妇幼健康事业发展报告. 中华人民共和国国家卫生健康委员会，2019.

[26] World Health Organization，United Nations Children's Fund，World Bank Group. Nurturing care for early childhood development：a framework for helping children survive and thrive to transform health and human，2018.

第四章　进食障碍

进食障碍（eating disorders，ED）是以进食行为异常、对食物及体重和体型的过分关注为主要临床特征的一组综合征，多发生在青春期和始成年期，尤以青少年女性和年轻女性最为常见，对他们的身心健康、学习生活及人际交往造成了不良影响。进食障碍的发生受遗传、家庭、社会和个人特征等多因素影响，应采取有效措施进行预防控制。

> 始成年期：Arnett 提出，应将从十几岁的青少年到二十出头的成年这段时期看作介于青少年和成年之间独立存在的发展阶段——始成年期（emerging adulthood）。大学阶段属于始成年期，许多年轻人离开家开始接受大学教育的这段人生时期，也恰好是许多精神和行为障碍发病的高峰期。

一、进食障碍的概念、分类及对健康的危害

（一）进食障碍的概念

进食障碍，主要指的是一种在认知、态度及行为等方面具有危险性的心理障碍，是在心理、家庭、社会及特定文化压力等因素的交互作用下，持续一定时间的进食或者进食相关行为显著异常，导致个体进食或者吸收的改变。进食障碍患者是以过分关注或忧虑自身体重和体型为典型的认知失调，采取极端的饮食限制，或是暴饮暴食，或是采用诱发呕吐、过度锻炼等代偿行为来控制体重，这对个体的身体和心理健康、学习生活及人际交往都会产生严重的损害。

> 进食障碍通常表现为："这顿饭吃不吃？吃什么？怎么吃？……"这些看似非常简单的问题，却让很多女孩子十分纠结，痛苦挣扎。简单来说，进食障碍就是一个人在"吃"还是"不吃"之间徘徊，她们脑袋里有着这样的

想法："众人皆瘦唯我胖"。一旦吃了哪怕一口，也感觉自己会长胖5斤，或者是一旦开始吃就停不下来，哪怕是已经吃得很饱了也停不下来，但是吃完之后又特别后悔，接下来就会过量运动，或采用催吐或吃泻药等方式痛苦地折腾自己。

（二）进食障碍分类

进食障碍的典型类别有神经性厌食症（anorexia nervosa，AN）、神经性贪食症（bulimia nervosa，BN）和暴饮暴食障碍（binge eating disorder，BED）3种。其中，神经性厌食症和神经性贪食症2种类型是进食障碍的原型。

1. 神经性厌食症 神经性厌食症是个体通过主动拒食或减少进食甚至过度节食的方式，有意识地控制体重，追求苗条的身材，对自身减轻的体重不满足，即使身体也已经形销骨立，还是感觉自己"胖"而继续减肥，多发生在青少年时期。发表在《自然-遗传学》杂志的一项对72 000多人的基因检测研究结果表明：神经性厌食症不仅是一种精神疾病，也是一种代谢性疾病。

（1）神经性厌食症分类：

1）限制型：对进食存在极端的限制行为，对摄入食物的热量特别关注，极度恐惧"高热量"食物和害怕体重增加，采取过度体育锻炼或节食的方式来控制体重。

2）清除型：间接性地并伴有无法控制地大量进食后，采用自我诱导呕吐、服用泻药、过度体育锻炼等补偿性行为，控制自身体重的增加。

（2）神经性厌食症特征：神经性厌食症的最大特点是体重过低，对体重的增加或身体的变胖有着十分强烈的恐惧，对身体形象有着特别严重的担忧，过分利用自身的体重或体型来进行自我评估。但是，她们没有意识到长期的营养不良或者其他并发症对其身心健康的严重影响。

（3）神经性厌食症基本的诊断标准（DSM-5）：

1）自我挨饿导致体重非常明显地下降，至少低于正常健康体重的15%。

2）对身体增重或变胖感到非常恐惧，从而防止自身体重增加。

3）对自己的体重或体型感到不满，直接影响对自我的评价。

神经性厌食症案例：17岁的依依（化名）已经是瘦骨嶙峋，但是她还是嫌弃自己胖。不仅每天吃饭不规律，而且饭量也减少的很多，有时只吃点水果，体重相比之前减轻了很多。接下来，她每天的食量愈来愈少，而且对饭菜的要求愈来愈苛刻，她只吃少许的米饭和一点素菜，但凡有一丁点油星的菜，她就不吃了。她妈妈看着她日渐消瘦，心疼地劝她好好吃饭，她憋屈地说："我现在都这么胖了，你为什么还叫我吃那么多呀？"经过了解才知道，原来是在一次不经意间，她同学开句玩笑："依依呀，其实你还挺胖的，不仔细看还看不出来你身上有那么多肉呢！"（此时的依依身高160 cm，体重51 kg，按理来说是很标准的身材。）她听完同学这句玩笑话之后，越发感觉自己胖，心里越发难受。于是，她就给自己定了减肥计划，每顿饭只吃一点米饭和少许的素菜，不沾一点荤腥，吃多一点，就感觉自己会长胖，会想办法让自己把吃的吐出来。每天吃的东西太少，长期持续下来，营养跟不上，在上课学习、课后写作业和生活中，她的注意力容易分散，昏昏沉沉。她的学习成绩不断下降，身心健康也受到了严重的影响。

2. 神经性贪食症 神经性贪食症是个体在很短的时间内吃掉大量的食物，一旦开始进食就没有办法停止，随后又感到内疚、抑郁和恐惧。周期性地采取禁止摄食、控制饮食、高强度体育运动、使用泻药、自我诱发呕吐等补偿性行为，以防止或抵消体重增加并维持体重，从而导致机体营养不良。

（1）神经性贪食症分类：

1）非清除型：往往在暴食后采用节食或过度体育锻炼的方式来防止体重的增加。

2）清除型：经常在暴食后采用自我诱导呕吐或胡乱服用泻药等方法来操纵自己的体重，避免体重增加。

（2）神经性贪食症特征：患有神经性贪食症者的自身体重一点也不轻，一次又一次地暴食，缺乏控制，无法停止进食，但是在自我评价时非常注重体重和体型。

（3）神经性贪食症诊断标准（DSM-5）：

1）在有限的时间内吃掉大量的食物，而且感觉失控。

2）每周至少发生一次暴饮暴食和补偿性行为（自我诱导呕吐、服用泻药、过度运动等），而且持续3个月。

3）对自己的评价过分依赖于自身体型和体重。

神经性贪食症案例：16岁的高中偏内向女孩欣然（化名）。一天，欣然无意中听到别人议论自己胖，她照照镜子，看看自己，确实感觉自己有点胖，感觉非常羞愧，越照镜子，看镜子里的自己就感觉越胖，越觉得自己比同学胖，因此，她决定开始减肥，并精心设计了一个减肥计划：一，原来喜欢吃的甜食决定不再吃了；二，各种肉类也不允许自己再吃了；三，计划节食，要求自己每顿饭吃的尽量少，或者通过禁食来控制自己的体重。可是，对于正读高中的欣然来说，学习任务比较重，需要营养，她的身体显然是吃不消的。由于肚子不到饭点就饿得慌，营养跟不上，欣然开始注意力不集中，学习成绩下降，她的心情非常糟糕，发生恶性循环。当实在饿得受不了时，欣然就痛痛快快地暴吃一顿，大饱口福，在这过程中，她的糟糕情绪得到了宣泄，心情也变得舒畅。但是，痛快地吃完之后，她就开始感觉非常不舒服，她担心自己会长胖。这时，她就会责备自己并惩罚自己，然后开始想办法把刚刚吃下的食物吐出来，实在吐不出来时就吃泻药。这种行为频频发生，加上长时间不和宿舍同学一起吃饭，宿舍同学也就逐渐远离她，她有时很孤单，这使她的心情越来越差。所以，她会通过暴饮暴食来宣泄自己的糟糕情绪，比如，平时不允许吃的甜食拿过来狂吃，一直吃到嗓子眼已无处装食物才停下来，紧接着，她就开始想方设法把吃下去的食物吐出来，直到自己疲惫不堪，这样不良的行为循环往复。

3. 暴饮暴食障碍 暴饮暴食障碍多发生在年轻的成年人群、女性群体、大学生群体以及受过大学教育的人群中。暴饮暴食是一种新型的进食障碍，暴饮暴食障碍可以被理解为一种冲动或强迫障碍，是个体周期性地大量进食，通常感觉失控，而且没有呕吐、过度运动等补偿行为。暴饮暴食症状往往是间歇性的，不是连续的。

（1）暴饮暴食障碍分类：

1）控制型：吃了很多食物之后就会想办法吐掉或服用大量的泻药，来维持体重。

2）非控制型：吃了大量食物之后不吐掉，有些人因为这样变成了肥胖症，而有些人虽然不胖，却常常出现刻意节食与突然暴食的交替行为。

（2）暴饮暴食障碍特征：周期性地失去控制地大量进食，而且没有什么补偿行为（不会自我诱导呕吐或者服用泻药等）。此外，暴食症还包括因尴尬而独自进食，吃得更快，吃到不舒服的饱胀感、在身体不饿的时候进食以及进食后产生厌恶感。2013 年，世界卫生组织对 14 个国家的调查发现，暴食症在全球的发生率约为 1.4%（0.8%～1.9%），发病的平均年龄约为 23 岁。在西方，暴食症是一种常见的进食障碍，一般人群的终身患病率接近 3%。国内以 2103 名青少年为样本的进食障碍调查研究发现，0.7%的青少年符合暴食症诊断标准。

（3）暴饮暴食障碍的诊断标准（DSM-5）：

1）反复发作的暴食，但不伴有不恰当的补偿行为（如自我诱导呕吐、服用泻药等）。

2）与暴饮暴食的负罪感和困窘感有关，并对身体体重和体型高度关注。

3）在一段离散的时间内，客观上吃了大量的食物，同时伴有一种主观的失控感。

4）在过去 3 个月里，暴食的最低平均频率是每周一次。

4. 神经性厌食症和神经性贪食症之间的关系 神经性厌食症和神经性贪食症是由生物、心理、家庭和社会文化诱发因素相互作用形成的多因素和异质综合征。神经性厌食症和神经性贪食症患者都怕胖，但神经性厌食症更容易出现体相障碍，认为自己的体形不好看，觉得自己太胖了。

（1）相同点：神经性厌食症和神经性贪食症患者常常是完美主义者，都会限制身体吸收食物，十分恐惧自己的体重加重和自己的身体变胖。她们都能够认识到自己目前的状态可能并不正常，会感到自己生病需要治疗，但是实际采取行动的并没有多少。

（2）区别：神经性厌食症患者会采用少吃、绝食的方式，而且还会过度运动以达到消耗卡路里的目的，而神经性贪食症患者会大量摄取食物，但又会催吐，使自己吐出食物，或服用泻药等促进排泄的药物。值得注意的是，神经性厌食症的诊断标准与躯体方面有关（如躯体形象障碍），而神经性贪食症的诊断标准则更多地与营养方面有关。

（三）进食障碍对个体身心健康的影响

进食障碍是一个相当严重的全球健康问题，是由生物和心理以及社会诱发的一种具有持久性、重复性、内隐性的心理疾病。进食障碍患者的认知、情感及行为对其身心健康产生了严重的影响，且其他相关心理疾病的发生率也在增加，常见的心理障碍共病包括抑郁症、心境障碍、强迫症、双相情感障碍、焦虑症、人格障碍等。这对其学习、生活、工作等均有很大的负面影响。

1. 神经性厌食症对个体身心健康的影响 北卡罗来纳大学教堂山分校的 Cynthia Bulik 说："在所有精神疾病中，神经性厌食症死亡率最高。"神经性厌食症的患者对瘦无休止的追求，有关于体重、体型的先占观念，极度地、病态地害怕体重增加，恐惧进食，拒绝维持正常体重。由于经常出现反复不合适的补偿性行为，会对其身体健康造成不良影响。

（1）自我诱导呕吐使胃酸逆流导致食道炎、内分泌功能失调（头晕、贫血等）、免疫力下降，引起营养不良、心血管并发症（窦性心动过缓等）。

（2）长时间节食或服用泻剂等造成血钾含量低于生理最低浓度的病理状态（即低血钾症），会出现乏力、腹胀、恶心、心律失常等，严重者会引起心脏疾病，心力衰竭、器官功能衰竭等，甚至会危及生命。

（3）容易出现疲劳、困倦，时常会伴情绪消沉，比如焦虑、紧张、恐惧、不安、抑郁等情绪，注意力也难以集中，自信心欠缺，严重的可能会患上抑郁症、强迫症和睡眠障碍等。

（4）由于营养不良和体质指数的持续下降，往往会导致其骨密度降低。

2. 神经性贪食症对个体身心健康的影响 Johnson 和 Larson 提出，患有神经性贪食症的个体实际上会对进食成瘾，因为进食可以缓和情绪的波动性。神经性贪食症患者主要是循环着狂吃和清除的反复行为，以周期性强迫进食并伴有对进食行为失去控制为主要表现，常常没有饱食感，并经常采用自我诱导呕吐、过度运动、禁食或泻药等补偿行为来抑制自身体重的增加。

（1）暴食后会出现罪恶感，十分痛苦，身体不适（如反胃、胃胀、腹痛等），也容易引发水肿、便秘、腹泻等肠胃功能紊乱，甚至还会酿成食管或胃破裂等内脏功能的严重损坏。

（2）出现泻药依赖、慢性胰腺炎等躯体合并症，长期采用呕吐和服用药物等代偿方式者也极易引发窦性心律不齐、肾功能下降等医学并发症。

（3）与其他精神障碍关联紧密，可合并情绪障碍、焦虑障碍、人格障碍等，共病的人格障碍可能主要表现在自恋型、强迫性和完美型人格障碍。

（4）相比健康人，神经性贪食症患者的骨折发生率增加一倍。

3. 暴饮暴食障碍对个体身心健康的影响 一般情况下，患有暴饮暴食障碍者时常觉得自己的暴食行为是不对的，但是无法控制自己的行为。过度关注体重和体型以及对身体不满意，是导致暴饮暴食障碍的病因，是维持和复发的危险因素。

（1）常常暴饮暴食不仅会扰乱胃肠道对食物消化、吸收的正常节律，也会导致逆流性食道炎、胃炎、腮腺炎、胰脏炎等肠胃不适，还会出现头晕目眩、精神恍惚、呼吸急促、便秘或者腹泻，严重者会引起急性胃肠炎，甚至可能会出现胃出血等。

（2）常常与焦虑、抑郁和强迫症状等共病。

进食障碍特征和共病性心理障碍的具体内容见表 2-4-1。

表 2-4-1 进食障碍特征和共病性心理障碍

类型	特征	共病性心理障碍
神经性厌食症	1. 故意限制对食物的摄入量或自我饥饿； 2. 对体重和体型不满，增加自我价值感和自我控制的限制性节食会导致饮食失调； 3. 多神经质，自尊水平低，冲动焦虑，歪曲自我身体表象，对躯体不满，自我期望高等。	个性心理特征主要有高神经质水平、低自尊、抑郁、焦虑，同时存在身体意象歪曲，对形体不满，高自我期望等。 1. 情绪障碍——抑郁情绪、精神空虚、兴趣缺失以及低自尊等； 2. 焦虑障碍——特定恐惧症、离别焦虑障碍和社交恐惧症等； 3. 人格障碍——神经性厌食症可能与强迫型和完美型人格障碍有关等。

续表

类型	特征	共病性心理障碍
神经性贪食症	1. 在短时间内吃下的食物比大多数人吃下的多，并伴有一种对食物失去控制的感觉； 2. 对自己的饮食问题常常感到羞愧、自责引发焦虑情绪，暴食行为通常是偷偷进行的； 3. 担心肥胖而采取不适当行为如禁食、自我诱导呕吐、过度运动等代偿行为，以防止体重的增加。	个性心理特征主要有内向、敏感、自我中心、不合群、易焦虑等消极特征，具有表演性或强迫性倾向。 1. 强迫症状——想要食物，囤积食物或者收集食谱等； 2. 焦虑障碍——由恐惧长胖引起的广泛性焦虑障碍； 3. 人格障碍——主要表现为冲动型和不稳定型、自恋型、强迫型和完美型人格障碍。
暴饮暴食障碍	1. 反复发作暴饮暴食的行为并伴有失控感，但没有相关的补偿性行为如自我诱导呕吐或过度锻炼等来控制体重的增加； 2. 吃东西时吃得很快，即使不饿的时候也会吃很多，往往在吃完后又感到恶心、沮丧或非常内疚； 3. 是一种短暂不稳定的状态，且是一种稳定的慢性疾病，而不是一种短暂的或非特异性的异常饮食模式。	个性心理特征主要有性格外向、自信、自立，但是情绪不稳定、易怒，内心很焦虑、抑郁，没有安全感等。 1. 躁郁症——抑郁症状和低自尊与更大的冲动和对惩罚的敏感性相关，但与失控无关； 2. 人格障碍——冲动性人格障碍和焦虑型人格障碍，主要表现在不可节制的大量进食的欲望，暴饮暴食后又陷入无限的内疚和恐慌中。

二、进食障碍的现状及影响因素

（一）进食障碍的检出率

进食障碍是继肥胖和哮喘之后的第三大常见的慢性疾病，在青少年和始成年期个体的患病率较高，是进食障碍的高发阶段。一般来说，13～24 岁左右的青少年女性更容易罹患进食障碍。由儿童向成人的过渡阶段——青春期是神经性厌食症比较常见的发病年龄，青少年时期是神经性贪食症的发作时期，而暴饮暴食障碍的发作年龄则稍晚一些。

检出率和发病率的区别：

进食障碍的检出率不是患病率。进食障碍的检出率是一定时间内，把一定人群中有进食障碍倾向和行为的个体筛查出的比例。进食障碍的发病率表示在一定期间内，一定人群中诊断出进食障碍的比例。是否患有进食障碍需要心理专家和医生进一步观察和诊断。

研究显示：经筛查，进食障碍普遍存在于各个国家和地区的女性人群中，检出率为20.47%，而且青少年相较于青年表现出更高的患病风险，检出率青少年为21.65%，青年为19.83%，发达国家相较于发展中国家进食障碍患病风险较高，检出率为发达国家22.4%，发展中国家14.7%。中国女性2011年进食障碍检出率较2009年有增长趋势，青少年进食障碍检出率从7.8%上升到12.7%，青年进食障碍检出率从6.4%上升到9.4%。中国女性表现出较低水平的患病风险。

由于全球各个国家的文化生活存在差异，每一个人对身体的体重和体型有不同的认可和接纳，比如中东文化中，家庭倾向于强迫女孩和年轻女性吃东西，同时也希望她们再婚姻中保持适当的体重和体型。而且国内外对进食障碍筛查时采用的问卷也不同。因此，国内外进食障碍检出率是有很大差异的。

1. 国际进食障碍的检出率 表2-4-2是国际上一些国家关于进食障碍的检出率数据。

表 2-4-2 国际进食障碍的检出率

时间	国家	研究者	研究对象	样本数量	调查问卷	检出率
2018	美国	Goldschmidt, et al	初高中生	4746	进食障碍问卷（EAT）	40%
2018	巴基斯坦	Saleh, et al	人文学科的女大学生	2001	SCOFF量表 EAT-26量表	38.2% 28.6%
2015	澳大利亚	Zeiler, et al	青少年（10～18岁）	3610	SCOFF量表	女生30.9% 男生14.6%
2014	西班牙	Esteban Gonzalo, et al	移民青少年（10～18岁）	2077	SCOFF量表	31.37%
2014	法国	Baechle, et al	糖尿病儿童和青少年	629	SCOFF量表	女生28.9% 男生15.2%
2008	芬兰	Hautala, et al	初二学生（14～15岁）	1036	SCOFF量表	女生24% 男生16%

注：Sick, Control, One, Stone, Fat, Food量表简称SCOFF；Eating Attitudes Test量表简称EAT，主要是进食障碍和行为的筛查工具，便于识别出有进食障碍的风险者。

2. 国内进食障碍的检出率 我国缺乏全国性的进食障碍数据，只有小范围调查的数据，具体检出情况见表2-4-3。

表 2-4-3 国内进食障碍的检出率

时间	研究者	研究对象	样本数量	调查问卷	检出率
2016	侯安娴	初中生	714	进食障碍问卷（EDI-3）	40%
2012	单晓伟 等	幼儿师范女生（14～21岁）	2371	张大荣和孔庆海编制的进食障碍问卷	7.9%

续表

时间	研究者	研究对象	样本数量	调查问卷	检出率
2007	梁雪梅	大、中学生	1378	进食障碍量表（EDI）	3.32%
2001	肖广兰，钱怡铭	女中学生	261	Gail Huon 与肖广兰根据 DSM-Ⅳ中神经性厌食症和神经性贪食症的诊断标准编制的问卷	1.1%

近5年，上海市精神卫生中心（AMHC）进食障碍诊治中心显示：收住院的各类进食障碍患者数量（年均56例）是前5年（年均15例）的3.7倍，2018年收治进食障碍102例，创历史新高，门诊进食障碍月均就诊人次数逐年增加，2018年达146例，2019年呈快速上升趋势，就诊量达近3000人次。

（二）进食障碍的影响因素

进食障碍主要是由家庭、社会、个性心理特征等复杂的危险因素相互作用影响的。

1. 家庭因素 在进食障碍的产生和发展的过程中，家庭因素起着十分重要的作用。进食障碍不仅受家族史、肥胖史等的影响，而且家庭结构与变故、父母的教养方式、父母自身的人格特征、亲子依恋关系等也都是导致青少年和始成年期个体发生进食障碍的重要原因。

（1）家族史、肥胖史等的影响：患有进食障碍家族史者罹患进食障碍的几率比较大，神经性厌食症和神经性贪食症的遗传率的估计范围分别为28%～74%和54%～83%，暴饮暴食障碍为41%～57%。

有体型肥胖家族遗传史的也容易发生进食障碍。由于社会的快速发展，智能化的普及，生活水平的不断在提高，体力劳动随之减轻，这些都是个体摄入相对较多的能量，消耗的相对较少的原因，从而使其体重有所增加，部分个体会产生抑郁、焦虑、烦躁等情绪，采取暴食行为来发泄自己的负性情绪，进而出现进食障碍。

（2）家庭环境的影响：患有进食障碍者的家庭环境大都具有一定共性：家庭结构变故、家庭关系紧张或破裂、父母的态度差等都会使儿童在幼年时期留下深深的阴影，促使儿童在成长的过程中产生进食障碍。家庭中父母经常吵架会对孩子的情绪情感和安全感产生威胁。当孩子感受到威胁时，就会出现不同程度的焦虑、紧张、恐惧、混乱，甚至会充满着自责、无助、孤独、敌意等情绪；父母间的冲突进一步加剧，父母分居或者离异时，孩子通过拒绝吃饭潜意识地让父母关注自己，从而让分裂的家庭重新聚合在一起。此外，如果家庭中母亲患有进食障碍，那么这个家庭孩子进食异常或者紊乱的可能性高。因为这类家庭的母亲常常特别注意自己及女儿的体重和体型，会使得女儿把母亲的“标准”形体看作“样板”而刻意来仿效。

（3）家庭教育方式的影响：大多数有进食障碍者的家庭，气氛不够融洽、父母比较严厉或父母都有着强势的个性，都会直接影响子女导致进食障碍发生。子女为了使自己的家庭气氛变得融洽，会通过绝食的方式让父母答应自己的要求，使父母的关系变得和谐。家庭中父母对子女过度保护、过度控制，把自己的价值观强加给子女，甚至对子女的体重和体型有高要求，会使子女缺乏自主权，拒绝进食则成为子女反抗父母控制、达到反控制的一种手段，这会增加子女患进食障碍的危险。进食障碍的发生有一部分原因是父母对子女的要求过于苛刻，例如，有的父母想让子女从小学会独立，而子女则会故意通过厌食来博取父母对她们的同情，从而达到捍卫自己在家庭中地位的目的。相反，如果父母的态度过于强硬或不肯退让，那么子女在成长过程中就容易患上神经性厌食症。

（4）亲子依恋关系的影响：依恋是指看护者（主要是父母）与孩子之间存在的一种特殊的感情联结方式，主要包括安全型依恋、回避型依恋和矛盾型依恋 3 种类型。其中，安全型依恋是一种良好的、正面的依恋类型，回避型和矛盾型依恋又统称为不安全依恋，它是一种不良的、负面的依恋类型。亲子依恋关系对进食障碍起着很关键的作用。根据依恋理论，安全的依恋关系是解决青少年时期的发展任务、调整心理变化、创造自己的身份和确定未来目标的关键，因此它是心理风险的重要缓冲。孩子感觉到家庭缺乏温暖、父母对孩子的控制欲比较强，会使孩子的安全感和归属感缺失，可能会增加孩子发生进食障碍的风险，患有进食障碍者大多属于不安全依恋类型。当孩子感到身心处在不安全的环境中，她们会出现不舒服的情绪情感体验，可能会通过过度进食等行为来发泄情绪和不舒服的心理感受，而安全依恋的孩子心理比较健康。不安全依恋的孩子则存在糟糕的自我概念、低自尊、焦虑等负性情绪。所以不安全依恋比安全依恋的个体对自己的体重和“苗条”体型更关注，有些人可能会采用节食的行为来保持完美的外在形象，这种行为会加大发展为进食障碍的风险。

2. 社会影响 社会因素在进食障碍的发病中有重要作用。自从“瘦文化”自从西方进入我国，成为主流审美文化后，进食障碍的发病率就呈明显上升趋势。以“瘦”为美给青少年和始成年期女性带来了巨大压力，她们更可能去控制自己的体重来让自己更加完美，因而发展成为进食障碍。

（1）社会文化价值的影响：在现代的经济社会中，健康理念早已被以“瘦”为美的社会价值观念所取代。社会文化价值观念崇尚的以“瘦”为美是导致进食障碍的诱因。对于很多“文明社会”的女性来讲，她们特别在乎“别人”对她们的态度评价。往往表现为对苗条理想身材的追求，希望从他人对自己身材的赞许和认可中获得满足。在这样社会文化背景的浸染下，她们冲动地、盲从地崇尚身材苗条，从而发展成为一种广泛流行的时尚。但是，过度追求苗条的理想身材，采取极端的方式进行减肥，使得她们更加容易产生恐惧发胖的消极心理以及对身体形象的错误看法，甚至否认在正常的范围之内的体重和体型，这些都可能导致进食障碍的发生。有些青少年和始成年期女性比较敏感，特别害怕自己的身体发胖，她们的思维中经常跳出来：“只要吃饭，身体就会发胖，要少吃或者不吃，或者吃进后就想办法吐出来。”的想法，于是就会出现不定期性的节食和暴食后的补偿行为来控制自己的体重的增加，导致恶行循环，产生进食障碍。

（2）媒介的影响：随着全球化的发展，网络媒体无处不在，它出现在我们学习、生活、工作中的每个角落，为我们提供了多元文化的信息。网络媒体时刻推崇着以“瘦”为美的审美理念，对女性身材“美”的宣传广告如春笋般呈现，几乎都是“以苗条为主，瘦即是美”的理念，再三强调通过节食、减肥、运动，甚至大肆宣传减肥药可以保持苗条身材。随着众多媒体的宣扬，追求苗条、减肥就成为当代青少年和始成年期个体追崇的一种社会风气。在这种主流意识形态的感染下，青少年和始成年期个体女性一方面追求“苗条”的理想体型，对自身不满意而产生自我厌恶，另一方面她们为了达到这个理想目标，开始改变自己的饮食方式，采取节食等不当甚至是极端的减肥方式，把身材苗条看得比身体健康更加重要。青少年和始成年期个体对媒体广告宣传的认同度越高，他们进食障碍的发生率也会越高。可以说，在一定的程度上，“理想的”媒体形象可以说是进食障碍发生的主要基础。可见，长期媒体的使用和媒体中的宣传信息对进食障碍的发生和发展起到至关重要的作用，是一种潜在的危险因素。

（3）同伴关系的影响：同伴关系也是造成进食障碍形成和发生的影响因素。青少年和始成年期个体都迫切希望能够及时有效地得到同伴的认同和认可，尤其是同伴对自己的体重和体型的评价都对她们有着重要的影响力，同伴模仿对个体进食障碍的发生具有直接的推动作用。往往青少年和始成年期个体会与其同伴相比较，互相模仿，这样使得她们很容易出现自我否定并产生自卑和焦虑的情绪。比如，青少年和始成年期同伴在一起时经常会对体重和体型以及进食行为进行交流，尤其是在闺中密友的女性同伴社交圈中，她们经常会设定“理想的”体重体型标准（理想体重体型经常要比正常的体重体型还要纤瘦）。同伴对体重或体型的取笑也会引发她们对自己身体的不满和身体意象认知的扭曲，她们还会与同伴进行社会比较，习得同伴灌输的以“瘦”为美的不合理价值观，模仿同伴不当的进食行为或极端的饮食方式。追求“理想体型”是不健康的，同伴关系的影响更容易导致她们发生进食障碍。

3. 个性特征　在同样的社会文化背景和家庭环境条件下，并非所有人都会患有进食障碍，主要是因为每个人都具有个体差异性，其中一部分人是具有患进食障碍的易感的心理要素的。心理要素是指在特定的社会处境情况下，致使个体在社会立场、看法、行为方面及自身身体各个器官功能状态发生改变的要素。

（1）人格特征：人格是进食障碍的重要危险因素。患有进食障碍者大致会具有自尊比较低、完美主义倾向比较高、自我评价比较低、神经质水平比较高等人格特征。患有进食障碍的个体往往具有高完美主义和低自我评价，自我评价一概借助于对自身的评价，并且难以表达自己的消极情绪。同时，这部分人情绪不稳定，容易产生焦虑、紧张、抑郁等情绪，从而出现节食行为。他们往往在体重处于正常范围内的基础上过度盲目地追求着“瘦”就是美的理想体型，但却仍然认为自己的体型有缺陷。青少年正处于心理发展的关键阶段，是由“依赖”逐渐走向“独立”的过渡时期，他们对外界事物的识别能力不足，生活经验匮乏，看问题片面，加上心理易损性，在独立处理问题时，往往会采取节食或控制进食的行为，来控制自身体重以达到完美体型。有研究者研究发现：具有进攻性特质的人更容易患有进食障碍。主要是因为他们生活在扭曲的家庭中，有着不健全的童年遭遇，他们时常会对人充满敌意，爱生气、容易发脾气，缺乏自我保护的能力，不能采取恰当的方式宣泄自己的负性情绪。此外，患有进食障碍者往往有人际焦虑，当他们遭受别人拒绝时，会产生低自尊而采取不合适的或极端的应对方式，如节食，呕吐等。

（2）认知情绪调节方式：进食障碍患者的认知情绪调节方式大多具有明显的对自己的体重和体型的认知歪曲（如刻板印象扭曲的信念和推理错误、无法准确识别和应对情绪状态），产生对自己体型的不满，每天花大把时间对自己吃的食物、自己的体重和体型等问题进行强迫性思考。尤其是体重正常的始成年期个体对自身体重和体型的认知更容易出现偏差或歪曲，往往会夸大自身体重，对自身体型不满意，更渴求自己变得再瘦一些、再苗条一点。用这种强迫性和极端的思考，做出的判断是不合理的，可能会引发出焦虑、紧张、烦闷、抑郁等一系列消极情绪，她们可能就会采取不健康的、不良的进食行为，通过这种行为方式来缓解或摆脱自己的消极情绪，导致进食障碍的发生（图 2-4-1）。

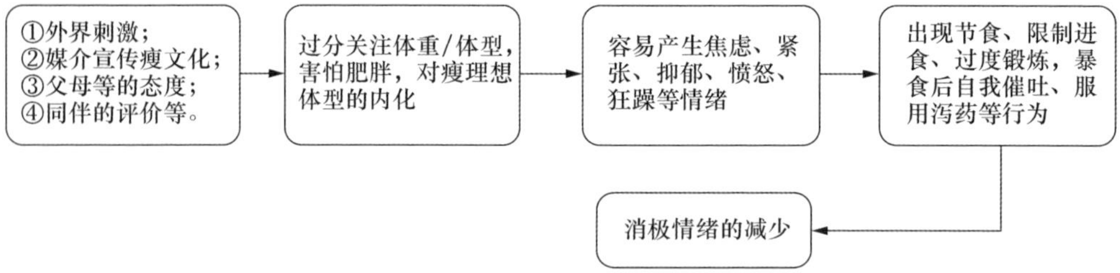

图 2-4-1 进食障碍的认知-情绪-行为模型

进食障碍的形成是认知-情绪-行为错综复杂、相互作用的过程，其中包括外界刺激、个体的认知偏差、心理情绪和不适应行为的频繁出现等各因素的参与，对进食障碍的发生和发展起着潜移默化的影响。

（3）身体意象失调：身体意象是个体对自身及其外表的认知、情感和态度。身体意象失调是一个人因对自己身体的消极认知而产生的消极情感体验，并采取相应的行为调控。它包括对自己吃的食物、自己的身体体重和体型等信息进行刻板而不灵活、情绪而不稳定的评价。随着青少年的成长、发展和发育，他们身体意象的意识逐渐增强，若追求“唯有瘦才美”（即使已经极度消瘦，但是还是觉得自己胖，不够苗条），当他们的理想的体像远低于现实的体像时，往往就会出现焦虑、抑郁和烦躁等负性情绪，从而通过严格控制自己吃的食物、自身体重和体型等达到所谓理想的、标准的身体体形，很可能发生短暂的节食后情绪性进食爆发。青少年身体意象失调往往是因个体过度关注自我身体，对自身体重和体型不满意而产生对自己的低评价和不自信，以及追求以“瘦”为美而引起焦虑、恐惧等负面心理情绪。因此，瘦——理想内在化会增加对自身体重和体型不满的风险，对减肥的关注以及对体型的歪曲认知，会增加因对自身形体不满而节食的风险，产生消极作用，从而增加了进食障碍发生的风险。其实，爱美本身并没有错，错在对自身身体意象的错误认知，并通过不科学、不合理的方式和行为故意阻碍身体的发展。

4. 其他因素 在某些直播平台的吃播视频中，大多数直播的人难以做到正常吃饭。有些青少年和始成年人因减肥、节食、空虚、寂寞、压力、不安、焦虑等原因，可能会对这种异于常人的进食方式进行模仿。

此外，芭蕾舞演员、模特和体操运动员等特殊职业的从业人员，必须要保持苗条的体形，处于职业高压下，他们每天的进食量都需要严格计算所需要摄入的能量，从事这些职业的人员尤其是女性患有进食障碍的概率比普通人群的女性高得多。

三、进食障碍的预防及改善

进食障碍对个体的身体和心理健康、学习生活及人际交往都会产生严重损害，因此，应根据进食障碍的影响因素，尽可能提前采取相关的预防措施，及时减少或抑制进食障碍的发生发展，促进个体的身体和心理均健康发展，提高他们的生活质量。

（一）媒介倡导和公众宣传

媒介应对公众大力倡导和广泛宣传健康的饮食方式和正面的身体形象，避免青少年和始成年期个体进食障碍的发生。

1. 倡导合理的审美观念，营造健康即美的社会风气 时尚杂志、电视节目、视频网站和社交媒体中模特或明星的优美身姿等社会风气应进一步强化。青少年和始成年人会对媒介中模特或明星的完美身材产生认同感，即个体身体形象内化。个体身体形象内化是指个体对媒介倡导的和公众宣传的“瘦即美”身材的认同。因此，各种媒介要宣传正确的、合理的审美观念，在身体健康和心理健康的基础上追求身材优美，进而矫正“瘦即美”对青少年的侵害，公众要大力宣传“健康即美”的社会风气，减少她们对自身体型的过度关注，提升她们对“健康即美”的认可度。

2. 扭转歪曲的身体意象，树立积极健康的身体意象 由于随处可见、无时不触的网络、电视等各种媒介平台广泛宣传“以瘦为美”的审美观念，对青少年的审美观念影响令人不胜担忧。他们会把自己与杂志上的模特、电影中的明星相比，如果感觉自己的身材不够苗条，她们就会出现身体意象歪曲、恐惧肥胖、节食或无法控制地暴食行为。因此，媒介要倡导、公众要宣传积极健康的身体形象，避免青少年和始成年人因对自己身体不满意而采取节食等行为方式达到“理想的”身体形象。如果一个人失去了健康的身体，即使她拥有理想的身体体形也没有了生机与活力。所以说，端庄的仪容仪表、优雅大方的举止、恰当风趣的谈吐、内在的人格魅力等都要通过健康的身体体魄才能得以呈现。因此，媒体应该多倡导健康体格才是身体好形象的必要条件。

3. 宣传身体健康指标知识，呼吁健康科学的进食方式 青少年和始成年人正处在身体成长、智力发育的关键时期，合理营养和平衡膳食是这一成长阶段的首要物质保障。健康的进食行为和习惯应该从小养成。因此，根据不同年龄阶段孩子的成长特点，营养专家可以通过媒体提高营养配方的多样性，满足他们对各种营养素的需要，改变不好的进食行为，养成良好的进食习惯，积极倡导进食要规律，一天三顿饭要按时按质吃，少挑食和节食，有利于营养的补充和吸收。要对公众宣传多吃水果蔬菜、少吃零食和油腻食物等的饮食习惯，有利于人体消化。

（二）家庭预防

家庭是一个人最先接触的生活环境，也是成长过程中非常重要的环境。个体一出生就和父母在一起，他们的心理、思想、行为等都受父母的影响，孩子总是无条件认定并无意识地模仿父母的言行。因此，从家庭出发做好青少年进食障碍的预防是极其重要的。

1. 营造温馨和谐的家庭环境，建立良好的亲子依恋关系 健康的家庭结构，良好的亲子关系，一个充满关怀与温暖的家庭环境，都有助于青少年形成健康的饮食态度，养成健康的饮食习惯，对预防进食障碍的发生有着重要意义。父母应为子女提供一个温馨、舒适的家庭生活环境，在子女需要时给予及时的、恰当的回复和帮助，这样子女就能够感受到安全感和归属感，并在成长的过程中充满自信、快乐，能够主动地与他人进行交流，建立一种长期的情感联系。建立良好的亲子关系，父母应及时发觉子女存在的异样想法或行为，陪同他们一同探索解决问题的办法，这样子女能够获得大量的情感支持，也会习得更多的解决问题的办法，从而降低出现问题行为的可能性。

2. 营建充满欢乐的家庭氛围，培养乐观开朗的性格品质 父母应在早期教育时给予孩子和睦、愉快的家庭生活氛围，孩子可以及时体会到父母的关心和爱护，有利于培养孩子积极向上、乐观开朗的性格。当父母在处理事情或教育孩子意见不一致时，不要在孩子面前发生争吵；当孩子出现问题或者犯错误时，不要立马打骂，要温和地、耐心地与孩子沟通交流；当父母工作、生活和家庭出现忧愁苦恼时，尽量不要在孩子面前宣泄，更不能将不良情绪发泄在孩子身上。然而，处在青春期这个阶段的个体内心十分敏感，所以父母要给予孩子尊重、信任、理解和适度的空间，采取接纳和鼓励的教育方式，促进他们健康成长，增强其自信心，帮助他们形成独立的、乐观的、开朗的人格。

3. 打造健康的生活方式，养成合理的进食习惯 健康的生活方式和合理的进食习惯能够保护和维持自身的健康。青少年时期是进食行为习惯养成的关键阶段。父母应树立良好的榜样，因为孩子从小会关注并模仿父母的生活方式、进食态度和习惯。家庭吃饭时要专心，不要一边吃饭一边玩手机或看电视，会分散注意力；家庭吃饭时要注意气氛，不能在孩子吃饭时批评或责备甚至打骂他，不能强迫孩子吃东西；三餐要按时在固定的地方进食等，这些都需要父母以身作则。另外，不要把零食拿来当做孩子的安慰品或奖励品，比如，当孩子不小心摔倒或不开心时，父母就会拿一些零食哄他，当孩子取得成绩时，父母会拿零食等奖励他，久而久之，孩子就会养成不良的进食习惯，即在有压力、无聊或者高兴时，不管自己是否饥饿，都会潜意识地想吃东西。但是，随着孩子逐渐长大，父母又开始诟病孩子长得胖或者经常吃零食等的坏习惯，致使孩子克制自己的进食或者过度节食，导致进食障碍的发生。因此，父母要意识到青少年个体会面临身体、心理和情绪等方面的变化，要主动关心、耐心沟通、及时疏导，引导她们接纳自己的不完美，进而形成积极的身体意象，而不能采取控制的方式来解决问题。如果家长对当下的状况不满意，可以尝试做出一些改变。其实，如果父母把健康的生活方式作为家庭文化的一部分，那么孩子就会养成良好的进食习惯且会持续一生。

（三）学校教育

学校教育的目标是使学生正确看待自身的体重和体型，增强自身的身体形象，督促健康的体重调整，减少暴饮暴食行为，增补关于进食障碍的相关风险的知识。学校应该要对青少年和始成年期个体尤其是存在进食障碍倾向的个体予以高度重视和充分认识，并采取一定的预防措施，防止其发展成为进食障碍患者。

1. 拓展体育相关的课程，增强学生的身体素质 学校应拓展出与规律锻炼相关的体育活动或课程，引导并鼓励学生参加，比如，学校可以开设瑜伽、健美操、游泳等既放松又能健身的选修课，还可以组织野外生存等活动。这些具有娱乐性的活动不仅可以缓解学生焦虑、紧张、抑郁、烦躁等的心理情绪，也可以减少学生对自身体型的不满情绪，有助于降低进食障碍患者的风险。

2. 加强身体健康的宣传，改善学生的自我认知 学校除了拓展体育相关课程来提高学生的体质外，还需要加强对身体健康的宣传。学校可以通过健康讲座、专题班会、校园文化橱窗等方式进行身体健康的宣传，促进学生改善对其体型的认知，引导学生正确认识自身的体型，建立积极的健康的身体意象。一方面学校可通过专家讲座普及身体健康的知识，使学生真正明白有怎样的身体才是健康的身体，并倡议学生坚持科学合理地进食，均衡营养，适当运动，保持身体健康；另一方面，学校可邀请营养学、医学和健康专家对于媒介宣传的完美形体进行澄清和解释，不提倡对身体过度关注而引发的节食，要教给学生一些适当的和保护性的措施（如合理处理情绪，以降低在情绪不好时采用宣泄的进食行为），积极引导学生合理评价自己的体重和体型，使学生能够正确领会身体的内在信号，达到身心合一。此外，学校通过传授知识，提升学生的媒介素质，引导学生对网络媒体宣传“瘦”的广告新闻进行批判性分析，能够正确看待网络文化，不追求以“瘦”为美的审美价值，而是推崇“健康”即美的审美文化，减少学生发生进食障碍的可能性。

3. 做好心理健康教育，健全学生的人格品质 学校要完善心理健康教育体系，重点加强自我意识的培养，比如，让青少年学生从自己的性格特点、思维模式和处事方式等方面出发来了解自己，从自己需要的审美来分析自己，给自己一个相对明确的合理定位。通过心理健康教育传授给学生一些符合自身需求的心理调节方法，比如，听自己喜欢的歌曲、户外爬山运动、乐器学习、绘画等都是对负性心理宣泄和调节的有效方法。也要积极引导学生学会适应，既要主动适应自己的身体成长变化，也要适应外界社会的发展。所以，学校要结合学生的具体身心发展特点，分阶段、分层次地开展心理健康教育，这样才能促使学生将自己学到的心理健康知识应用到自己的学习生活中，努力进行自我塑造，积极纠正错误的身体意象认知，避免出现心理失衡，增强其挫折耐受力和冲动控制能力，从而完善自身的人格品质。

（四）个体情绪行为改善

患有进食障碍者会出现焦虑、抑郁等负向情绪。如果个体一直处在焦虑、紧张、抑郁、烦躁等的消极情绪状态下，也会导致其出现食欲缺乏等问题。因此，当出现焦虑和烦恼时，青少年个体要积极向父母、教师或者心理咨询老师求助，争取保持健康的、向上的情绪。

1. 积极释放压力，合理宣泄情绪 面对紧张的学习节奏、学业压力和人际关系压力等，要预防进食障碍的发生，青少年和始成年期个体要学会缓解和释放压力，合理地发泄自己的不良情绪，如通过做自己喜欢的事情、听自己喜欢的音乐、写日记或者向他人倾诉等方式来帮助自己释放压力，使自己的不良情绪得到宣泄，从而降低发生进食障碍的风险。

2. 借助心理咨询，调整情绪行为 青少年和始成年期个体一定要学会处理坏情绪的方法，及时把这些情绪调整好，以积极的、乐观的心态去面对自己的学习和生活。当自己无法正确地调节和管理自己的情绪时，可以寻求心理咨询老师的帮助，使自身遭遇的困扰和情绪能够得到及时的、有效的缓解和控制，使情绪性进食的发生率大大减少。

综上，进食障碍的预防是需要个人、家庭、学校和社会相互配合的连续过程。一旦察觉有进食行为异常发生时，要予以高度的重视。对进食障碍的风险因素有所了解，并及时对这些因素进行干预，在一定程度上能降低进食障碍发生的风险和概率，从而起到早期预防的作用。

（五）及早筛查和治疗

进食障碍是一种具有长期持续性、多次重复性和内隐性的慢性心理疾病，应对进食障碍的高危人群进行及早筛查，干预及治疗是十分必要的。具体的进食障碍影响因素与干预路径见图 2-4-2。

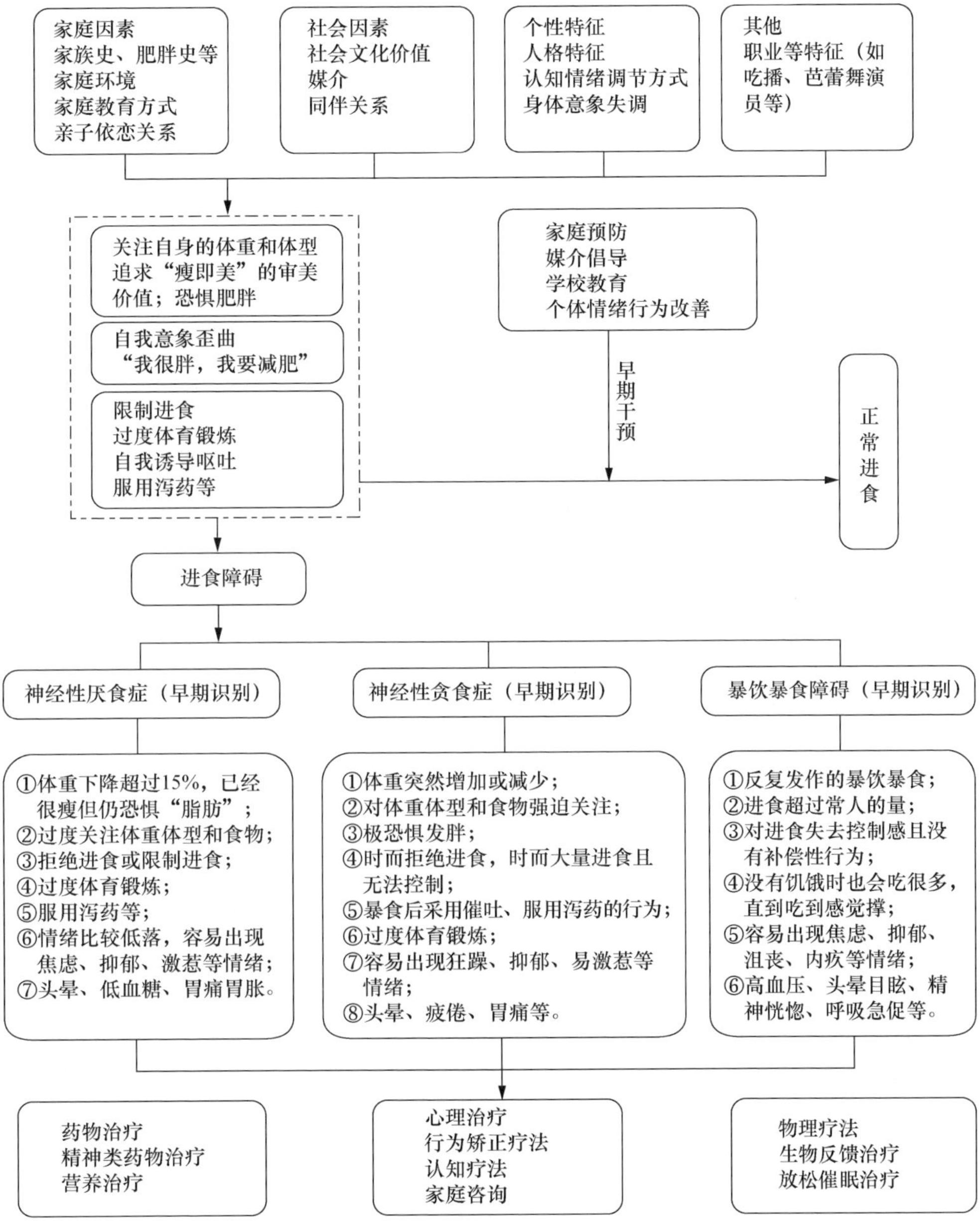

图 2-4-2　进食障碍的影响因素与干预路径

（周明洁　王艳红　郭菲）

参考文献

[1] American Psychiatric Association. Diagnostic and statistical manual of mental disorders. Fifth Edition. Washington, DC: APA, 2013.

[2] Meyre D, Mayhew A, Pigeyre M, et al. An evolutionary genetic perspective of eating disorders. Neuroendocrinology, 2017, 106: 292-306.

[3] Helen B, Claudia N, Anne S, et al. 儿童和青少年进食障碍. 英国医学杂志中文版, 2018, 21 (8): 469-476.

[4] Brytek-Matera A, Czepczor K. Models of eating disorders: a theoretical investigation of abnormal eating patterns and body image disturbance. Archives of Psychiatry and Psychotherapy, 2017, 19 (1): 16-26.

[5] Kessler RC, Berglund PA, Chiu WT, et al. The prevalence and correlates of binge eating disorder in the World Health Organization World Mental Health Surveys. Biological Psychiatry, 2013, 73 (9): 904-914.

[6] Hudson JI, Hiripi E, Pope HG, et al. The prevalence and correlates of eating disorders in the National Comorbidity Survey Replication. Biological Psychiatry, 2007, 61 (3), 348-358.

[7] Chen H, Jackson T. Prevalence and sociodemographic correlates of eating disorder endorsements among adolescents and young adults from China. European Eating Disorders Review the Journal of the Eating Disorders Association, 2010, 16 (5): 375-385.

[8] 陈珏. 进食障碍. 北京: 人民卫生出版社, 2013: 2-7.

[9] 王超. 全球女性和中国青少年女性及青年女性进食障碍检出率及其相关因素的研究. 河北医科大学, 2019.

[10] Goldschmidt AB, Wall MM, Choo THJ, et al. Fifteen-year weight and disordered eating patterns among community-based adolescents. American Journal of Preventive Medicine, 2018, 54 (1): 21-29.

[11] Saleh RN, Salameh RA, Yhya HH, et al. Disordered eating attitudes in female students of An-Najah National University: a cross-sectional study. Journal of Eating Disorders, 2018, 6 (1): 16-21.

[12] Zeiler M, Waldherr K, Philipp J, et al. Prevalence of eating disorder risk and associations with health-related quality of life: results from a large school - based population screening. European Eating Disorders Review, 2016, 24: 9-18.

[13] Esteban-Gonzalo L, Veiga OL, Sonia Gómez-Martínez, et al. Length of residence and risk of eating disorders in immigrant adolescents living in Madrid; the AFINOS study. Nutricion Hospitalaria, 2014, 29 (5): 1047-1053.

[14] Hautala L, Junnila J, Helenius H, et al. Towards understanding gender differences in disordered eating among adolescents. Journal of Clinical Nursing, 2008, 17: 1803-1813.

[15] Baechle C, Castillo K, StraBurger K, et al. Is disordered eating behavior more prevalent in adolescents with early-onset type 1 diabetes than in their representative peers? Int J Eat Disord, 2014, 47 (4): 342-352.

[16] 侯安娴. 北京市初中生进食障碍倾向与体质状况及其关系的研究. 北京体育大学，2016.
[17] 单晓伟，苏虹，徐志伟，等. 合肥市幼师女生进食障碍状况及其与睡眠关系. 中国公共卫生，2012，28 (2)：220-222.
[18] 梁雪梅. 成都市区女性大、中学生进食障碍患病率及相关社会心理因素研究. 四川大学，2007.
[19] 肖广兰，钱铭怡，Gail Huon，等. 北京市中学生进食障碍检出率研究的结构式会谈结果报告. 中国心理卫生杂志，2001，1 (5)：362-364.
[20] Thornton LM，Mazzeo SE，Bulik CM. The heritability of eating disorders：methods and current findings. Curr Top Behav Neurosci，2011，6：141-156.

第五章 零 食

零食是一把影响儿童健康的双刃剑。儿童青少年正处在体格和智力发育的关键时期，适当、适时、适量地吃零食可以为他们提供生长发育所需要的部分能量和营养素，可以补充正餐的营养不足，还可以得到一定的享受。因此，不能简单地把吃零食说成是一种不健康的行为，要积极引导，让儿童青少年学会选择营养相对均衡、全面的零食，使他们既能享受到吃零食的快乐，又能获得所需要的营养。

一、零食与儿童青少年健康

（一）零食概念

我国对于零食的定义相对明确。《中国居民膳食指南（2007）》将零食定义为非正餐时间所吃的各种少量的食物和（或）饮料（不包括水）。《中国学龄儿童膳食指南（2016）》中指出零食是指一日三餐以外的所有食物和饮料，不包括水。新版《中国儿童青少年零食指南（2018）》也将零食定义为非正餐时间食用的各种少量食物和饮料。但是对于正餐时间均没有解释。需要注意的是，对于学龄前儿童，即满2周岁后至满6周岁前的儿童，除了三次正餐外，还推荐每天不少于两次加餐，一般上、下午各一次，晚餐时间比较早时，可在睡前2 h安排一次加餐，加餐不同于正餐，也定义为零食。

国外目前尚无明确的、标准化的零食定义。不同文献中定义零食的方法不同，如根据营养成分、进食时间、食物组、消费者自己的认知进行定义等。国外关于零食的表述比较多元，例如“snacks”、“snack foods”和“snacking”，虽然表述相近，但普通人群对其理解并不相同。有学者认为“snacks”指正餐之间食用的食物或摄入的含有能量的饮料，“snack foods”指高钠、高糖和（或）高脂肪的高能量密度、低营养的食物，如曲奇、蛋糕、含糖饮料和薯片等，与中文的“休闲食品”的概念比较接近，“snacking”指吃零食的行为，无论是吃健康的零食还是高能量密度、低营养的零食。

由于没有明确的、统一的定义，准确地将一次进食划分为正餐或零食是十分困难的。不同研究对零食的定义不同，导致不同研究的结果不具有可比性，系统综述对与零食有关的结果的解释也十分困难，例如零食进食的趋势、零食对营养素和能量摄入的贡献率、对健康的影响等。

（二）零食与儿童青少年健康的关系

1. 零食可以弥补正餐的不足，保证全天营养均衡 零食的合理选择、适时食用可以起到有益于儿童青少年身体健康的作用。对于儿童青少年，零食提供了满足某些食物和营养素每日推荐摄入量的机会，如水果、奶及奶制品、膳食纤维、全谷物等，对健康十分有益。

零食是对2～5岁学龄前儿童营养的补充，是其饮食中的重要内容，也就是常说的“三餐两点”中的两点。我国的幼儿园通常会选择水果、酸奶、牛奶、奶酪等食物作为两点提供给学龄前儿童，作为维生素、优质蛋白质、钙等营养素的重要补充。

2010—2012年中国居民营养与健康状况监测数据显示，我国6～17岁儿童青少年零食供能比平均为9.1%，高于其他年龄组，城市零食消费者的零食供能比（7.3%）高于农村（5.0%）。

宏量营养素的贡献上，零食平均提供了8.6%的碳水化合物、4.7%的蛋白质和8.7%的脂肪。另外，零食还主要提供维生素C、维生素E、总胡萝卜素、膳食纤维、维生素A等，提供的矿物质主要有碘、钾、钙等。综上，对于我国零食消费者而言，零食对脂肪和碳水化合物的贡献均高于对蛋白质的贡献。

一项来自全球49个国家和7个地区组织有关零食建议的综述显示，支持吃零食的最常见理由是对能量和营养素摄入的潜在价值。2016年，中国十二省市儿童青少年的调查研究发现，零食对于儿童青少年来说，以提供碳水化合物为主，对蛋白质的贡献较小，零食对能量、碳水化合物、脂肪和蛋白质摄入的贡献在小年龄组儿童中最多。零食对于小年龄组儿童来说是膳食的一个重要补充，而随年龄增长，青少年更依赖正餐的摄入，因此零食对营养素摄入的贡献降低。此外，儿童的零食消费与整体的膳食质量有关，频率更高、体积更小、能量密度更低的零食与更高的膳食质量有关。

2. 零食对健康的危害 零食提供的营养素不如正餐食物中的营养素均衡、全面，而且零食中的糖、盐和脂肪等含量一般明显高于正餐。零食的摄入容易导致碳水化合物、脂肪、添加糖和能量摄入过量。经常吃零食影响了正餐的摄入，可能会导致体重增加、部分营养素摄入不足等问题。虽然有大量关于儿童青少年零食摄入与超重、肥胖的关系的研究，但是由于各种局限性，迄今为止仍然无法得到一致性的结论。

（1）含糖饮料和肥胖：含糖饮料是儿童青少年摄入频率较高的零食之一，是指任何添加了糖或甜味剂的果味饮料、运动（天然或人工）饮料、非100%果汁饮料、碳酸饮料、茶饮料和咖啡等。

将1966年至2005年间的30项研究（15项横断面研究、10项前瞻性研究及5

项干预性研究）进行系统综述后发现，摄入含糖饮料与儿童体重增加及肥胖呈正相关，有足够的证据表明应该降低含糖饮料的摄入量。随后，该研究团队于 2013 年又进行了系统回顾和荟萃分析，同样发现含糖饮料会促进儿童体重增长，其纳入的 15 项前瞻性队列研究（n=25 745）发现儿童每天多摄入一份含糖饮料可使 BMI 增加 0.06 或 0.05 个单位，5 项随机对照试验（n=2772）发现当含糖饮料摄入减少时，BMI 增加也会减少 0.17 或 0.12 个单位。

总体来说，含糖饮料摄入确实能够增加能量摄入，但为了健康成长，还是建议儿童青少年以白开水代替含糖饮料。

（2）零食和龋齿：如果不遵循适当的卫生习惯，零食摄入还会影响儿童青少年的口腔健康。零食的频率、数量和营养成分似乎都增加了龋齿的风险，尤其饮用含糖饮料和食用甜食是引起儿童早期龋齿的最重要因素。与主要进食正餐的儿童相比，整天以零食代替正餐的儿童龋齿的发生风险是其 2.32 倍，刷牙虽然有助于预防龋齿，但是只能在一定程度上减弱吃零食和长期吃糖对龋齿的影响。因此，为了降低龋齿的风险，最好选择含糖低的食物作为零食，并在每天的最后一餐后彻底清洁牙齿。

近两年一项关于睡前零食摄入，尤其是含游离糖的食物与饮料摄入，与儿童龋齿之间关系的综述，纳入了 18 项研究（13 个横断面研究、4 个队列研究和 1 个病例对照研究），数据显示了两者之间一致的正相关性。《中国儿童青少年零食指南（2018）》也建议，儿童青少年应保持口腔清洁，睡前 1 h 内不吃零食。

随着食品工业的发展，一些被认为对牙齿安全有影响的人造甜味剂逐渐被用作食品和饮料中糖的替代品，如阿斯巴甜、糖精、甜蜜素、木糖醇、甘露醇等，相比于传统添加糖零食，对儿童青少年来说其是否有助于预防龋齿，仍需要更多的研究来证实。

二、儿童零食消费现状、变化趋势及影响因素

（一）儿童零食消费现状

1. 儿童零食消费率 近年来，一些国内调查显示，我国城市儿童零食消费率普遍较高，超过 90%。不同地区、性别和年龄段儿童的零食消费率存在一定的差异，一般表现为城市＞农村，女生＞男生。一项对中国北京、广州、南京、重庆、济南、哈尔滨 6 个城市四、五年级小学生的零食消费调查（2019）显示，小学生在家里吃零食的报告率为 96.4%，其中女生（97.4%）高于男生（95.3%），五年级学生（97.0%）的零食消费报告率高于四年级学生（95.7%）。我国四城市（沈阳、广州、武汉、成都）中小学生零食消费调查（2017）显示，92.9%的中小学生每周至少吃 1 次零食，其中女生（95.0%）高于男生（90.0%），初中生（93.9%）＞高中生（92.7%）＞小学生（91.9%）。农村地区儿童零食消费率低于城市地区，

我国中西部贫困农村地区的调查（2015）显示，79.7%的学生每天吃1次以上的零食。

不同国家之间儿童的零食消费有所差异（图2-5-1）。加拿大国家调查数据的相关研究（2019）发现，超过96%的2～5岁儿童和93%的6～12岁儿童每天至少吃一次零食，高于青少年（85.3%）和成人（80.4%）。美国国家营养调查数据（NHANES 2011—2014年）显示，2～5岁儿童的零食消费率最高（95%），其次是6～11岁的儿童（92%）和12～18岁的儿童（83%）。2011—2012年澳大利亚国家营养调查的数据显示，将近96%的儿童和青少年（2～16岁）每天食用至少一种零食，而超过80%的人报告每天食用两种或两种以上零食。一项对澳大利亚、中国、墨西哥和美国儿童的零食消费模式的比较研究（2018）结果显示，澳大利亚和美国是零食消费最多的国家（超过95%），紧接着是墨西哥（76%）和中国（65%）。“中国健康与营养调查”数据（2016）显示，中国十二省4～17岁青少年零食消费率为65%～76%，低于澳大利亚、美国、加拿大等国家。

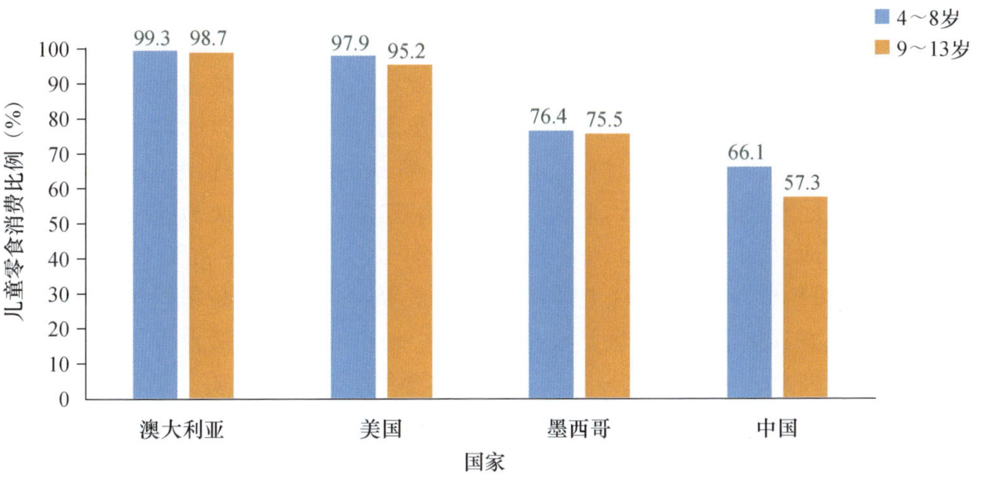

图2-5-1 不同国家儿童零食消费比较

2. 儿童零食消费种类 《中国儿童青少年零食指南（2018）》将零食分为3类：①“可经常食用”零食包括奶及奶制品、新鲜蔬菜和水果、豆及豆制品、坚果等；②“适当食用”零食包括饼干、卤蛋、果干（山楂条、葡萄干）、豆干、地瓜干等；③“限量食用”零食，包括碳酸饮料、膨化食品（薯片、虾条）、糖果、油炸食品、蜜饯（话梅）、奶油蛋糕等（图2-5-2）。不同种类的零食对儿童的健康作用存在正反两面性，新鲜蔬菜水果、奶类和坚果是平衡膳食的重要组成部分，对儿童青少年的生长发育起到促进作用；饮料、膨化食品、糖果、蜜饯往往高糖高脂高盐，可能引起儿童肥胖，对儿童健康不利。

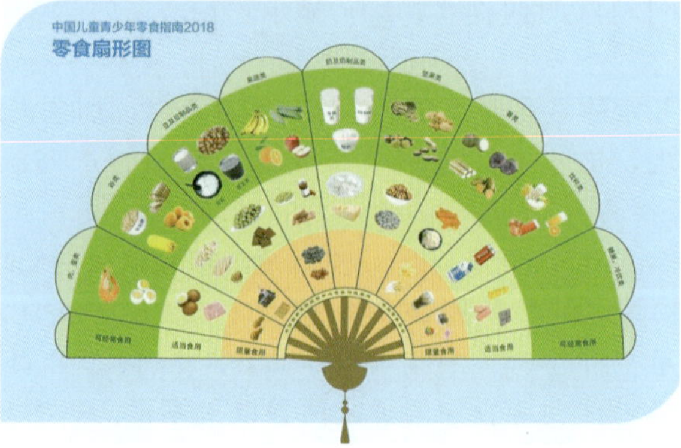

图 2-5-2 零食扇形图（图片源自《中国儿童青少年零食消费指南（2018）》

“中国健康与营养调查”（CHNS）数据（2015）显示，我国儿童消费率最高的零食是水果，消费率前 5 位的零食除了水果类及其制品和乳类及其制品，其他 3 类都是“限量食用”零食，包括速食食品、饮料类及甜饼类。城乡间不同种类零食的消费量各不相同，农村儿童对“限量食用”零食的消费较高，对水果和牛奶的消费较低，尤其值得关注。具体表现为，城市 4～10 岁儿童消费率最高的前 5 位零食依次为水果类及其制品（82.73%）、乳类及其制品（42.81%）、速食食品（33.09%）、小吃和甜饼（16.19%）以及饮料类（13.67%），11～17 岁儿童消费率最高的前 5 位零食与此相同，但饮料类排在第三位，后面依次为速食食品和小吃及甜饼。农村地区两个年龄组消费量最高的前 5 位零食和城市类似，但饮料类（4～10 岁和 11～17 岁）和速食类零食（11～17 岁）的消费率高于同年龄段的城市儿童，分别排第二和第三位，乳类仅排第四位。城市和农村儿童青少年消费率最高的零食都是水果类，达到 77%～84%。水果富含维生素、矿物质、膳食纤维且能量低，对儿童的健康成长有益，属于“可经常食用”零食，应鼓励多吃。城市有 42.81%的 4～10 岁儿童和 34.65%的 11～17 岁青少年消费乳类及其制品，远高于农村的 24.40%和 15.10%。乳类营养成分齐全，组成比例适宜，容易消化吸收，是膳食钙的良好来源，对儿童青少年的体格和生长发育具有重要作用。应该鼓励更多儿童青少年饮用牛奶，并增加摄入量，特别是农村儿童青少年。无论城市还是农村，零食消费率前 5 类的食物中有 3 类是“限量食用”零食，含糖或含脂肪较多，应尽量少吃。

近年来，一些国内地方性调查显示，我国城市儿童消费最多的零食是谷类、新鲜水果蔬菜类和奶类等，而农村地区儿童消费最多的零食为膨化食品、糖果等，农村地区儿童对“限量食用”零食的消费更多。调查显示，城市儿童最常食用的前 3 种零食均为《中国儿童青少年零食消费指南》推荐多吃的零食。而农村儿童选择的零食以“限量食用”比例最高，如膨化食品、饮料、方便面、火腿肠、糖果、辣条等，可能与农村居民的健康营养知识缺乏和经济水平低有关。

表 2-5-1 中国城市 4～17 岁儿童青少年消费最高的前 10 种零食（源自：欧阳一非 等，2016）

4～10 岁				11～17 岁			
零食种类	消费率/%	消费量/g	供能比/%	零食种类	消费率/%	消费量/g	供能比/%
水果类及制品	82.73	108.16	3.42	水果类及制品	83.46	141.51	3.17
乳类及制品	42.81	70.86	3.17	乳类及制品	34.65	47.58	1.85
速食食品	33.09	12.84	3.39	饮料类	19.69	40.09	1.05
小吃、甜饼	16.19	5.07	1.07	速食食品	19.29	8.36	1.67
饮料类	13.67	19.13	0.50	小吃、甜饼	9.06	3.37	0.64
糖、果脯和蜜饯、蜂蜜	7.91	1.02	0.34	坚果、种子类	8.66	5.04	0.60
坚果、种子类	6.12	1.37	0.31	糖、果脯和蜜饯、蜂蜜	5.12	1.40	0.30
畜肉类及制品	4.32	1.09	0.29	畜肉类及制品	3.54	1.04	0.17
谷类及制品	3.60	0.83	0.15	谷类及制品	2.36	0.77	0.10
蔬菜类及制品	2.16	0.64	0.01	蛋类及制品	2.36	0.54	0.04

表 2-5-2 中国农村 4～17 岁儿童青少年消费最高的前 10 种零食（源自：欧阳一非 等，2016）

4～10 岁				11～17 岁			
零食种类	消费率/%	消费量/g	供能比/%	零食种类	消费率/%	消费量/g	供能比/%
水果类及制品	77.51	104.72	2.54	水果类及制品	77.96	139.24	2.63
速食食品	32.78	14.61	3.65	饮料类	24.49	36.49	1.57
饮料类	25.36	31.46	1.63	速食食品	24.08	12.01	2.50
乳类及制品	24.40	31.96	1.51	乳类及制品	15.10	18.64	0.71
小吃、甜饼	13.64	4.75	1.23	小吃、甜饼	8.57	3.06	0.43
坚果、种子类	5.50	1.72	0.31	糖、果脯和蜜饯、蜂蜜	6.94	0.96	0.19
糖、果脯和蜜饯、蜂蜜	4.55	0.76	0.20	谷类及制品	3.27	1.09	0.16
谷类及制品	2.15	1.12	0.13	蔬菜类及制品	3.27	2.21	0.04
蔬菜类及制品	1.91	1.14	0.03	坚果、种子类	3.27	0.90	0.11
蛋类及制品	1.67	0.43	0.04	畜肉类及制品	2.45	1.42	0.19

辣条又名辣片，有的由豆粉制作，有的则是直接由面粉加调味料做成，深受中小学生的喜爱，尤其是农村留守儿童。调查显示，83.25％的广西中小学生食用辣条，中学生略高于小学生。《素质教育框架下农村儿童营养与食品安全教育研究》相关调研显示，由于用于购买零食的零花钱较少，农村儿童，特别是留守儿童吃劣

质零食的现象十分普遍，甚至以零食代替正餐，其中排在第一名的就是辣条。这些辣条大多产自小村镇的小作坊，属于高油、高盐食品，含有较高的脂肪，且食品添加剂、细菌超标现象较为普遍。

不同性别和年龄的儿童消费零食的种类也不同，中学生和男生对“限量食用”零食的消费高于小学生和女生。2019 年六城市调查指出，女生更多地选择奶类、新鲜水果蔬菜等相对健康的零食，而男生更多选择饮料、膨化食品等不健康的零食。2019 年对上海长宁区初中生的调查显示，男生对可乐等碳酸饮料的消费（44.58%）高于女生（34.94%）。2015 年南京市中小学生零食摄入调查结果显示，中学生饮料、冰激凌和膨化食品等“限量食用”零食的消费率明显高于小学生。在小学阶段，学生自主能力较弱，主要由家长购买零食。随着年龄增长，学生自行购买零食的比例逐渐上升，由于学生对营养素缺乏及健康问题了解较少，在选择零食时更多受色泽、口味、广告宣传以及同伴的影响，其次才会考虑是否营养健康，所以容易选择一些营养素含量较低的“限量食用”零食。

国外儿童经常消费的零食种类与我国相比有所不同，尤其对含糖饮料和咸味零食消费较多。美国儿童摄入的主要零食是甜品、甜饮料及咸味零食。澳大利亚儿童消费零食的前 3 位分别是水、水果和饼干，与年龄较小儿童相比，年龄较大的儿童含糖饮料消费较高而水果消费较低。墨西哥年龄较小儿童消费的零食主要是水、水果和含糖饮料，而年龄较大的儿童中，咸味零食取代水果排在第二位。澳大利亚和墨西哥儿童消费最多的零食是水，虽然中国儿童零食的消费中没有列入水，但有研究显示水是中国儿童消费最多的饮料。水果类是受国内外儿童都欢迎的一类零食，在年纪较大的儿童中排名下降，牛奶也有同样的趋势，与 4～8 岁儿童相比，9～13 岁儿童的水果和牛奶消费量较低。与国外相比，我国儿童对牛奶及制品消费率较低，因此，应提高乳制品在中国儿童的消费。

（二）近十年儿童零食消费的变化趋势

1. 零食消费率的变化 我国儿童零食消费率总体上处于上升趋势，其中城市儿童对零食的消费报告率有所下降，可能与早期城市儿童零食消费率较高有关。《中国儿童青少年零食指南（2018）》指出，我国 2 岁及以上人群零食消费率从 20 世纪 90 年代的 11.2%上升至近期的 56.7%。我国部分城市 8～14 岁儿童 1998—2008 年零食消费变化情况的调查显示，两次调查中城市儿童零食消费比例始终保持在较高水平（98%以上）。2019 年对我国六城市高年级小学生的零食消费调查显示，与十年前的调查相比，城市儿童在不同场所消费零食的总报告率均有下降，其中在学校消费零食的报告率下降最多（78.1% *vs.* 59.4%），可能与近年来学校里和学校周边禁止售卖零食，以及学校空闲时间较少、上课不允许吃零食、学校不允许携带零食等有关。

国外研究发现，不同国家儿童的零食消费率有增有减。澳大利亚儿童零食消费率从 1995 年的 92.5%上升到 2011—2012 年的 95.8%。1977—2014 年，美国 2～5

岁儿童的零食消费一直处于增长趋势。2010年和2015年的国家营养调查数据(2019)显示，2010—2015年，哥伦比亚的零食消费比例在下降，其中儿童零食消费下降了13.3%，这跟媒体的积极宣传有关，特别是对饮料中游离糖以及包装食品中能量密度的有害影响的宣传，导致这两种零食的消费下降最多。另外，该研究还发现，在富裕和文化程度较高的人群中零食消费下降最多，提示人们在进行与健康相关的食物购买和消费的决策时存在差异。一方面，具有更大“能力或资源”的人能将科学信息转化为更好的决策；另一方面，随着食物成本的增加，较贫困的人群更倾向于用零食替代昂贵的高营养密度食物（如水果、蔬菜、牛奶）。

2. 零食消费品种的变化 随着全球加工食品供应的增加，不健康的休闲食品和饮料的消费在中低收入国家的儿童饮食中变得越来越普遍，对于正在建立口味偏好的儿童来说，钠、糖和不健康脂肪含量较高的加工食品可能会取代部分营养密集型食品，导致其形成不良的饮食习惯。儿童早期养成的饮食习惯可能会持续到成年并影响长期健康，因此，尽早改善儿童不良的饮食习惯十分重要，促进儿童早期选择健康的食物可以受益终生。

随着时间的变化，我国儿童对零食种类的选择更多样化，对水果、奶制品等的消费有所上升，对饮料类消费有所下降。2019年儿童零食消费调查显示，不同消费品种上，儿童消费饮料、冷饮、膨化食品的报告率有所下降，而消费奶及奶制品、果蔬干、坚果、豆制品的报告率有所上升。中国十二省市儿童青少年零食消费模式的研究(2016)显示，城市和农村4～10岁和11～17岁儿童青少年消费率最高的零食都是水果类，达到77%～84%，儿童对水果类的消费有所改善。说明近年来国内的营养教育取得了一定成果，儿童更多地以健康食品作为零食。另外，我国四城市中小学生零食消费调查（2017年）显示，儿童对不同种类零食之间的食用比例差距在减小，说明现在中小学生的零食食用种类更为多样化。

3. 零食在膳食和营养素贡献上的变化趋势 2012年中国居民营养与健康调查(2016)显示，与2002年相比，零食提供的能量和三大宏量营养素的比例均有所上升。多项研究表明，我国儿童零食消费带来的能量贡献在逐渐增加，但远低于国外儿童。《中国儿童青少年零食指南(2018)》指出，我国2岁及以上零食消费人群中，零食提供的能量占每日总能量的10%左右。1991—2009年，儿童消费的零食仅提供每日能量摄入的6～8%。国外研究发现，近几十年世界不同地区儿童消费零食对每日能量摄入的贡献已大大增加，如澳大利亚儿童消费零食的能量贡献(1995年为24.1%，2011—2012年为30.5%)随时间在增加。1977—2014年，美国2～5岁儿童零食消费带来的人均能量摄入量显著增加，其中，贫困和家庭教育水平较低的儿童从零食摄取的能量增加了100%以上。

(三) 儿童零食消费的主要影响因素

在过去的几十年，儿童从能量密集型零食中摄取的能量逐渐增多，而能量密集型的零食往往含有大量的糖和脂肪且营养价值低，对儿童健康会产生不利影响。鉴于儿童的饮食习惯一旦持续到成年就很难改变，因此，有必要扭转这一趋势，促进儿童建立起健康的饮食习惯。为此，我们需要了解影响儿童零食消费的因素（图 2-5-3），进而有针对性的采取干预措施。

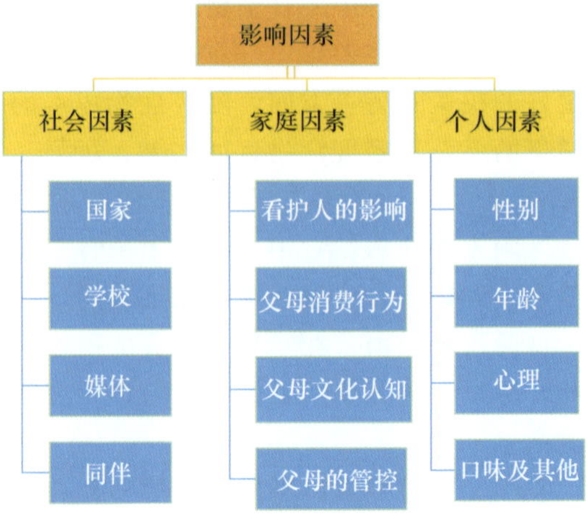

图 2-5-3　儿童零食消费的相关影响因素

1. 社会因素

（1）国家政策对儿童健康零食摄入的引导起很大作用：我国政府推行的“学生饮用奶计划”为中西部贫困地区儿童提供牛奶，显著增加了我国儿童对牛奶的摄入，有利于儿童健康。美国政府为小学生提供新鲜的水果和蔬菜作为零食补充，既能增加儿童对蔬菜水果的摄入，又有利于儿童在学校外养成健康的饮食习惯。多项研究表明，征糖税可能是减少含糖饮料消费的一种有效措施。迄今为止，墨西哥、英国、爱尔兰、法国、南非、智利以及美国的几个城市（例如，伯克利、费城、博尔德、西雅图）都已实施了含糖饮料税。

（2）营造健康的校园环境有利于儿童对健康零食的消费：校园环境会影响儿童对零食的消费。法国的校园自动贩卖机禁令使在校学生早上来源于零食的糖摄入量减少 10 g，学生早上零食消费频率也有所降低。2019 年，对意大利高中生的调查发现，学生的零食消费行为会受到学校相关策略的影响，如免费发放牛奶、在学校食堂提供健康零食、提供关于健康零食的教育等。此外，学生在学校的零食消费受到学校附近快餐店或小贩供应的影响。有相关的实验研究表明，将零食放置在远离人群的地方，会不断减少其消费（邻近效应）。因此，建议学校管理人员在学校营造一个健康的食物环境，为学生提供健康的零食选择，以防他们从快餐店购买不健康的零食，鼓励他们食用健康的零食并采取健康的零食消费行为。

（3）媒体环境对儿童零食消费的影响越来越大：从传统的电视到更多元的社交媒体，甚至是受欢迎的媒体角色都会对儿童的零食消费产生影响。看电视可能会使儿童更多地暴露在食品广告中，导致儿童消费零食增加。有研究指出，看视屏时长可能会增加对不健康食物或饮料营销的暴露，导致不健康零食的摄入，视屏时长尤其是电视时长与青少年的零食摄入相关。电视内容可以分散儿童的注意力，容易引起儿童盲目进食，导致进食量的增加。2019 年，一项对加利福尼亚 26 所中学进行的研究发现，青少年的视屏时长与含糖饮料和不健康零食消费之间存在正相关关系，每天额外增加 1 h 的视屏时长会增加约 0.5 份含糖饮料和 1 份不健康零食的消费。

随着社交媒体的流行，现在的儿童更容易相信社交媒体上博主的推荐，而不是传统的明星或品牌广告。2019 年，一项随机对照试验结果表明，社交媒体上有影响力的人物（“网红”）进行不健康零食的营销可以增加儿童对这种零食的摄入。有研究显示，对媒体角色有意识的认知会影响儿童对零食的选择和食用。受欢迎的儿童节目中的媒体角色会对儿童的零食消费产生影响，与没有角色或不熟悉的角色相比，儿童更倾向于选择由受欢迎的媒体角色代言的食物作为零食，尤其是能量密度高，营养价值低的食物。当健康食物通过受欢迎的媒体人物代言时，儿童将选择并食用，而不仅仅选择不健康的食物和饮料。尽管广告游戏（通过产品放置向儿童推销产品的游戏）主要用于营销不健康的食物，但那些促销健康食物的广告游戏也会增加儿童对健康零食的消费，促进其更健康的饮食行为。

（4）“同伴效应”极大地增加了儿童对零食的摄取：儿童对零食的消费不仅仅是一种个人行为，很大程度上会受到同伴的影响。研究表明，饮食行为在很大程度上受刺激引导，而在这些影响零食消费行为刺激中，社会刺激的影响更大。研究证实，当有另一个人在你面前吃零食时，会影响你吃零食的类型和数量，看到另一个人吃东西是导致零食消费的一种最相关的社会刺激。小学生和同伴之间的零食消费行为相互影响很大，小学生的好奇心和驱众心理，使他们很容易受身边同学的影响，不管别人吃的零食是否健康，他们都乐意和同学一起分享。一项针对荷兰 8～12 岁儿童的纵向研究发现，受同伴影响的儿童会消费和购买更多的零食，与其他研究一致。

2. 家庭因素

（1）看护人的影响：家庭尤其看护人在儿童零食消费行为形成过程中起着至关重要的作用。家庭收入对儿童饮食行为的影响是双向的，收入越高，家庭的购买力越好，一方面增加了儿童对食物种类和数量的选择，另一方面也会促使儿童消费甜食、饮料、油炸小食品等不良零食行为的形成。家庭对零食的供应与儿童零食的消费量也有关。对北京市学龄前儿童的研究显示，隔代抚养与儿童频繁食用蛋糕或派类零食相关。多数情况下，父母对孩子的管制更加严格，而祖父母或外祖父母对孩子更加疼爱，往往对孩子有求必应，因此，如果被隔代抚养的孩子喜爱蛋糕或派类零食，他们频繁食用的要求可能更容易被满足。

（2）父母的零食消费行为会直接影响孩子对零食的消费：父母对零食的消费行为会直接影响孩子对零食的消费，特别是母亲的影响较大。父母的提示可以增加儿童摄入的可能性，父母提示吃的食物与儿童实际吃的食物百分数之间呈显著正相关。国内研究结果显示，家长消费零食的学生，消费零食的可能性约是家长不消费学生的 2 倍，家长经常消费某种零食，学生也会更倾向于经常消费该种类零食。一项纵向研究（2018）也发现，青少年更倾向于采用母亲的零食习惯，证明了母亲在形成青少年零食行为中的重要性，不仅影响儿童现在的零食行为而且对其未来的零食消费也有影响。可能的原因是青少年在对母亲的零食行为进行模仿，通过社会学习，儿童会直接观察和效仿母亲的零食行为。儿童的饮食行为、偏好往往也模仿了家长。因此，家长在正确引导儿童的零食摄入时，要用自己的行为做出示范。

（3）家长对营养的认知程度越高，孩子对不健康零食的消费越低：家长对营养的认知程度、对零食消费认知态度对儿童的零食消费影响很大。家长文化程度越高，学生越倾向于消费奶及奶制品，越不会吃薯片、薯条。国外研究显示，接受中等教育母亲的孩子比接受高等教育母亲的孩子食用更多的零食。父母对食物的知识、态度与儿童饮食行为密切相关，家长对零食安全的认知和态度能影响儿童对蛋糕或派类零食的消费行为。家长对营养标签越关注，对高糖、高盐、高油类零食的限制程度越高，对食品添加剂问题越担心，儿童频繁食用蛋糕或派类零食的程度越低。家长是否喜欢饼干类、膨化食品类和糖类零食对儿童是否频繁食用也具有显著影响。受教育程度高，具备良好的营养认知、态度的家长，能将营养知识应用于日常饮食，指导儿童养成良好饮食习惯。

（4）父母合理的控制和鼓励有利于儿童减少不健康零食的消费：父母合理的控制和鼓励与儿童更少的不健康零食消费有关，使用食物作为一种奖励或者用来应对不良情绪容易使儿童摄入更多的不健康零食。研究发现（2018），父母的控制与儿童非饥饿状态时的零食摄入有关。一项干预研究也发现，父母对看电视期间不健康零食摄入的限制、父母仅在特殊情况下才允许不健康零食摄入的规定可能影响儿童零食消费。零食奖励对青少年儿童零食消费具有促进作用，父母对高糖、高盐和高能量食品的限制则存在抑制作用。但是，父母对零食过度的控制和限制则会产生负面影响。2016 年对超重肥胖儿童的研究表明，父母过度的监督和控制反而使儿童在非饥饿状态时消费零食的倾向性变得更大。父母限制性的喂养方式与儿童不健康的零食消费有关。一项前瞻性研究证实，限制性父母喂养策略对儿童的零食摄入会产生负面影响。

3. 儿童个人因素

（1）女生和低年龄儿童零食消费更多：不同性别和年龄段的儿童对零食的消费不同，女生和低年龄段儿童零食消费的可能性更大。女生更容易吃零食，分析原因可能是由于胃容量不同，女生一般在正餐时的食用量往往小于男生，需要在两餐之间补充能量以应对日常学习和活动的需要，所以女生食用零食的频率相对男生较高。有研究表明，食用零食可以满足心理上的需求并达到平复情绪的作用。由于女生感情比较细腻，情绪波动也较男生频繁，频繁变动的情绪需要一个发泄的渠道，食用零食就成为常见的选择之一。对中小学生零食摄入的影响因素分析发现，零食摄入频率上，低年级高于高年级。国外儿童青少年食用零食的比例随年龄上升而下降，可能因随着年龄的增长学生的自制力有所增强，周围环境提供零食的现象逐渐减少，学生随着年龄增加所具备的相关零食营养知识逐渐积累，可以辨别、选择、控制零食摄入的能力不断提高。有研究显示，看电视、上网时间的增长会直接导致零食摄入量的增加。也有研究显示，学龄儿童在学校和其他地方吃零食的比例随着年龄增加而增加，推测可能是因为学龄儿童随着年龄增长可自由支配的零用钱增多。

（2）情绪冲动时，儿童会消费更多的不健康零食：心理因素是食物选择的重要决定因素，个体特定心理特征的差异可能导致不同的饮食行为，儿童的心理和情绪状态可能影响其零食消费行为。一项对欧洲 12～18 岁青少年的研究发现，具有更强情绪性冲动的青少年零食消费频率更高，特别是能量密集型零食。还有研究发现，冲动与零食消费呈正相关关系，具有冲动特性或冲动情绪时摄入零食的可能性会增加 2.32 倍，且冲动时选择健康零食的倾向性更低，往往会导致不健康零食的摄入。2018 年的一项研究显示，在儿童早期就存在对正面和负面情绪的情绪性饮食，儿童的情绪状态可能影响零食消费。无论是积极还是消极的情绪下，儿童都会优先选择巧克力而不是其他食物。在中性情绪时，儿童会消费更多的咸味零食。也有其他研究表明，情绪性饮食更倾向于高糖高脂的食物。一种可能的原因是相比营养密集型食物，能量密集型食物对人们心情的调节作用更大。

（3）口味是儿童选择零食的重要原因：口味是青少年选择食物的最重要标准之一。阻止学生食用健康零食的一个因素是由于它们的口味不好而导致了他们对这些零食的消极情绪，由于与年龄相关的某些生理和心理动机，他们倾向于食用更美味的零食和快餐。一项对北京中小学生的研究也发现，60%以上的农村中小学生选择零食的主要原因是味道好。学龄期儿童往往有很强的好奇心，对各种各样的零食也充满好奇心，因此，他们想尝试那些在学校及周边贩卖的零食，并不会在意零食的营养成分或者食品安全问题。

三、促进儿童零食的合理消费

（一）我国零食相关的法律、法规、标准、政策和指南

1. 法律 2015 年 9 月开始施行的新《中华人民共和国广告法》相比于 1995 年正式施行的《广告法》增加了一条规定：不得在中小学校、幼儿园内开展广告活动，不得利用中小学生和幼儿的教材、教辅材料、练习册、文具、教具、校服、校车等发布或者变相发布广告，但公益广告除外。虽然未直接指出零食，但其范围包括了零食的广告。2018 年 10 月正式施行的再次修订后的《中华人民共和国广告法》中仍然保留了此条规定。

2. 法规 2019 年 4 月 1 日起，经教育部、国家市场监管总局及国家卫生健康

委的审议，《学校食品安全与营养健康管理规定》（以下简称管理规定）正式施行，对儿童青少年相关的食品经营场所进行了规定。第三章第二十条明确写到，中小学、幼儿园一般不得在校内设置小卖部、超市等食品经营场所，确有需要设置的，应当依法取得许可，并避免售卖高盐、高糖及高脂食品。

同年12月2日，由市场监管总局、教育部、国家卫生健康委及公安部联合发布的《关于落实主体责任强化校园食品安全管理的指导意见》（以下简称指导意见）对上述管理规定提出了具体的指导要求，对于非寄宿制中小学、幼儿园，原则上不得在校内设置食品小卖部、超市，已经设置的，要逐步退出。对于寄宿制中小学，确需设置食品小卖部、超市的，应依法取得许可，原则上只售卖纯净水、矿泉水、预包装面包、牛奶等食品。为了保证儿童青少年购买食品的安全性，该指导意见还强调了市场监管部门需落实学校及周边食品安全监管责任，如加大对供餐单位、学校食堂及校园周边小食品店、小餐饮店等的监督检查力度，重点检查食品经营者是否取得食品生产经营许可，从业人员是否持有健康证明，售卖或贮存、使用的食品是否为“三无食品”、超过保质期限食品、腐败变质食品以及不得向中小学和幼儿园提供的食品品种等，严肃查处学校及周边食品安全违法违规行为，严厉打击校园周边无证无照从事食品生产经营等行为。

3. 标准 对于以预包装食品形式销售的零食，我国出台了相关的预包装食品国家标准——《预包装食品标签通则》及《预包装食品营养标签通则》。

（1）《预包装食品标签通则》：为了保障食品安全、规范食品市场、引导科学消费，我国颁布并实施了《预包装食品标签通则》（GB 7718-2011），该标准于2016年底列入食品安全国家标准修订计划，并于2017年初正式启动修订。2018年11月，我国发布了《食品安全国家标准预包装食品标签通则》（征求意见稿），明确了生产日期的定义、对标签的基本要求做了增补等，如：明确不得以任何形式明示或暗示食品或食品中的某成分具有预防、治疗疾病的作用，目前仍在征求意见中。

（2）《预包装食品营养标签通则》：2011年11月，原卫生部（现卫生健康委）公布了我国第一个食品营养标签国家标准——《预包装食品营养标签通则》（GB 28050-2011）。

根据《预包装食品营养标签通则》（GB 28050-2011）规定，含钠≤120 mg/100 g或100 ml为低钠食品，含钠≤40 mg/100 g或100 ml为极低钠或极少钠食品，含钠≤5 mg/100 g或100 ml为无或不含钠食品；含糖≤5 g/100 g（固体）或100 ml（液体）为低糖食品，含糖≤0.5 g/100 g（固体）或100 ml（液体）为无或不含糖食品；含脂肪≤3 g/100 g（固体）或≤1.5 g/100 ml（液体）为低脂肪食品，含脂肪≤0.5 g/100 g（固体）或100 ml（液体）为无或不含脂肪食品。

4. 政策 为贯彻落实《“健康中国2030”规划纲要》，提高国民营养健康水平，国务院于2017年6月30日印发了《国民营养计划（2017—2030年）》。该计划将开展六项重大行动，其中的“学生营养改善行动”提出了加强对校园及周边食物售卖的管理。

为贯彻落实《“健康中国 2030”规划纲要》和《中国防治慢性病中长期规划（2017—2025年）》，进一步加强健康口腔工作，提升群众口腔健康意识和行为能力，国家卫生健康委办公厅于2019年1月31日印发了《健康口腔行动方案（2019—2025年）》。该方案提出四大具体行动，分别为：口腔健康行为普及行动、口腔健康管理优化行动、口腔健康能力提升行动和口腔健康产业发展行动。其中口腔健康管理优化行动明确提出开展“减糖”专项行动，结合健康校园建设，中小学校及托幼机构限制销售高糖饮料和零食，食堂减少含糖饮料和高糖食品的供应。

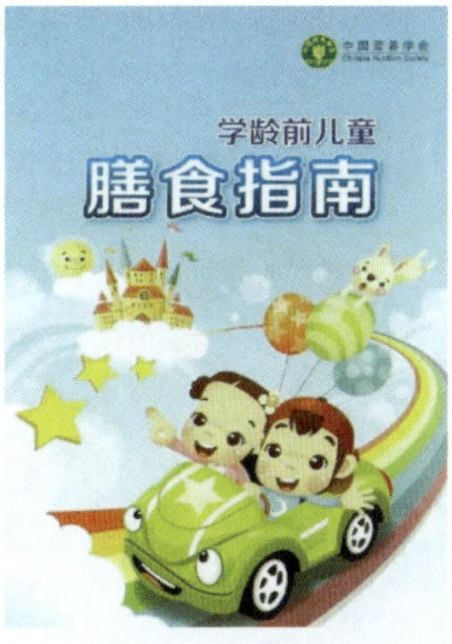

图 2-5-4　《学龄前儿童膳食指南》

5. 指南

（1）《学龄前儿童膳食指南（2016）》：学龄前儿童是指2周岁以上至未满6周岁的儿童，基于其生理和营养特点，中国营养学会出版了《学龄前儿童膳食指南（2016）》（图 2-5-4），在一般人群膳食指南的基础上增加了5条关键推荐，分别为：①规律就餐，自主进食不挑食，培养良好饮食习惯。②每天饮奶，足量饮水，正确选择零食。③食物合理烹调，易于消化，少调料、少油炸。④参与食物选择与制作，增进对食物的认知与喜爱。⑤经常户外活动，保障健康生长。

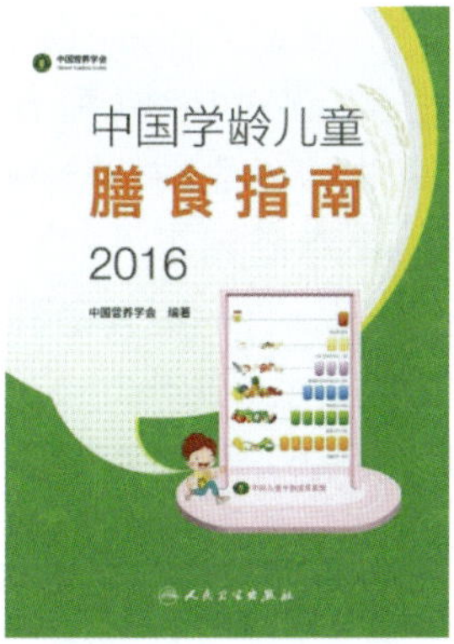

图 2-5-5　《中国学龄儿童膳食指南（2016）》

（2）《中国学龄儿童膳食指南（2016）》：在《中国居民膳食指南（2016）》中一般人群膳食指南的基础上，经反复论证和征求意见制定的《中国学龄儿童膳食指南（2016）》（图 2-5-5）对其进行了扩充，使其更加全面、完善。关键推荐有5条，包括：①应选择干净卫生、营养价值高的食物作为零食；②可在两餐之间，吃适量的零食；③足量饮水，每天 800～1400 ml，首选白开水；④少喝或不喝含糖饮料；⑤禁止饮酒。“实践应用”包括5点：①合理选择零食；②足量饮水；③不喝或少喝含糖饮料，更不能用饮料代替水；④巧用营养标签选零食和饮料；⑤禁止饮酒。

（3）《中国儿童青少年零食指南（2018）》：为了引导我国3～17岁儿童青少年树立正确的饮食观和健康观，减少或纠正不良的零食消费行为，中国疾病预防控制中心营养与健康所和中国营养学会联合出版了《中国儿童青少年零食指南（2018）》（以下称零食指南）。2018版零食指南是在2008版的基础上，针对我国儿童青少年零食消费特点，经过大量调研、专家研讨、广泛征求意见，并参考了国际上的最新研究进展编制而成，分为2～5岁、6～12岁和13～17岁3册（图 2-5-6）。

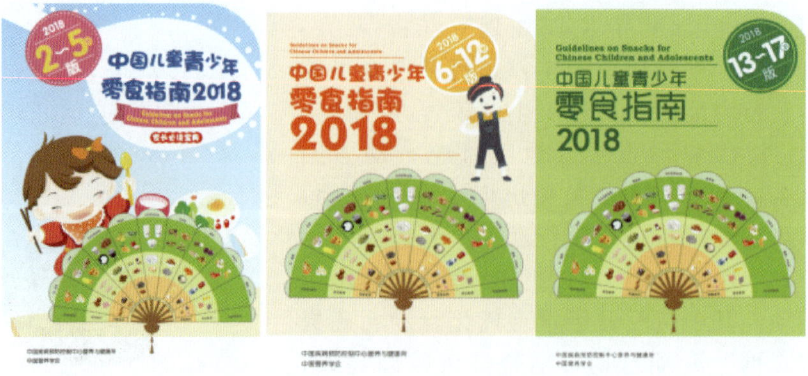

图 2-5-6 《中国儿童青少年零食指南（2018）》

（二）行为建议

1. 政府 对于食品工业，政府需要号召其降低各种零食中游离糖、钠、饱和脂肪酸、反式脂肪酸等的添加量，要求其在糖果、快餐、含糖饮料等食品包装上标示警告语，如“大量吃糖有害健康”等，如同在烟盒上印刷的“吸烟有害健康”，起到警示作用。

其次，国家教育部应鼓励中小学开展营养、食育相关的课程，从小培养我国儿童青少年健康饮食的观念。

食品补贴和征税是两种潜在的全人群干预措施，能够促进食品公司改良配方以及有效改善人们的饮食习惯。2018 年 4 月，在英国将正式征收糖税之前，已经有制造商重新制定了能量饮料的配方，将糖含量从 10.6 g/100 ml 降低到了 9.5 g/100 ml。对健康食品补贴和非健康食品征税的成本效益分析综述表明，将健康食品补贴与非健康食品征税联合一起实施最为有效，至少征收 20%的税才会对健康产生有益影响。因此，我国政府也可以尝试通过补贴或征税的方式来敦促食品公司生产更健康的零食。但是确定哪些食品是健康食品哪些食品是不健康食品仍然是国际上争论的焦点。

另外，食品广告是影响食物选择的重要因素之一。食品饮料行业 2011 年销售费用前 10 位的上市公司广告费高达 93 亿元，2013 年食品饮料品牌网络广告费用达 2.8 亿元。我国政府应在目前实行的《广告法》的基础上，加强对食品广告的控制，一方面停止播放针对儿童的不健康的食品广告，另一方面增加健康食品的公益广告。

2. 学校、幼儿园 教育发挥着重要作用，学校应开设营养、食育等相关的课程，将零食指南纳入学校的健康教育计划，从小培养健康选择食物的良好习惯。

为学龄前儿童、学生提供加餐时应首选水果、蔬菜、牛奶等作为零食。有干预性研究显示，加餐提供蔬菜这一举措能够成功地增加儿童青少年全天蔬菜的消费量。

认真贯彻落实《学校食品安全与营养健康管理规定》与《关于落实主体责任强化校园食品安全管理的指导意见》。中小学、幼儿园不在校内设置小卖部、超市等食品经营场所，确有需要设置的，应当依法取得许可，并避免售卖高盐、高糖及高脂食品；对于非寄宿制中小学、幼儿园，原则上不在校内设置食品小卖部、超市，已经设置的，逐步退出；对于寄宿制中小学，确需设置食品小卖部、超市的，应依法取得许可，原则上只售卖纯净水、矿泉水、预包装面包、牛奶等食品。

3. 家庭 首先，家长需要做好榜样，自己减少食用不健康的零食，多进食水果、牛奶、坚果等零食。其次，家长尽量在家中常备水果、牛奶、坚果等零食，不购买或少购买油炸、膨化食品、含糖饮料等能量、脂肪或糖含量较高的食品。另外，对于年龄小的儿童，家长不以零食作为鼓励或奖励的手段。最后，家长需教导儿童青少年营养相关的知识，例如根据营养成分表选择健康的零食，在正规商店购买正规厂家生产的零食，选择营养丰富的零食，而不是能量高的零食，为防止病从口入，食用前查看食品是否过期，观察零食的卫生状况，不买三无零食，不吃街头零食，避免因食用不卫生的食物引起中毒及胃肠道疾病等。

4. 个人

（1）如何选择零食：选择干净卫生、新鲜、天然、易消化、营养价值高的食物，尤其是正餐不容易包含的一些食物，如奶制品、新鲜水果、蔬菜、坚果等食物；少选油炸、含盐高或含添加糖高的食品，如含糖饮料、膨化食品等；注意零食的食用安全，低龄儿童不要选择整粒的豆类、坚果类食物，防止呛入气管发生意外，可以磨成粉或打成糊；不喝含酒精、含咖啡因的饮料。

（2）吃零食的时间：零食最好安排在两次正餐之间，量不宜多，不能用零食代替正餐。吃零食的时间不要离正餐时间太近，最好间隔 1.5～2 h，睡觉前 1 h 内不吃零食。

（3）吃零食的方式：吃零食前要洗手，吃零食后要及时刷牙或漱口；不要看电视时吃零食，也不要边玩边吃零食。

（4）了解零食：对于年龄较大的儿童，可学会看营养成分表，学会辨识食品生产日期和保质期。没有生产日期、无质量合格证或无生产厂家信息的“三无”产品不能选。

（5）特殊需求：已经超重、肥胖的儿童青少年，应关注能量、碳水化合物、脂肪等信息，选择低能量、低脂肪的零食。对于有特殊需求的，可根据营养标签中声称的“高钙”“低脂肪”“低胆固醇”等进行选择。

（张兵　王惠君　黄绯绯　张晓帆）

参考文献

[1] Potter M，Vlassopoulos A，Lehmann U. Snacking Recommendations Worldwide：A Scoping Review. Adv Nutr，2018，9（2）：86-98.

[2] Kachurak A，Bailey RL，Davey A，et al. Daily Snacking Occasions，Snack Size，and Snack Energy Density as Predictors of Diet Quality among US Children Aged 2 to 5 Years. Nutrients，2019，11（7）：1440.

[3] Keast DR，Nicklas TA，O'Neil CE. Snacking is associated with reduced risk of overweight and reduced abdominal obesity in adolescents：National Health and Nutrition Examination Survey（NHANES）1999—2004. Am J Clin Nutr，2010，92（2）：428-435.

[4] Café ACC，Lopes CADO，Novais RLR，et al. consumo de bebidas açucaradas，leite e sua associação com o índice de massa corporal na adolescência：uma revisão sistemática. Revista Paulista de Pediatria，2018，36（1）：91-99.

[5] Paglia L，Scaglioni S，Torchia V，et al. Familial and dietary risk factors in Early Childhood Caries. Eur J Paediatr Dent，2016，17（2）：93-99.

[6] O'Malley L，Worthington HV，Donaldson M，et al. Oral health behaviours of parents and young children in a practice-based caries prevention trial in Northern Ireland. Community Dent Oral Epidemiol，2018，46（3）：251-257.

[7] Wigen TI，Baumgartner CS，Wang NJ. Identification of caries risk in 2-year-olds. Community Dent Oral Epidemiol，2018，46（3）：297-302.

[8] 张曼，闫心语，李亦斌，等. 中国城市高年级小学生零食消费现况. 中国学校卫生，2019，40（2）：171-174.

[9] 唐振闯，张倩，李荔，等. 农村学生营养改善计划地区学生零食消费状况. 中国学校卫生，2015，36（05）：669-672.

[10] Wang D，Van der horst K，Jacquier EF，et al. Snacking Patterns in Children：A Comparison between Australia，China，Mexico，and the US. Nutrients，2018，10（2）：198.

[11] 欧阳一非，王惠君，王丹彤，等. 中国十二省市儿童青少年零食消费模式研究. 卫生研究，2016，45（06）：868-875.

[12] 于冬梅，何宇纳，郭齐雅，等. 2002—2012 年中国居民能量营养素摄入状况及变化趋势. 卫生研究，2016，45（4）：527-533.

[13] Larson N，Story M. A review of snacking patterns among children and adolescents：what are the implications of snacking for weight status? Childhood obesity（Print），2013，9（2）：104-115.

[14] Ohri-vachaspati P，Turner L，Chaloupka FJ. Fresh Fruit and Vegetable Program participation in elementary schools in the United States and availability of fruits and vegetables in school lunch meals. Journal of the Academy of Nutrition and Dietetics，2012，112（6）：921-926.

[15] Capacci S，Mazzocchi M，Shankar B. Breaking Habits：The Effect of the French Vending Machine Ban on School Snacking and Sugar Intakes. Journal of policy analysis and manage-

ment: [the journal of the Association for Public Policy Analysis and Management], 2018, 37 (1): 88-111.

[16] Coates AE, Hardman CA, Halford JCG, et al. The effect of influencer marketing of food and a "protective" advertising disclosure on children's food intake. Pediatric obesity, 2019, 14 (10): e12540.

[17] Boots SB, Tiggemann M, Corsini N. "That's enough now!": A prospective study of the effects of maternal control on children's snack intake. Appetite, 2018, 126: 1-7.

[18] Eisenberg ME, Larson NI, Gollust SE, et al. Snacking on Television: A Content Analysis of Adolescents' Favorite Shows. Preventing chronic disease, 2016, 13: E66.

[19] Benard M, Bellisle F, Kesse-guyot E, et al. Impulsivity is associated with food intake, snacking, and eating disorders in a general population. The American journal of clinical nutrition, 2019, 109 (1): 117-26.

[20] Tan CC, Holub SC. The effects of happiness and sadness on Children's snack consumption. Appetite, 2018, 123: 169-74.

第六章　隐性饥饿

2014 年的第二届国际营养大会上通过的《营养问题罗马宣言》把当前全球营养不良分为营养摄入不足、微量营养素缺乏以及超重和肥胖 3 种类别，也称为营养的三重负担。其中微量营养素缺乏指维生素和矿物质缺乏，即隐性饥饿。隐性饥饿是全球普遍性的营养负担，不仅造成个人营养不良和疾病，同时影响了家庭生活质量改善和社会经济持续发展。

一、隐性饥饿现况及发展趋势

隐性饥饿是长期饥饿的一种，仅为微量营养素摄入不足，由于没有明显的胃肠和身体感受，所以被形象地描述为隐性饥饿（hidden hunger）。

- ✓ **饥饿（hunger）**：由于人体未采食而消化道内食物已排空的状态，导致胃肠及身体的不适的感觉。
- ✓ **急性饥饿（acute hunger）**：特定的时间范围内，如灾害、战乱等导致的食物短缺和急性营养不良。
- ✓ **长期饥饿（chronic hunger）**：食物能量和营养素种类数量不能满足身体需要的生理状况。
- ✓ **隐性饥饿（hidden hunger）**：长期饥饿的一种，仅为微量营养素摄入不足，由于没有明显的胃肠和身体感受，所以被形象地描述为隐性饥饿。

2018 年 FAO 报道全球约 20 亿人口存在隐性饥饿，包括各年龄阶段人群的碘缺乏、缺铁性贫血、维生素 A 及锌缺乏等。影响人数是蛋白质-能量摄入不足人数的 2 倍多。儿童是微量营养素缺乏的高危人群，《2019 年世界儿童状况》报告，2018 年全球有 3.4 亿儿童遭受隐性饥饿的困扰。

按患病率排序，所有年龄段最普遍缺乏的微量营养素是碘、铁、锌、维生素 A。钙、维生素 D、B 族维生素（如叶酸）的缺乏也很常见。

隐性饥饿在全球普遍存在，撒哈拉以南的非洲地区以及印度和阿富汗隐性饥饿程度惊人，中南亚和东南亚许多国家隐性饥饿程度也很严重，大多数南美国家只有轻度至中度的隐性饥饿。由于微量营养素缺乏而导致的隐性饥饿疾病伤残年（Disability-Adjusted Life Years，DALYs）在撒哈拉以南的非洲国家最高。

（一）铁营养状况和贫血状况

目前WHO尚未公布全球铁缺乏（ID）的数据。约旦2002年和2010年两次营养调查以血清铁蛋白（SF）<15 μg/L判断ID，结果显示学龄前儿童ID发生率从26.2%降到13.7%，IDA发生率从10.1%降到4.8%。2005年哥伦比亚营养监测结果报道38%学龄儿童贫血，以SF<12 μg/L判断ID发生率为3.6%。

2010—2013年中国居民营养与健康状况监测显示，城市和农村3～5岁儿童ID的患病率为2.6%和4.1%，大城市和贫困地区6～11岁儿童ID的患病率分别为0.6%和1.5%，12～17岁儿童ID的患病率分别为3.6%和4.3%，见表2-6-1。

WHO 2015年发布的报告显示：截至2011年，全世界大约有2.73亿5岁以下儿童贫血，儿童贫血患病率为42.6%。在地区分布上，非洲、东南亚、地中海东部地区儿童平均血红蛋白水平最低，在104～109 g/L之间，其中东南亚和非洲地区一半以上（53.8%或者更多）的儿童患有贫血，非洲地区严重贫血患病率最高，3.6%儿童受到影响。

表2-6-1 大城市和贫困农村儿童SF水平和低SF率

	SF水平平均值（ng/ml）		低SF率（%）（WHO标准<15或12 ng/ml[a]）	
	大城市	贫困农村	大城市/城市[b]	贫困农村/农村[b]
3～5岁				
合计	49.2	58.3	2.6	4.1
男	45.1	55.6	2.4	4.5
女	53.3	60.8	2.7	3.6
6～11岁				
合计	68.3	65.4	0.6	1.5
男	66.1	64.6	0.4	1.1
女	70.5	66.1	0.8	1.9
12～17岁				
合计	63.0	61.6	3.6	4.3
男	80.3	71.0	1.8	1.9
女	50.1	52.4	5.2	7.1

注：a：WHO标准：3～5岁儿童SF<12 ng/ml为铁缺乏，5岁及以上<15 ng/ml为铁缺乏。b：3～5岁儿童低SF率为城市和农村，其余为大城市和贫困农村。WHO标准中3～5岁儿童低SF率为城市和农村结果。

中国儿童贫血患病率低于全球平均水平，近十年儿童贫血患病率改善水平明显高于全球水平。2010—2013年中国居民营养与健康状况监测数据显示，0～5岁儿童贫血患病率为11.6%，贫困农村和6～11月龄组的贫血患病情况较为严重，分别是16.6%和28.5%。与2002年相比，0～5岁儿童的贫血患病率有较大幅度下降。6～11岁儿童贫血患病率为5.0%，12～17岁儿童为8.0%，较2002年分别下降了7.1个百分点和7.9个百分点（图2-6-1）。

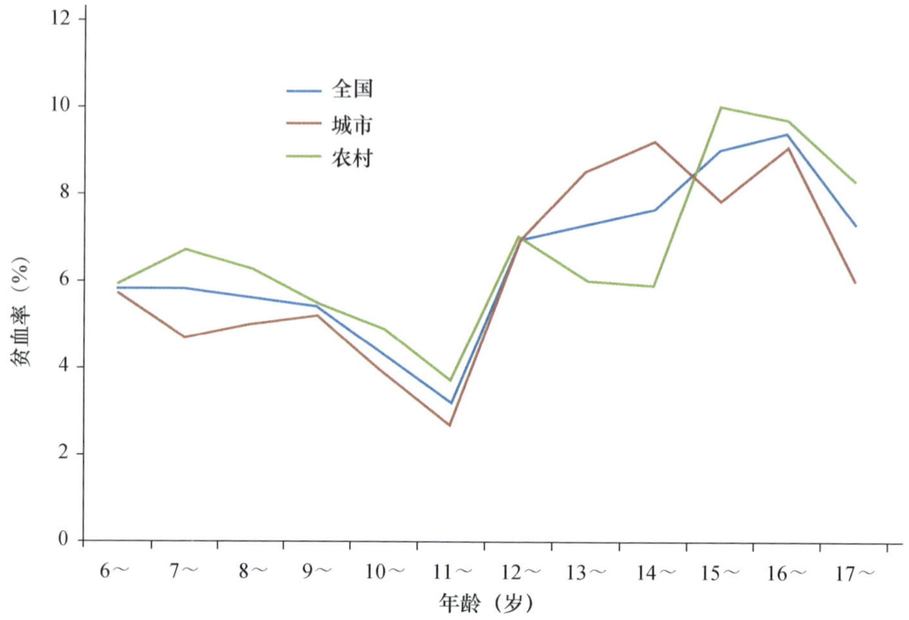

图2-6-1 我国6～17岁城乡儿童贫血率分布

（二）维生素A营养状况

2009年WHO发布的1995—2005年全球危险人群维生素A缺乏率的流行情况显示：截至2005年，全球大约520万学龄前儿童患有夜盲症，全球大约1.9亿学龄前儿童血清维生素浓度低于0.7 μmol/L。

WHO地区估计显示，学龄前儿童夜盲症患病率最高的地区为非洲，患病率为2.0%，是东南亚地区的4倍。非洲学龄前儿童夜盲症人数为255万，约占全球学龄前儿童夜盲症的一半。学龄前儿童和孕妇是维生素A缺乏风险最高的人群，全球约1/3学龄前儿童血清维生素A缺乏，非洲和东南亚地区学龄前儿童的血清维生素A缺乏率最高，东南亚地区学龄前儿童的血清维生素A缺乏人数最高。

根据1995—2005年学龄前儿童夜盲症患病率，WHO地区有45个国家存在中度到重度的公共卫生问题，107个国家存在轻度公共卫生问题，根据1995—2005年学龄前儿童血清维生素水平调查结果，122个国家存在中度至重度公共卫生问题，32个国家存在轻度公共卫生问题。

2010—2013 年中国居民营养与健康状况监测显示：

1. 3～5 岁维生素 A 缺乏率为 1.5%，边缘缺乏率为 27.8%，其中城市儿童缺乏率为 0.8%，边缘缺乏率为 21.4%。农村儿童缺乏率为 2.1%，边缘缺乏率为 34.7%。我国学龄前儿童维生素 A 缺乏率低于 1995—2005 年全球学龄前儿童平均维生素 A 缺乏率（33.3%）。

2. 6～17 岁维生素 A 缺乏率为 6.4%，其中男童为 6.9%，女童为 5.9%；城市为 7.7%，农村为 5.5%；6 岁年龄段维生素 A 缺乏率最高，随着年龄的增长缺乏率呈下降状态。6～17 岁维生素 A 边缘缺乏率达 18.7%。

（三）维生素 D 营养状况

美国国民营养监测（NHANES）2007—2010 年数据显示，美国全国人口（1 岁以上人口）25-羟维生素 D 水平为 68.0 nmol/L，5.9%的人群低于 30 nmol/L。加拿大健康测量调查数据显示，全人口的血清 25-羟维生素 D 平均值为 58.3 nmol/L，7.4%的人群低于 30 nmol/L。英国国家膳食和营养调查显示，老年人和青少年的血清 25-羟维生素 D 水平明显低于成年人。2016 年一项包括欧洲 9 个国家儿童青少年及成年的国际维生素 D 标准化计划（VDSP）的结果显示：13.0%的欧洲人群血清 25-羟维生素 D 浓度小于 30 nmol/L，冬季的缺乏率为 17.7%，夏季为 8.3%。

2017 年 Van 对全球维生素 D 营养状况进行了报道：大约有 50%以上的西欧人群在冬季血清 25-羟维生素 D 水平低于 50 nmol/L。维生素 D 缺乏病的患病率在北美和南美较低，在南非维生素 D 缺乏病的患病率超过 50%，在大洋洲的患病率约为 20%至 50%。在中东、中国、蒙古、印度等亚洲国家和地区，血清 25-羟维生素 D<25 nmol/L 的严重维生素 D 缺乏病的患病率较高。

我国儿童和青少年是维生素 D 缺乏的高危人群，3～5 岁儿童维生素 D 缺乏率为 43.0%，6～17 岁儿童维生素 D 缺乏率为 46.0%，其中青春发育期的青少年血清维生素 D 缺乏率为 49.6%～51.8%，女性缺乏率高于男性（表 2-6-2）。

表 2-6-2　中国儿童青少年（6～17 岁）维生素 D 缺乏率

年龄	合计	男	女
合计	46.0	43.2	48.9
3～5 岁	43.0	40.0	46.0
6～11 岁	41.1	39.4	42.9
12～14 岁	49.6	44.9	54.3
15～17 岁	51.8	48.9	54.8

（四）碘营养状况

WHO 发布的 2011 全球碘现状和十年趋势显示：全球估计有 2.409 亿的学龄儿童

碘缺乏，占学龄儿童总数的 29.8%，其中 5.2%碘摄入严重不足［随机尿碘浓度(UIC) <20 mg/L］。儿童碘缺乏人数最高的地区是东南亚和非洲，占全球碘缺乏儿童总数的一半以上，其中东南亚 7600 万、非洲 5800 万。儿童碘缺乏比例最高的是欧洲、非洲和地中海东部，分别为 43.9%、39.3%和 38.6%，最小的是美洲和西太平洋。从学龄儿童占总人口的比例推算，全球碘缺乏人口约 18.8 亿，比 2007 年下降了 6.4%。全球学龄儿童碘缺乏患病率由 2003 年的 36.5%（2.85 亿）下降到 2007 年的 31.5%（2.66 亿），2011 年进一步下降到 29.8%（2.41 亿）。其中欧洲、地中海东部、东南亚和西太平洋地区碘缺乏患病率明显下降，非洲地区碘缺乏患病率变动不大，但由于人口的增加，碘缺乏人数由 5000 万上升到 5800 万，而美洲地区出现了碘缺乏患病率的上升。见表 2-6-3。

表 2-6-3 2011 年全球 6～12 岁儿童碘缺乏（UIC<100 μg/L）状况

地区	国家数	比例（%）	总人数（百万）
非洲	10	39.3	57.9
美洲	2	13.7	14.6
地中海东部	4	38.6	30.7
欧洲	11	43.9	30.5
东南亚	0	31.8	76.0
西太平洋	5	18.6	31.2
全球	32	29.8	240.9

从国家水平上，全球碘缺乏控制也取得了明显的进步。2007 年 WHO/UNICEF/ICCIDD 发布了人群碘营养状况评价标准：学龄儿童的尿碘中位数(MUI) 低于 100 μg/L 或甲状腺肿患病率高于 5%，则认为碘缺乏症具有重要的公共卫生意义。按照该标准，十年间碘缺乏国家数由 2003 年的 54 个国家下降为 2014 年的 25 个国家（表 2-6-4）。全球碘营养联盟（IGN）更新的报道显示，截至 2017 年，全球碘缺乏国家数目进一步下降为 19 个国家。

表 2-6-4 2003—2014 年 WHO 碘营养状态国家数

碘摄入	WHO 学龄儿童 UIC 中位数（μg/L）	2003	2007	2011	2014
不足					
严重缺乏	<20	1	0	0	0
中度缺乏	20～49	13	10	9	7
轻度缺乏	50～99	40	37	23	18
充足	100～299	67	76	105	116
过量	≥300	5	7	11	12
有数据国家数		126	130	148	153
总国家数		192	193	193	194

2018 年全国碘缺乏病监测结果显示，8～10 岁儿童尿碘中位数为 206.1 μg/L。未见儿童尿碘中位数低于 100 μg/L 或儿童尿碘小于 50 μg/L 的比例超过 20%的省份，也未见儿童尿碘中位数超过 300 μg/L 的省份。全国 8～10 岁儿童甲肿率（B 超法）为 2.0%（表 2-6-5）。

表 2-6-5　2018 年全国各省份及兵团儿童碘缺乏病监测结果

省份	B 超法甲肿率（%）	儿童尿碘中位数（μg/L）
合计	2.0	206.1
北京	3.7	177.5
天津	2.4	173.9
河北	2.6	193.1
山西	1.5	211.2
内蒙古	2.4	209.2
辽宁	1.7	168.1
吉林	—	179.1
黑龙江	2.3	166.6
上海	0.0	177.5
江苏	2.6	219.5
浙江	3.2	178.3
安徽	1.6	260.9
福建	1.8	177.6
江西	0.5	191.7
山东	2.8	195.2
河南	2.0	232.8
湖北	0.4	251.8
湖南	0.8	230.3
广东	2.4	189.5
广西	0.4	185.2
海南	0.1	187.2
重庆	1.8	233.2
四川	2.0	200.7
贵州	1.8	214.6
云南	1.3	216.8
西藏	2.5	187.5
陕西	2.0	227.1
甘肃	1.6	202.1
青海	0.4	188.9
宁夏	1.5	196.1
新疆	1.4	236.2
兵团	1.4	215.1

注：省级和全国结果采用中国疾病预防控制中心各省级县级人口相关数据进行加权。

我国是世界上碘缺乏最严重的的国家之一，原病区人口达 4.25 亿，占世界病区人口的 40%，亚洲病区人口的 60%。我国居民碘营养状况在经历了 1995 年全民食盐加碘政策、2006 年水源性高碘地区停用加碘食盐的政策后，碘营养的总体状况趋向于适宜水平。我国自 2005 年以来始终处于可持续消除状态。

二、隐性饥饿危害及发生原因

（一）隐性饥饿危害

儿童生长发育的过程是动态的，不同阶段有不同的微量营养素的需求，充足、适宜的微量营养素摄入对儿童的生长发育至关重要。相对于成人，处在生长发育阶段的儿童对微量营养素缺乏更为敏感，既有伴随临床表现的隐性微量营养素缺乏，也可能对体格生长、免疫功能和认知功能造成严重的影响。

较轻微的微量营养素缺乏会造成人体中不利的代谢的变化，影响表观遗传，进一步的缺乏会导致机能下降，如体能、免疫、记忆、视觉等功能下降，造成生长发育不良、免疫力低下与组织发育不良、智力发育受损，严重的缺乏则引发可见的疾病症状，使得儿童健康状况不佳，死亡风险增加。常见微量营养素缺乏造成的健康损失见表 2-6-6。

表 2-6-6　主要维生素和微量元素的作用及缺乏症状

微量营养素	营养作用	缺乏症状
维生素 A	保持正常的皮肤和黏膜；增强免疫功能；预防夜盲症、视力减退	经常感冒或感染、视力减退、近视、口腔溃疡、面部痤疮、皮肤干燥呈鳞状
维生素 B_1	能量制造、大脑活动及消化过程必需的营养物质，维持正常的神经功能	肌肉松弛、眼睛疼痛、注意力不集中、易怒、记忆力欠佳、胃部疼痛、便秘
维生素 B_2	有助于将脂肪、糖类及蛋白质转化为能量，调节体内酸碱度	眼部灼痛、强光过敏、白内障、湿疹、皮炎、头发干枯或出油
维生素 B_6	维护皮肤健康，保持神经功能，参与脂肪代谢，解毒、抗过敏	抑郁或神经过敏、易怒、肌肉抽搐、鳞状皮肤
维生素 C	是结缔组织、骨骼、牙齿形成所必需的，是伤口愈合和牙龈健康的重要条件，协助脂肪的分解，促进铁的吸收，是重要的抗氧化剂	经常感冒、感染、牙龈出血或过敏、伤口愈合慢、皮肤出现红色丘疹
叶酸	育龄妇女充足的膳食叶酸摄入量可以降低胎儿神经管畸形如脊柱裂、无脑儿等的发生危险性，是蛋白质利用和红细胞生成必需的营养物质	贫血、少白头、忧虑或紧张、精神缺乏、食欲不振、胃痛

续表

微量营养素	营养作用	缺乏症状
维生素D	促进正常骨骼、牙齿的形成，刺激钙和磷的吸收，为钙磷代谢过程所必需	关节疼痛、僵硬、蛀牙、牙龈脆弱、骨骼脆弱、易骨折、骨质疏松
钙	形成坚固的骨骼和牙齿，刺激伤后血液的凝固，是正常神经肌肉活动之所需	关节疼痛、关节炎、失眠或神经过敏、易患动脉硬化、高血压、肾结石等
铁	是血红蛋白（血液中氧气的运输者）的基本成分，参与能量代谢，预防缺铁性贫血	贫血、抵抗力差、食欲缺乏、对寒冷敏感
锌	是正常成长之所需，参与蛋白质的消化、合成，参与伤口愈合、骨骼健康、DNA的合成，调节免疫功能，是体内一种重要的抗氧化酶的成分	味觉异常、易患感冒、且难以治愈、抑郁倾向及食欲缺乏、男性性能力降低
碘	是甲状腺素的成分，调节生长、发育和能量代谢	精神不佳、反应迟钝、甲状腺肿大、皮肤、头发失去光泽、容易肥胖

隐性饥饿不但对儿童现时的生长发育、体能、智力、心理等有不良影响，还限制其实现潜能，影响成年期的劳动能力，威胁一生的健康和福祉，从而造成个人、家庭以及社会经济的巨大损失。隐性饥饿经常被忽视，被发现时通常已错过补救时机，因此这一问题带来的沉重代价更为隐蔽。

从1990到2000年十年间，DALYs从110亿下降到8000万，下降率达到30%。隐性饥饿每降低0.2%～0.3%，GDP即增长1%。隐性饥饿呈现与经济发展、教育水平，性别差异的显著相关性，特别是在发展中国家的贫困地区已经表现出代际传播特征。

（二）隐性饥饿产生原因

微量营养素缺乏产生的原因是多样复杂的，不仅与个体膳食营养有关，而且与人类演化、社会及经济发展、农业与食品工业以及生活方式的变迁等多方面关系密切。因此隐性饥饿被认为是历史阶段性和社会系统性的营养不良问题，需要通过全社会的共同努力来消除。同时隐性饥饿也是个人营养知识缺乏，膳食营养不合理的结果。

1. 隐性饥饿源于人与食物的伴随演化。演化中人类的大脑容量显著增加并明显高于其他灵长类动物，同时胃肠以及牙齿咀嚼能力不断弱化，这必然与营养变迁相伴随，抑或是营养变迁的结果。由于漫长演化史中能量的短缺和渴望，使得食物能量密度不断增加，但食物微量营养素密度在演化中基本是不断减少的，例如小麦从籽粒研磨成粉的过程，去掉麦麸的主要成分是微量营养素和膳食纤维素。

2. 随着社会经济发展，人的体力消耗减少，即能量需求下降，但微量营养素需要量未减少，甚至呈现增加的趋势。前者会导致以提供能量营养素为主的食物的摄入量减少，但由于微量营养素是通过搭载能量食物来满足需求的，因而其摄入量会呈现伴随性的减少。

3. 进入工业和信息时代，生活方式发生了巨大的变化，其中突出的一点是食物的方便化。目前主要的发达国家在家庭烹饪中使用的原初农产品仅占总量的10%以下，即便是中国和印度这样的发展中国家，家庭烹饪原初农产品使用量也约仅占40%，其他均为加工的半成品或成品食物。食物方便化程度与营养不良和疾病负担呈现正相关。

4. 在教育体系中，营养教育处于缺失状况，个体营养知识缺乏。加之每个人都有自己的饮食经验和习惯，容易忽视营养科学知识的学习和平衡膳食观念的建立。这是导致我国现阶段隐性饥饿的重要因素。

5. 贫困造成食物多样性低下。由于经济能力低下，不能实现基本的食物多样性供给，贫困人口基本依赖粮谷薯类植物性食物，而肉蛋奶、水产、水果蔬菜及坚果等其他类食物严重不足，造成维生素和矿物元素摄入不足或吸收率用低下，导致隐性饥饿。

三、隐性饥饿的防控技术和路径

近年来，国际社会高度共识，充分认识并不断强调隐性饥饿的普遍性及其导致的健康和疾病负担，提出食物多样性、加工食物的营养强化、农业作物的生物强化以及膳食营养素补充剂的利用等改善隐性饥饿的技术和策略路径。

（一）食物多样

平衡膳食模式是最大程度保障人类营养与健康的基础，食物多样是平衡膳食的基本原则。不同的食物蕴含的营养素及有益膳食成分种类和含量不同，没有任何一种食物可以满足人体所需的全部能量及全部营养素。多样化的膳食供给可以有效补充人体所必需的微量营养素，解决潜在饥饿现象。应做到：

1. 谷类为主，粗细搭配 谷类包括各种米、面、杂粮，薯类包括马铃薯、甘薯、木薯等，主要提供碳水化合物、蛋白质、膳食纤维及部分B族维生素、矿物质。

2. 荤素搭配 包括肉、禽、鱼虾及其他海鲜类、奶、蛋等，主要提供蛋白质、脂肪、矿物质、维生素A、B族维生素和维生素D。

3. 每天食用蔬菜水果 主要提供维生素C、维生素A、叶酸、钾、镁、膳食纤维和植物化合物。

4. 经常食用菌藻类食物 包括蘑菇、香菇、银耳、木耳、海带、紫菜、发菜等。含有丰富的胡萝卜素、B族维生素、矿物质等（如微量元素锌、碘）以及植物化合物。

5. 经常食用坚果 包括杏仁、腰果、榛子、核桃、松子、板栗、白果（银杏）、开心果、夏威夷果、花生、葵花子、南瓜子、西瓜子等。含有丰富的蛋白质、脂肪、碳水化合物、维生素、矿物质、膳食纤维等，尤其含有丰富的不饱和脂肪酸（单不饱和脂肪酸和多不饱和脂肪酸），如亚油酸、亚麻酸等人体必需脂肪酸。

（二）食物强化

食物强化（food fortification）通常是将一种或多种微量营养素有意添加到特定食物中，以增加人们对这些微量营养素的摄入量，从而纠正和预防隐性饥饿。食物强化的特点是不改变人群的饮食习惯、安全可靠、不需要使用者拥有更多的营养知识、通过法规和标准等方法，政府可以有效发挥作用促进强化食物的发展。

根据不同的营养改善目的和方式，食物强化主要包括：

✓ 自主性食物强化：在符合政策法规和标准的前提下，旨在解决某些营养问题的食物强化。自主性强化包括针对某些普遍存在的营养不良问题的国家倡议、建议和指导的食物强化以及纯粹市场行为的企业进行的食物强化。

✓ 强制性食物强化：国家根据居民普遍存在的营养不良问题，进行立法强制实行的食物强化。

食物强化的优势在于：①是以食物为基础的营养改善方式，食物本身就是营养的最基本来源。强化食物是可持续的营养改善方式；②强化食物的食物载体本身含有丰富的营养物质，与营养补充剂不同，强化食物是营养丰富的膳食；③强化广泛食用的食物具有改善各类人群营养状况的作用；④强化食物在不需要改变膳食结构的条件下改善营养状况；⑤强化食物适合多种营养素的共同强化，事实上，各种营养缺乏情况是同时存在的。多营养素强化食品有利于各种营养缺乏状况的同时改善；⑥强化食物由于增加营养素而增加的成本较低；⑦适当控制的条件下，强化食物可能产生的食物安全问题是极低的。

食物强化在发达国家具有很长的历史。许多发展中国家已经通过食物强化成功地控制了维生素A和维生素D缺乏、B族维生素缺乏（硫胺素、核黄素和烟酸）、碘缺乏及铁缺乏。早在20世纪20年代，碘盐在瑞士和美国推广，之后逐渐扩展到其他国家，到目前大多数国家都在食用加碘盐。从40年代早期，开始在谷类食物中强化硫胺素、核黄素和烟酸等微量营养素；丹麦在人造黄油中添加维生素A；美国在牛奶中添加维生素D；婴幼儿食品中强化铁以降低其患缺铁性贫血的风险；90

年代美国、加拿大和拉丁美洲的20多个国家开始对小麦进行叶酸强化。近年来食物强化也在发展中国家受到了普遍关注，并且强化项目从计划到实施的时间也缩短了许多。在非洲撒哈拉以南地区推行的首个食糖强化项目是在赞比亚进行的。至少有27个发展中国家已经从一种或多种食物强化的项目中获益。

中国从1994年开展政府推行的在全国范围内通过食盐加碘根除碘缺乏病，使我国的碘缺乏问题得到了控制，成为全球营养强化的成功范例之一。1997年我国开展了应用铁强化酱油预防中国铁缺乏和缺铁性贫血的研究和推广应用工作，监测评估结果显示，铁强化酱油对降低贫血的贡献率为23.8%。同期我国还开展了营养强化面粉、婴幼儿辅食强化、维生素A强化油研究及应用。

不同国家或地区的食物强化程度各异，在众多微量营养素改善方法中，食物强化作为经济、快速、可持续的营养干预方式在全球广泛应用，成为国际营养改善的重要方式之一。

1. 食盐加碘 预防碘缺乏病最简便、易行、有效的方法就是食用合格加碘盐。全民食盐加碘作为控制碘缺乏症的策略，要求所有食品级盐，包括食品工业用盐和家庭盐，都必须加碘。1990年召开的世界儿童首脑会议发起一项旨在减少碘缺乏症的“统一食盐加碘运动”。WHO还于1993年提出一项“全球食盐加碘倡议”，敦促各国在食盐中添加碘。经过10多年的国际合作，几乎所有的国家和地区目前都已实现在食盐中添加碘，全球食用盐的碘化率已经达到75%。食盐加碘方法的效价比很高，每吨食盐加碘的成本仅为2～3美元。随着食盐加碘在世界范围内的成功普及，国际组织越来越重视在世界各国推动主要食品微营养素强化。联合国儿童基金会估计有140多个国家正在实施食盐加碘方案。IGN数据库显示，在实施食盐加碘的197个国家中，129个国家强制性立法，要求在家用食用盐或用于食品加工的盐中加碘。

1994年开始，全民食用加碘盐在我国作为一项国策强制推行，并把每年的5月15日作为全国防治碘缺乏病宣传日。二十多年来，我国通过碘盐防治碘缺乏病效果显著。1995—2014年我国先后开展的7次全国碘缺乏病监测显示（图2-6-2），2014年居民合格碘盐食用率由1995年的39.9%上升到91.5%，8～10岁儿童甲状腺肿大率由1997年的9.6%下降到2.6%；儿童尿碘浓度中位数由超过适宜量逐步下降至适宜水平，2014年人群碘营养总体处于适宜水平（8～10岁儿童MUI为197.9 μg/L，孕妇MUI 154.6 μg/L），尿碘小于50 μg/L的比率由1995年的13.3%下降为2014年的4.3%。人群总体碘营养不良（8～10岁儿童尿碘中位数小于100 μg/L）的省份从1995年的5个下降至0个。各项指标满足碘缺乏病消除标准的要求。当前我国居民中一般人群整体处于碘营养适宜的状态，截至2018年的碘营养监测发现仍存在以下问题：部分县儿童甲肿率偏高；部分区县孕妇尿碘中位数偏低；水源性高水碘地区仍然存在高水碘威胁，一些监测点儿童尿碘中位数超过300 μg/L。因此各级部门要按照因地制宜、分类指导、科学补碘的原则，进一步落实碘缺乏病防控措施，实现持续消除碘缺乏病的目标。

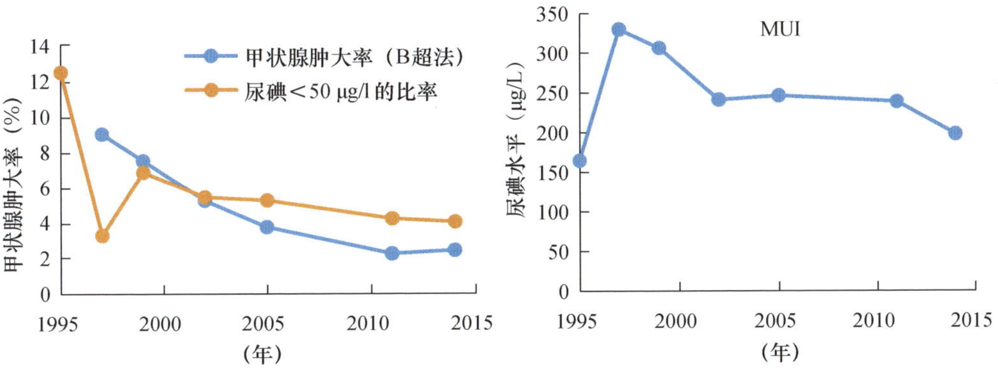

图 2-6-2 1995—2014 年全国 8～10 岁儿童甲状腺肿大率和尿碘水平图

2. 面粉强化 面粉强化作为改善矿物质和维生素缺乏的方法首先在欧美开始应用，对一些国家和地区的营养改善起到了很重要的作用。

（1）20 世 30 年代和 40 年代，北美和欧洲的一些国家开始在面粉中强化铁和 B 族维生素。当时这些正处在战争中的国家，居民的微量营养素缺乏十分严重，如美国居民因烟酸缺乏的死亡率每年在 3000 人以上，1938 年开始强化面粉后，到 1952 年，因烟酸缺乏导致的死亡下降到可忽略的程度。

（2）1993 年委内瑞拉面粉强化，人群的铁营养状况均得到改善，贫血儿童发生率显著下降，由 1992 年的 37%下降至 1994 年的 15%。

（3）1944 年新西兰开始面粉强化，4 年后 B 族维生素缺乏从 20%下降到可忽略水平。南美国家 20 世纪中叶开始面粉强化以后，智利的贫血率下降到 1%以下。

北美、欧洲的发达国家通常采用立法方式强制面粉的强化，从 1938 年美国的第一个面粉强化法案开始实施，到现在已有 80 余年的强化历史。至 2019 年，全球已有 85 个国家立法进行面粉的强制强化。20%的全球面粉为营养强化面粉，约 30%的全球人口食用强化面粉。美国于 1998 年立法要求所有的面粉均需强化叶酸，以预防和控制新生儿神经管畸形。此后加拿大等其他国家出台类似的法规，叶酸、铁强化面粉不仅在主要发达和发展中国家实施，而且国家救援粮食也通常采用强化小麦。

我国的面粉强化研究开始于 2000 年，在卫生部和国家粮食局领导下，由国家发展改革委员会宏观经济院、中国疾病预防控制中心营养与健康所、北京古船集团公司联合完成了强化面粉生产工艺技术研究。2002 年国家粮食局和卫生部联合下发了《关于实施退耕还林补助面粉营养强化试点工作的通知》（国粮调〔2002〕179 号），在河北省围场县、甘肃省兰州市开展了退耕还林补助面粉多种营养素（维生素 A、维生素 B_1、维生素 B_2、叶酸、烟酸、铁、锌、钙）强化面粉生物学效果研究，当地居民连续 3 年食用强化营养素面粉后，微量营养素营养状况显著改善。在山西交口和中阳县开展的育龄妇女叶酸等微量营养素强化面粉营养学作用研究显示，叶酸也有助于新生儿出生缺陷的预防；充分的科学数据证明了强化面粉改善居民微量营养素缺乏的有效性和可接受性。

我国面粉强化的技术和效果研究也为全球面粉强化提供了营养学效果数据和适宜的铁强化剂的证据，研究结果被世界卫生组织制定强化小麦粉指南所参考。2002年底7种营养素（维生素 B_1、维生素 B_2、叶酸、烟酸、铁、锌、钙）强化面粉采用自愿式强化进行商业渠道销售，目前市场上销售的强化面粉增加了维生素A强化，为“7＋1”强化面粉。全球营养改善联盟于2003年支持了我国为期5年的面粉强化推动，2007年我国颁布《营养强化小麦粉（GB/T 21122-2007）》。面粉强化一度在我国快速发展，但营养强化小麦面粉尚未形成规模化应用。

3. 营养素粉末和营养包 在国际上应用较为普遍的辅食营养补充品产品主要有两类：一类是营养素粉末撒剂，没有食物载体，在WHO的文件称为营养素粉末（micronutrient powder，MNP）；另一类是微量营养素强化补充食品，一般以单独或混合使用的大豆粉、乳粉为食物基础，并添加维生素和矿物质，这类产品研发和推动主要在中国进行，简称营养包（ying yang bao，YYB）。

MNP最初是加拿大多伦多大学儿童医院营养研究小组针对解决贫血问题研制的，把用微胶囊化的微量营养素添加到食物中。MNP还应用于印尼海啸以及印尼、巴基斯坦地震等突发紧急情况，以降低贫血和其他微量营养素缺乏。2013年UNICEF-CDC联合发布的家庭强化评估报告显示，全球约1410万名儿童受益于MNP。2016年，WHO发布了6～23个月婴幼儿和2～12岁儿童食物强化MNP指南。对于2岁以下或5岁以下儿童贫血率达到20%或更高的人群，推荐使用含铁的MNP对适龄儿童所用食品进行营养强化，以改善铁含量和减少贫血。已有证据显示，对于6～23个月儿童，MNP可以降低贫血风险26%，铁缺乏减少52%；2～12岁儿童，贫血风险降低34%，铁缺乏减少65%。指南中建议每袋MNP至少含有10～12.5 mg铁、5.00 mg锌、300 μg维生素A，如果有其他微量营养素，可以达到100%的推荐摄入量（RNI）。为了预防微量营养素缺乏，MNP可以含有15种微量营养素和矿物质（表2-6-7）。

表2-6-7 推荐给6～23月龄的营养素粉末

强化方案	目标人群：6～23月龄婴幼儿	目标人群：2～12岁儿童
每袋成分	铁：10～12.5 mg 维生素A：300 μg维生素 锌：5 mg 其他微量营养素：含或不含，达到100%RNIs	铁：2～4岁，10～12.5 mg；5～12岁，12.5～30 mg 维生素A：300 μg维生素 锌：5 mg 其他微量营养素：含或不含，达到100%RNIs
推荐量	项目目标为6个月内食用90袋	项目目标为6个月内食用90袋
开展地区	2岁以下或5岁以下的贫血率达到20%的地区	5岁以下的贫血率达到20%的地区

我国公益组织也积极参与微量营养素缺乏的改善活动，2015 年，安利公益基金会联合中国发展研究基金会、中国儿童少年基金会等机构，共同开展“为 5 加油——学前儿童营养改善计划”，针对中国贫困地区 3～5 岁儿童免费发放儿童营养咀嚼片，帮助贫困儿童健康成长。

营养包具有中国特色，研究始于 2001 年，国际生命科学学会（ILSI）中国办事处在甘肃 5 个贫困县 4～12 月龄婴幼儿中开展营养干预，促进了干预儿童的生长发育，改善贫血，提高儿童发育商和智商。汶川地震发生后，在国家卫生健康委的支持下，中国疾控中心营养与健康所将营养包大规模应用于四川省理县、茂县、汶川县、彭州、青川县，甘肃省文县、康县，陕西省宁强县，覆盖 3 万名 6～24 月龄婴幼儿，实施 18 个月，汶川地震灾区婴幼儿营养状况有效改善，探索并建立了县-乡-村三级卫生网络发放营养包的工作模式，营养包成本-效益比为 1∶10。制定并颁布了《辅食营养补充品通用标准》（GB/T 22570-2008），为营养包的社会应用奠定了基础，为我国政府将营养包改善贫困地区儿童营养状况作为一项国家政策提供了经验和技术支持，该标准目前已被《食品安全国家标准辅食营养补充品》（GB 22570-2014）替代。2012 年国家卫生健康委和中国妇女联合会启动贫困地区儿童营养改善项目，由中央财政专项补助经费，为 6～24 月龄婴幼儿免费发放营养包，同时开展营养与儿童喂养知识普及，提高贫困地区儿童健康水平。项目 2012 年在山西省、湖北省、湖南省、重庆市、贵州省、云南省、西藏自治区、陕西省、青海省、新疆维吾尔自治区 10 个项目省（区、市）8 个国家集中连片特殊困难地区的 100 个县实施，2013 年扩大至集中连片特殊困难地区的 21 个省 300 个县，2014 年项目覆盖 21 个省 341 个县，2018 年底营养包覆盖 715 个贫困县，累计受益儿童达 722 万，2019 年项目实现国家级贫困县全覆盖。项目以妇幼保健体系为核心建立了国家、省、县各级工作组，充分发挥村医生作用，较好地完成了营养包发放、培训和宣传教育等各项计划任务，项目地区营养包发放率和有效服用率逐年提升，2018 年营养包发放率达 96%，有效服用率达 76%，项目地区婴幼儿营养状况明显改善，2018 年项目持续监测地区 6～23 个月婴幼儿平均贫血率与 2012 年基线调查监测结果比较下降比率为 28.6%，婴幼儿生长迟缓率下降比例达 28.7%，营养包有效改善了儿童营养状况，促进儿童生长发育。

营养包是以豆粉为原料，含有婴幼儿成长必需的优质蛋白、铁、锌、钙、维生素 A、维生素 D、维生素 B_1、维生素 B_2、维生素 B_{12}、叶酸 9 种微量营养素，给 6 月龄以上婴幼儿补充生长发育必需的营养素。2001 年 YYB 营养干预观察显示：

- ✓ 干预组婴幼儿贫血率显著低于对照组。
- ✓ 年龄别身长和年龄别体重的改善显著高于对照组。
- ✓ 婴幼儿 24 月龄时智商发育优于对照组；8～9 岁时总智商比对照组高 2 分。

4. 生物强化 生物强化是利用传统的植物育种和现代技术，使农作物在生长期间在其种子和根中装载更高含量的矿物质和维生素来进行“自我强化”，提高作物中微量营养素的密度。生物强化可以预防控制微量营养素缺乏，预防控制隐性饥饿，如维生素A强化的橙色甘薯、木薯和玉米可增加妇女和儿童的维生素A含量，高铁大豆和珍珠粟可改善年轻女性和青少年的铁营养状况，锌强化大米与食物强化添加锌同样有效。生物强化的开发是针对那些无法获得更健康食品以及强化和补充等其他干预措施的农村人群的。

生物强化项目始于1993年，是由发达国家和发展中国家的研究机构共同组成的一个全球性联合研究团体，由国际热带农业研究所（CIAT）与国际食物政策研究所（IFPR）两个国际农业磋商小组共同支持。12种主要农作物的近290个品种已经被发布或正在全球60多个国家或地区进行测试。迄今为止，非洲有数量最多的农作物可供使用或正在接受测试。

2004年我国启动生物强化工作，2004至2009年，开展小麦、水稻、玉米和甘薯等作物中铁、锌和维生素的强化。2010年以来新增了马铃薯、白菜、番茄、黄瓜等作物和叶酸、花青素、抗性淀粉等营养素研究。目前有高锌小麦、高铁功能大米（平均铁含量12.65 mg/kg）、高锌中铁含量水稻（其糙米锌含量15 ppm，铁含量6.7 ppm）、富含γ-氨基丁酸功能稻（油脂含量由2.5%提高到4%）、高叶酸玉米（单个果穗叶酸含量约为0.2 mg）、高叶酸功能大米（叶酸含量22.8 μg/kg）、富含β-胡萝卜素甘薯(类胡萝卜素含量5.21 mg/100 g)、高花青素甘薯（花青素含量高达80 mg/100 g）。

四、消除隐性饥饿的营养政策法规

国际社会号召各个国家将隐性饥饿的消除纳入国家政策和发展策略，提供法律法规、政策标准、健康宣教以及税收优惠等社会环境，并针对重点人群，如贫困人群及弱势群体、生命初期儿童、学龄儿童、高龄老年人口以及疾病人群进行营养干预，从而实现社会公平、提升全人口质量，促进社会发展。

（一）国际相关营养政策法规

近几年，联合国和WHO为“消除一切形式的营养不良”提出了一系列明确、有时限的行动框架，其中涵盖了改善微量营养素缺乏的现状，这些具体的措施对缓解隐性饥饿具有积极的影响。

1. 2014年11月，联合国各成员国及国际社会在第二届国际营养大会上承诺要消除所有形式的营养不良，包括营养不足、微量营养素缺乏症、超重和肥胖症，涵盖了隐性饥饿方面的问题；并在《营养问题罗马宣言》中提出了共同的全球行动愿景，进一步呼吁各成员国通过有效干预计划和行动，以期改善人们的饮食和营养。

2. 2015年9月，联合国可持续发展峰会中通过了《2030年可持续发展议程》，将消除营养不良作为营养工作的重点，在可持续发展目标的第 2 项承诺要“消除饥饿，实现粮食安全，改善营养状况和促进可持续农业”，第 3 项承诺“确保健康的生活方式，促进各年龄段人群的福祉”。并且各成员国在具体目标中还进一步承诺“到 2030 年时，消除一切形式的营养不良，满足少女、孕妇、哺乳期妇女和老年人的营养需求”。

3. 2016 年 4 月，联合国大会在第 70/259 号决议 1 中通过了第二届国际营养大会成果，并宣布 2016 年至 2025 年为“联合国营养行动十年”，其第一项目标即为推动全球实现消除一切形式营养不良。第一项行动领域是通过可持续、具有抵御能力的粮食系统促进健康膳食，该领域的解决方案中提到符合 WHO 推荐的健康膳食标准，即为含有充足宏量营养素（碳水化合物、脂肪和蛋白质）、膳食纤维、必需微量营养素（维生素和矿物质）的膳食结构。大会还通过决议促请联合国 FAO、WHO、世界粮食计划署、国际农业发展基金和联合国儿童基金会协作，牵头实施《联合国营养行动十年（2016—2025 年）》，并根据《营养问题罗马宣言》及其《行动框架》确定和编制《2016—2025 年工作计划》及其执行手段，同时利用营养问题常设委员会等协调机制以及多利益相关方平台，如按照世界粮食安全委员会的职能利用该委员会开展工作，并与其他国际和区域组织及平台协商。可以预见的是，各成员国和相关组织将围绕这些目标、行动指南开展一系列营养工作，借此在促进和改善人群的隐性饥饿方面取得巨大进展。

（二）其他国家相关营养政策法规

世界上多个国家制定并发布的有关营养强化的策略或措施，改善了威胁人群健康的微量营养素缺乏状况，对缓解隐性饥饿的潜在影响也发挥着重要的作用。

1. 加拿大于 1964 年《食品和药品法规》将营养强化列入法律（D 部分第三章），规定了自愿性强化中的强化载体、强化元素和强化量，其中强化元素涵盖了多种维生素和矿物质。从 1964 年开始，加拿大每增加一种新的营养素或可添加食品，均要对法规进行增补修订，现已经对 13 种营养素和 20 种矿物质进行了规定。为了满足国民的营养需求，1998 年加拿大政府修改了现有的营养强化法规，进一步扩大营养强化的范围。

2. 菲律宾于 1995 年颁布了《全国范围内推广碘盐法案》，规定食盐中强制性强化碘，以控制碘缺乏病。2000 年菲律宾颁布了《营养强化法》，强制性规定大米中强化铁、面粉中强化维生素 A 和铁、精制糖和烹调油中强化维生素 A。

3. 南非政府于 2002 年通过了《特定食物强化法规》，要求强化小麦粉和玉米食品；2003 年南非启动了《全国营养强化计划》，进一步推动了营养强化工作，为居民摄入足量的维生素和矿物质提供了保障。

4. 新西兰《澳新食品标准法》中的“维生素和矿物质”部分，美国于 1980 年颁布的《营养强化政策》等，均规定了多种微量营养素的强化原则，制定了多种维生素和矿物质强化量的综合性标准。

（三）我国相关营养政策法规

为减少隐性饥饿对居民健康造成的负面影响，我国自 20 世纪 80 年代起，相继制定了一系列的政策、法规和标准，并提出了相应的目标。

1. 法律法规

1986 年卫生部颁布了《食品营养强化剂卫生管理办法》。

1994 年国务院颁布了《食盐加碘消除碘缺乏危害管理条例》，并于 2017 年进行修订。

1995 年《中华人民共和国食品卫生法》颁布，将营养强化剂按照食品添加剂进行管理。

2. 营养政策

1993 年国务院下达《九十年代中国儿童发展规划纲要》：要加快强化食品生产和开发，以改善营养素摄入不足的问题。

1997 年国务院办公厅颁布《中国营养改善行动计划》：总目标明确指出预防、控制和消除我国居民微量营养素缺乏症，11 项具体目标中有 4 项目标与微量营养素有关：一是期望基本消除 5 岁以下儿童维生素 A 缺乏病；二是期望 2000 年全国消除碘缺乏症；三是增加生产符合国家标准的富含微量营养素的粮食加工品和营养强化；四是实现全民食盐加碘。该计划的策略和措施的第二十三条即为预防微量营养素缺乏症的策略，共有 5 项具体措施，分别为：①卫生部门要针对人群微量营养素缺乏情况，提出相应的防治措施和建议；②制定微量营养素缺乏病防治规划；③落实全名食盐加碘措施；④食品工业生产和加工部门要适应广大消费者需求，发展具有优势的营养强化食品和粮食加工品，居民家庭菜园应大力提倡种植富含微量营养素的蔬菜；⑤对 3 岁以下儿童实施补充维生素 A 的干预措施，由卫生部门在试点基础上扩大实施范围。

2001 年国务院办公厅颁布的《中国食物与营养发展纲要（2001—2010 年）》：总目标对 5 种微量营养素的摄入量提出了要求，分别为钙（580 mg）、铁（23 mg）、锌（12 mg）、维生素 B_1（1.2 mg）、维生素 B_2（1.4 mg）、维生素 A（775 μg），并且提出营养强化为食物与营养发展的重点领域，具体策略为“加快开展食物营养强化工作，重点推行主食品营养强化，减轻食物营养素缺乏的状况”。

2016 年 10 月中共中央国务院办公厅印发以人民健康为中心的《“健康中国 2030”规划纲要》：提出了围绕推进健康中国建设、提高人民健康水平方面的多项战略方针，涵盖了解决隐性饥饿方面的问题。如在“引导合理膳食”部分，指出通过建立健全居民营养监测制度、对重点区域、重点人群实施营养干预，以解决微量营养素缺乏的问题。

2017 年 6 月 30 日国务院办公厅印发并实施的《国民营养计划（2017—2030 年）》：明确提出了儿童隐性饥饿相关的阶段性目标，即到 2020 年 5 岁以下儿童贫血率控制在 12%以下；到 2030 年 5 岁以下儿童贫血率控制在 10%以下。另外，还指出通过开展人群尿碘、水碘、盐碘监测和制定差异化碘干预措施来实现强化碘营养监测与碘缺乏病防治等。

2019年7月，国务院办公厅启动《健康中国行动（2019—2030年）》：提出开展15个重大专项行动，其中“合理膳食行动”涉及了解决隐性饥饿的问题，其行动目标中指出“合格碘盐覆盖率均达到90%及以上”，希望贫血、消瘦等营养不良人群通过合理膳食，以满足机体对钙、铁、维生素A、维生素D、维生素B_{12}、叶酸等营养素的需求，鼓励居民通过增加含铁食物的摄入或者在医生指导下补充铁剂来纠正贫血。

（霍军生 李岩 杨丽琛 孙静 张万起 王志宏）

参考文献

[1] Sumithra M，Jee HR，Jonathan D，et al. The Global Hidden Hunger Indices and Maps：An Advocacy Tool for Action. PLoS One，2013，8（6）：e67860.

[2] 朴建华，霍军生. 中国居民营养与健康状况监测报告之二：2010—2013年居民体质与营养状况. 北京：人民卫生出版社，2019：248-256.

[3] Andersson M，Karumbunathan V，Zimmermann MB. Global iodine status in 2011 and trends over the past decade. J Nutr，2012：142（4），744-50.

[4] Theda G，Alexander JS，Matin Q. The global burden of chronic and hidden hunger：Trends and determinants. Global Food Security，2018，17：21-29.

[5] Food and Agriculture Organization of the United Nations. The State of Food Insecurity in the World 2011：How Does International Price Volatility Affect Domestic Economies and Food Security? 2011.

[6] CAC/GL 09-1987 General Principles for the Addition of Essential Nutrients to Foods（amended 2015）. Rome，Joint FAO/WHO Food Standards Programme，Codex Alimentarius Commision，1987.

[7] AllenL，Benoist B，Dary O，et al. WHO/FAO Guidelines on food fortification with micronutrients. 2006.

[8] 国务院. 食盐加碘消除碘缺乏危害管理条例. 1994.

[9] Huo JS，Sun J，Huang J，et al. Effectiveness of fortified flour for enhancement of vitamin and mineral intakes and nutrition status in northwest Chinese village. Food and Nutrition Bulletin，2012，2（33）：161-168.

[10] WHO. Use of multiple micronutrient powders for point-of-use fortification of foods consumed by infants and young children aged 6～23 months and children aged 2～12 years，2016.

[11] 霍军生，孙静，常素英，等. 营养包改善贫困地区婴幼儿贫血状况的成本效益. 卫生研究，2018，47（5）：733-740.

[12] 中国营养学会. 国民营养计划（2017—2030年）. 营养学报，2017，39（4）：315-20.

[13] 健康中国行动推进委员会. 健康中国行动（2019—2030年），2019.

第七章　儿童肥胖

随着社会经济的发展，我国城乡儿童青少年的营养状况有了明显的改善，农村儿童青少年的膳食结构趋于合理，生长发育水平稳步提高，贫血和营养不良率呈下降趋势。但由于膳食结构和生活方式的变化，我国儿童青少年肥胖呈现上升的趋势，不仅影响着儿童青少年的健康，也给社会带来了沉重的负担，并且正在发展成为影响国民素质和社会发展的公共卫生问题。

- ✓ 肥胖（obesity）指由多因素引起、因能量摄入超过能量消耗，导致体内脂肪积聚过多达到危害健康程度的一种慢性代谢性疾病。
- ✓ 按病因不同，肥胖可分为原发性肥胖和继发性肥胖。原发性肥胖又称单纯性肥胖，其发生与遗传、饮食和身体活动水平等有关，肥胖儿童中绝大多数属于单纯性肥胖。

儿童肥胖的发生发展是遗传、环境和饮食行为等因素共同作用的结果，肥胖的流行受遗传、环境和社会文化等多种因素的影响。儿童青少年肥胖率的日益增多导致了慢性病低龄化，儿童青少年时期已呈现了心血管疾病和 2 型糖尿病主要的危险因素，有了明显的腹型肥胖、糖耐量受损、高血压等表现。选择一种既经济又有效的儿童肥胖干预措施，以降低肥胖所带来的沉重经济负担，是需要尽快解决的问题。

一、我国儿童肥胖变化趋势

近 30 年来，全球超重和肥胖率正以惊人的速度增长。无论是发达国家，还是发展中国家，成年及儿童青少年超重肥胖率均呈现增长趋势，肥胖已经成为严重的公共卫生问题。

20 世纪 80 年代，我国儿童的超重肥胖率还处于一个很低的水平，还没有形成流行趋势。调查结果显示，1986 年 7 岁以下儿童单纯性肥胖检出率为 0.9%。1985 年 7～18 岁城市男生超重、肥胖检出率分别为 1.1%、0.2%，城市女生分别为

1.4%、0.2%；农村男生分别为 0.4%、0.1%，农村女生分别为 1.5%、0.1%。20 世纪 90 年代以来，我国儿童超重肥胖率呈快速上升趋势。1985—2005 年，我国主要大城市 0～7 岁儿童肥胖检出率由 0.9%增长至 3.2%，肥胖人数也由 141 万人增至 404 万人；估测该群体目前肥胖儿童数约 476 万人，肥胖率约为 4.3%（图 2-7-1）。与 1985 年相比，2014 年我国 7 岁以上学龄儿童超重检出率也由 2.1%增至 12.2%，肥胖检出率则由 0.5%增至 7.3%，相应超重、肥胖人数也由 615 万人增至 3496 万人；我国 7～18 岁城市男生、乡村男生、城市女生、乡村女生 4 类群体学生超重与肥胖检出率进一步上升，分别是 28.19%、20.26%、16.40%、12.78%（图 2-7-2）。

《中国居民营养与慢性病状况报告（2020 年）》显示。与 1982 年相比，2015—2017 年我国 6～17 岁学龄儿童超重率由 1.2%增至 11.1%，肥胖率由 0.2%增至 7.9%。其中，男生超重率由 1.1%增至 12.7%，肥胖率由 0.2%增至 10.0%；女生超重率由 1.3%增至 9.3%，肥胖率由 0.1%增至 5.6%。

目前，尽管我国儿童的超重肥胖率低于欧美发达国家的水平，但由于我国人口基数大，肥胖儿童实际的人数是惊人的。

我国儿童肥胖的流行趋势有以下几个特点：超重肥胖率呈现上升趋势，超重率高于肥胖率；男童超重肥胖率高于女童；城市儿童超重肥胖率高于农村儿童；社会经济地位高的儿童超重肥胖率高于社会经济地位低的儿童；近年来，农村儿童肥胖增长速度加快。

如果不采取有效的干预措施，到 2030 年，预期我国 0～7 岁儿童肥胖率将达到 6.0%，肥胖儿童数将增至 664 万人；7 岁及以上学龄儿童超重肥胖率将达到 28.0%，超重肥胖的儿童数将增至 4948 万人；由超重及肥胖所致成人肥胖相关慢

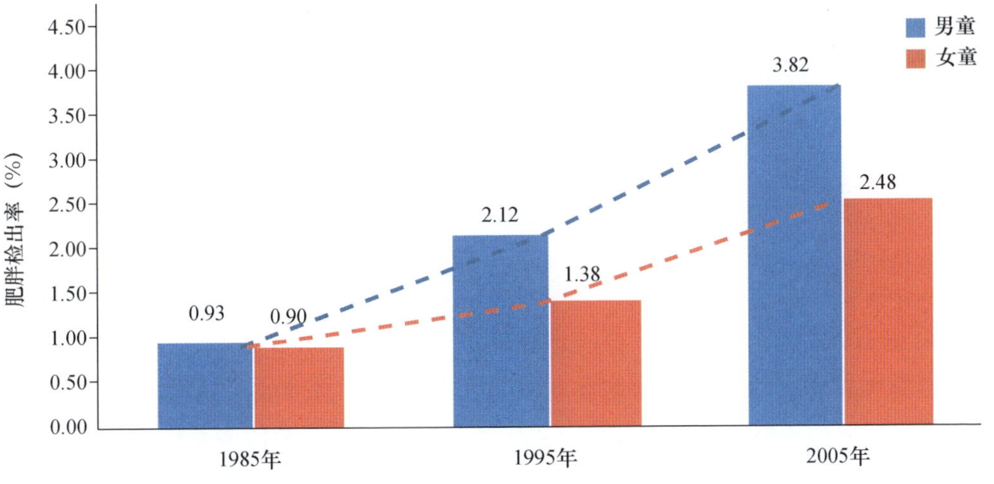

图 2-7-1 1985—2005 年我国 0～7 岁儿童肥胖检出率

（来源：2006 年中国九市 7 岁以下儿童体格发育调查）

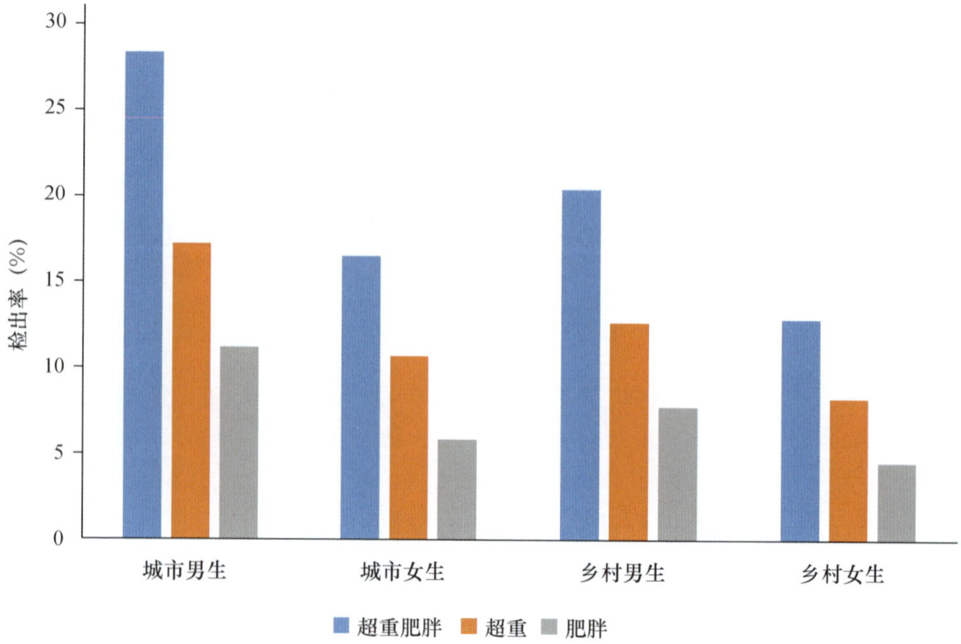

图 2-7-2 我国 7～18 岁儿童超重率和肥胖检出率

（来源：2014 年全国学生体质健康调研）

性病的直接经济花费也将增至 490.5 亿元/年。

二、儿童肥胖的影响因素

儿童肥胖的发生受遗传、环境和社会文化因素共同影响。其中，生命早期营养、膳食因素、身体活动和静态活动是关键的个体因素；而食物环境、社会文化因素在肥胖的发生发展中起着推波助澜的作用，当儿童处于能导致能量摄入增加、身体活动减少的“致肥胖环境”时，更容易发生肥胖（见图 2-7-3）。

（一）遗传因素

遗传因素被认为是决定肥胖的最主要的原因之一。家系和双生子研究表明，在肥胖发生过程中遗传因素占 40%～70%。另外研究证明遗传因素可以解释 21%的 BMI 变异程度。不同人群遗传背景不同，生活环境和行为习惯各异，肥胖的病因和发生机制各有特点，所表现的肥胖特征也不尽相同。近年来，随着基因技术的发展，越来越多的肥胖相关基因位点被识别。肥胖是一种复杂的多基因疾病。目前已识别超过 200 个与肥胖相关的基因位点，如 Leptin、FTO、GPR120、CRTC3 等，肥胖相关基因的研究不再限制于单基因遗传变异领域，且由单基因突变引起的极重度肥胖在人群中比例极低，而占绝大比例的单纯性肥胖则为多基因作用模式。

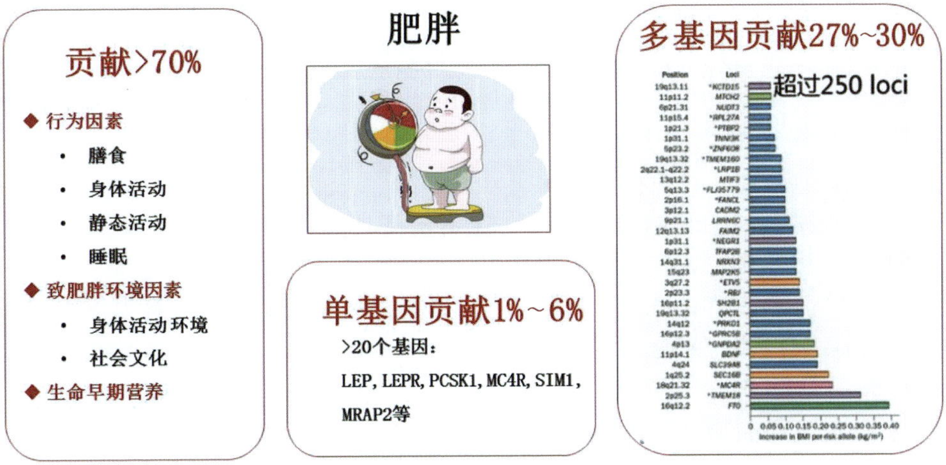
贡献>70%
◆ 行为因素
• 膳食
• 身体活动
• 静态活动
• 睡眠
◆ 致肥胖环境因素
• 身体活动环境
• 社会文化
◆ 生命早期营养
肥胖
单基因贡献1%~6%
>20个基因：
LEP, LEPR, PCSK1, MC4R, SIM1, MRAP2等
多基因贡献27%~30%
超过250 loci

图 2-7-3　导致儿童肥胖的影响因素

（二）生命早期营养因素

生命早期营养因素，包括孕妇的体型、孕期增重、孕期代谢和内分泌状况、胎儿出生后早期的生长发育和养育环境等，都会影响胎儿和新生儿的生理功能，包括机体组织结构和功能上的永久变化，进而增加儿童期甚至成年期发生肥胖等相关慢性疾病的风险。

（三）行为因素

1. 膳食因素　肥胖发生的根本原因是机体的能量摄入大于机体的能量消耗，从而导致多余的能量以脂肪的形式贮存。因此，膳食营养因素和饮食行为影响着机体能量的摄入，因此在肥胖发生的过程中发挥了非常重要的作用。能量、宏量营养素、微量营养素摄入不当、膳食结构不合理、不健康饮食行为如人工喂养不当、辅食添加不当、偏食、多食、贪食、暴饮暴食、进食速度过快、早餐食用频率低（或食物种类少）、过多食用零食、过多摄入高能量密度食物、含糖饮料饮用率上升、在外就餐频率增加等都有可能增加肥胖发生的风险。

（1）膳食模式不合理，脂肪供能比增高：目前，我国城市学龄儿童青少年的膳食结构不合理。我国儿童青少年的脂肪摄入量明显增加，脂肪供能比不断提高，超过中国营养学会建议的 30%上限的比例显著增加。膳食结构不合理，尤其脂肪供能比的增高，可能使儿童青少年摄入过多能量从而导致肥胖发生的危险增高。

（2）挑食、偏食：偏食、挑食是个体、家庭乃至某种文化的主要特征之一，在儿童期已普遍存在。偏食、挑食易导致脂肪、碳水化合物摄入过量，同时由于缺乏微量营养素，导致能量代谢障碍，均可增加肥胖发生的风险。

（3）进食注意力与进食速度：饮食行为在肥胖病因中的作用近年来已备受关

注。肥胖样进食（the obese style of eating）几乎见于绝大多数肥胖患者，其主要特征是：进食时所选择的食物体积大，咀嚼次数少，进食速度较快，在单位时间内进食量较多等。进食过快不仅导致相同时间内进食量增加，同时由于缺乏中枢负反馈，进一步导致食物摄入量增加。就餐时存在分散进食注意力的因素，如播放电视，易延长进食时间，可能增加食物摄入量。

（4）能量密度高的食物消费偏高：能量密度高的食物，如油炸食品及奶油制品、糖果和含糖饮料，若经常食用或食用量大很容易造成能量摄入过多。能量密度低的食物有水果和蔬菜，这两类食物体积大而能量密度较低，又富含人体必需的维生素和矿物质，以蔬菜和水果替代部分其他食物能给人以饱腹感而不致摄入过多能量。

（5）早餐食用频率低（或食物种类少）：早餐作为一天中的第一餐，对生长发育中的儿童至关重要。目前，我国不吃早餐的现象比较普遍，中小学生不吃早餐的比例为6.1%，且早餐食物品种单一，营养质量较差。早餐食用情况不仅影响儿童的认知能力和学习成绩，还与肥胖的发生有关。

（6）零食类型选择不当：随着人们生活水平的提高，我国儿童吃零食的现象已较为普遍，且零食消费率有逐年增加的趋势，零食种类的消费也发生了变化。我国90%以上的城市儿童经常吃零食，女生吃零食的比例高于男生；食用冷饮类、油炸类的比例显著上升；食用新鲜水果蔬菜的比例下降。小学生常以冰激凌、膨化食品、巧克力、薯条、薯片等作零食，中学生常吃的零食是冰激凌、糖果、酸奶等。零食食用过多导致肥胖的调查发现，16.3%的城市中小学生看电视、使用电脑或上网时总是或经常吃零食。看电视时间越长，零食摄入就会越多。平均每天看电视在5 h以上的女孩和每天看电视少于1 h的女孩相比，平均每天多摄入175 kcal的能量。零食摄入多，长期下去就会导致体重增加。

（7）含糖饮料饮用率上升：儿童喝含糖饮料的现象普遍，饮用量呈上升趋势。2010—2012年中国居民营养与健康状况监测显示，6～17岁儿童饮料摄入频次平均每周3.9次，每周喝饮料3次及以上的比例为42.9%，城市高于农村，随年龄增长，饮料消费频次增加。《中国居民营养与慢性病状况报告（2020年）》指出，18.9%的中小学生经常饮用含糖饮料。研究显示，常喝含糖饮料会增加儿童肥胖的发生风险。2013年，对15个队列研究（25 745名儿童）进行的荟萃分析提示，每天每增加1份（12盎司，330～350 ml）含糖饮料摄入，持续1年可使儿童BMI增加0.06 kg/m^2，减少含糖饮料摄入可使儿童BMI降低0.17 kg/m^2。

（8）在外就餐频率增加：1998年和2008年对广州、上海、济南和哈尔滨四城市9536名8～14岁儿童的调查同时显示，4城市儿童青少年中每月在外食用西式快餐0次、≤1次和>1次的比例分别为20.3%、62.5%和17.2%，肥胖率依次为10.5%、12.0%和13.4%。近年来，我国学龄儿童在外就餐日益普遍。中国居民营养与健康状况监测（2010—2013）显示，我国有61.7%的6～17岁儿童在过去1周曾在外就餐；随年龄的增长在外就餐比例逐渐增高，6～8岁、9～11岁、12～14

岁、15～17岁儿童在外就餐率分别为52.6%、54.7%、65.1%和73.9%。每月在外食用西式快餐>1次儿童青少年的肥胖率显著高于不吃西式快餐的儿童青少年，其肥胖的危险性是不吃西式快餐儿童青少年的1.282倍。一项对哈尔滨、北京、济南、上海、重庆、广州6个城市6～13岁的7083名小学生研究显示，在外就餐可能会增加儿童发生肥胖的风险。

2. 身体活动 身体活动是指由于骨骼肌收缩产生的机体能量消耗增加的活动。由于交通发达、方便快捷，步行的时间明显减少；由于电子化产品的普及，儿童身体活动明显减少，视屏时间增加。另外，儿童因繁重的学习压力，很难抽出时间去锻炼、运动。安全、便利的身体活动场所和游戏娱乐设施，如公园、球场、骑行道、步行道等还有待于进一步完善和普及。身体活动的减少，会影响能量平衡的调节，导致能量消耗减少，能量过剩，这是导致肥胖发生的一个重要因素。

《2014年全民健身活动状况调查公报》显示在6～19岁的中国儿童青少年中，仅有33.2%可以每周至少参加7次体育锻炼，2016年《全国中小学生体育健身效果调研》数据显示只有29.9%达到"每日最少60分钟中高运动强"的推荐要求。运动量对降低体重具有重要的作用，大量研究显示运动量可以减少体脂率。经常性身体活动不仅可增加能量消耗，而且可使身体的代谢率增加，有利于维持机体的能量平衡，还可以增强心血管系统和呼吸系统功能。另外，经常进行身体活动者比不经常身体活动者的静息代谢率高。在进行同等能量消耗的身体活动时，经常身体活动能更多地动员和利用体内储存的脂肪，更有利于预防超重和肥胖。另外许多研究也显示即使是小运动量也可以使机体总脂肪减少，增大运动量可更多地减少内脏脂肪组织。

3. 静态活动时间长 静态活动是儿童体重增多的重要危险因素。网络、电视及电子移动设备在近年来迅速普及，使得视屏行为已经成为最常报道的儿童静态行为。视屏行为能够影响儿童食物选择、食物摄入量、身体活动水平及睡眠时间等，从而增加其发生超重肥胖的风险。

2016年《全国中小学生体育健身效果调研》数据显示，有37%的中小学生未能满足"每日屏幕时间不多于2 h"的推荐要求，由此可见，我国儿童身体活动不足是普遍状态，已成为一个严重的问题。众多研究表明，静态活动是儿童青少年肥胖、代谢综合征等慢性疾病的一个独立的影响因素。研究证实，随着看电视、使用电脑和玩电子游戏时间的增加，儿童少年超重肥胖的比例增加，晚餐后立即看书做功课，看电视或玩游戏机，比散步、做家务劳动等更容易导致脂肪积聚，每天看电视时间每增加1 h，儿童少年肥胖率增加1%～2%。在控制性别、年龄、地区、城乡、经济状况、父母受教育程度、食用早餐和快餐频率等因素的影响后，看电视时间长（3 h/d）的儿童少年发生肥胖的危险性是看电视时间短（<1 h/d）的儿童少年的1.4倍。

4. 睡眠 2010年以来，我国学龄儿童的睡眠不足人数不断增加。6～17岁学龄儿童平均每天睡眠时间随着年龄段的增长呈现递减趋势，其中69.8%的人平均每天睡眠时间不足。睡眠不足是学龄儿童超重和肥胖发生的重要危险因素。一项包括9～18岁172 710名汉族学龄儿童的研究结果显示，睡眠不足人数有133 410人，占总调查人数的77.2%，其中肥胖人数有8358人，中心性肥胖者有12 244人，分别占肥胖人数的6.3%和17.9%，睡眠不足学生中肥胖和中心性肥胖检出率最高。

（四）环境因素

致肥胖环境（obesogenic environment）指导致高能量摄入和身体活动减少的环境，包括食物选择以及身体活动的机会，以及与食物和身体活动相关的社会规范，涵盖物理、经济、社会文化、政策等层面。WHO（2012）在《population based approaches to childhood obesity prevention》策略报告中，首次提及通过实施基于全人群的广泛的政策和措施，包括法律法规、税收和补贴、食品营销等，创造促进健康的食物环境和身体活动环境。

社会文化和民族风俗会对儿童肥胖的发生发展产生影响。在中国的传统文化中，儿童肥胖较多意味着健康和富足，家长也往往鼓励儿童多吃，认为“多吃才能健康”。父母的榜样作用及行为与儿童的身体活动水平、食物摄入相关，权威型喂养模式的特点是参与、说服、鼓励、结构化，可能减少儿童肥胖风险。引导摄入健康食物，限制不健康食物的家庭食物准则与儿童的健康饮食行为具有相关性。

大众传媒对人们的观念、知识和行为都会产生很大影响，对肥胖相关心理问题的发展起到一定作用。食品广告对食物的选择和消费方面的知识、信念、态度及行为有着重要的影响，人们往往在不知不觉中接受了食品广告的信息，从而影响了他们对这些食品的态度和消费。电视食品广告中大部分为高脂、高糖和（或）高盐食品，儿童看电视时间与其要求父母购买、家长实际购买电视广告食品以及儿童实际消费这些广告食品的频率呈显著正相关。在目前市场经济条件下，用于高脂或高能量密度食品广告的费用超过普通食品的广告费用，食品厂商、零售商利用食品包装、商业广告和促销手段，使一些缺乏营养知识的父母们过多消费购买此类食品，商家赚钱的同时却可能导致肥胖的蔓延。另外，由于当今社会互联网已经普及，在没有对宣传内容严格监管和审核的情况下，许多不准确或错误的营养信息随处可见，对人们产生的不良影响更加深远，对其饮食与健康也造成了巨大的危害。

三、肥胖对儿童生长发育和健康的影响

肥胖本身是一种疾病，会对心血管系统、内分泌系统、呼吸系统和肝脏、运动骨骼、心理行为及认知智力等方面造成危害，是多种慢性非传染性疾病的危险因

素。儿童肥胖还可能持续到成年期，增加其成年期发生糖尿病、高血压等慢性非传染性疾病的风险（见图 2-7-4）。

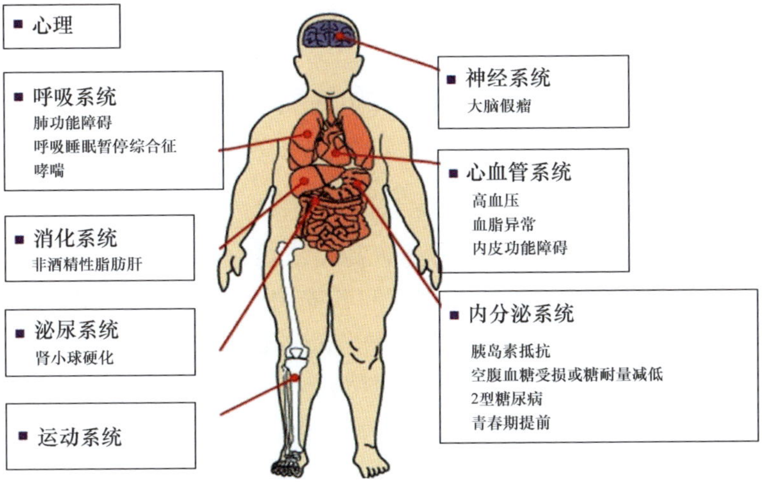

图 2-7-4　儿童肥胖对健康的危害

（一）肥胖影响儿童生长发育

1. 青春期发育：关于肥胖与儿童青春期发育之间的关联，男、女间研究结果不完全一致。2003 年北京市对 19 085 名 6～18 岁学龄儿童进行青春期发育与超重肥胖关系的研究，发现女童 BMI 和体脂肪含量与青春期早发育呈正相关，而男性 BMI 和体脂肪含量与青春期早发育的联系恰恰相反，青春期早发育组的 BMI 高于晚发育组，而体脂肪含量却低于晚发育组。国外一些学者认为肥胖女童易出现月经周期异常以及多囊卵巢综合征，国内相关研究还比较少。

2. 运动及骨骼发育：2010 年中国学生体质与健康调研数据显示，肥胖儿童体重肺活量指数显著低于正常体重儿童。重庆市一项针对小学生的研究显示，肥胖儿童较正常体重儿童其爆发力、耐力素质、柔韧素质等明显下降。儿童期肥胖给骨骼肌肉系统造成过量压力，从而导致关节、骨骼及肌肉损伤，尤其是中轴大关节的损伤，肥胖儿童肌肉骨骼不适、骨折、下肢畸形、行动不便的患病率较正常体重儿童明显增高。国内相关研究较少。

（二）肥胖影响儿童的心理行为

儿童肥胖对心理行为存在多方面的影响，包括心理、智力和社会适应能力等。甘肃省嘉峪关市对 6～13 岁肥胖和正常体重儿童各 160 名进行调查发现，肥胖组儿童心理行为问题发生率明显高于正常体重儿童，具体表现在肥胖儿童穿衣不自信、有自卑感、不喜欢人际交往及户外运动 4 项心理行为影响因素的发生率明显高于正常体重儿童；肥胖男童情绪稳定性较差，而且烦躁易怒；肥胖女童会害怕被人取笑，过于担忧自己的形象，自我评价较低。新疆维吾尔自治区针对 260 名学龄肥胖儿童的调查显示：肥胖男童情绪比较急躁、易怒；肥胖女童抑郁、自卑心理发生率高于正常体重儿童。

（三）肥胖对儿童多器官系统的负面影响

1. 儿童肥胖对心血管系统的危害

（1）高血压：2010 年全国学生体质与健康调研，对 19 万余名 7～17 岁汉族学龄儿童血压进行调查，结果显示中国儿童高血压患病率为 14.5%（男生 16.1%，女生 12.9%）。1991—2009 年，中国健康和营养调查（China Health and Nutrition Survey，CHNS）显示：儿童高血压患病率呈持续上升趋势，从 1991 年的 7.1%上升到 2009 年的 13.8%，年均上升率为 0.47%。

肥胖与儿童高血压存在密切关系，约 50%的儿童高血压伴有肥胖。2002 年中国居民营养与健康状况调查（China Nutrition and Health Survey，CNNHS）结果显示，正常体重、超重和肥胖 3 种不同体重状态 7～17 岁儿童青少年高血压的患病率分别为 14.3%、32.1%和 40.9%；超重和肥胖儿童发生高血压的风险是正常体重儿童的 3.3 和 3.9 倍。上海市对 78 114（男生占 51.3%）名学龄儿童的血压与体重的关联进行调查分析结果显示：儿童高血压患病率随着肥胖程度的升高而增加，在调整年龄和性别后，不论是应用 BMI 还是腰围（WC）诊断的超重和肥胖儿童，其高血压患病风险是正常儿童的 1.5～2.2 倍。2010 年中国学生体质与健康调研对 7～10 岁的 40 495（男生占 49.8%）名学龄儿童血压调查结果显示，儿童高血压患病率与肥胖类型相关，表现为复合型肥胖组＞单纯腹型肥胖组＞非超重组。

2010 年，北京市儿童青少年代谢综合征研究对 2004 年 1183 名血压正常儿童（6～14 岁）进行随访研究发现，高血压发病率随 BMI 的升高而增加，调整年龄、性别、青春期、身体活动、膳食习惯及高血压家族史等因素的影响后，肥胖儿童 6 年后高血压的发病率是正常体重儿童的 4～5 倍。

（2）血脂异常：2002 年 CNNHS 结果显示，我国 3～17 岁儿童总胆固醇（TC）升高（TC≥220 mg/dl 或 5.72 mmol/L）的患病率为 0.8%（城市 1.4%，农村 0.6%）；甘油三酯（TG）升高（TG≥150 mg/dl 或 1.70 mmol/L）的患病率为 2.8%（城市 2.5%，农村 2.9%）。2017 年“儿童青少年心血管与骨健康促进项目”北京基线调查结果显示，儿童血脂异常率为 20.3%，相比于正常体重儿童，超重和肥胖儿童的血脂异常检出率增加，以低高密度脂蛋白胆固醇（HDL-C）、高 TG 的检出率增高为主，肥胖主要与低 HDL-C（男童：OR＝3.85，95%CI：3.26～4.55；女童：OR＝3.78，95%CI：3.25～4.41）和高 TG（男童：OR＝10.01，95%CI：6.89～14.55；女童：OR＝6.85，95%CI：4.97～9.44）的检出率增高相关。

（3）心脏结构受损及早期动脉粥样硬化：儿童期肥胖是影响心血管结构和功能的危险因素。2014 年，北京市通过超声检查对 410 名 6～18 岁儿童进行心血管结构和功能的评估，发现肥胖儿童心脏每搏输出量明显增高，已发生左心室重构，左心室舒张末期内径、收缩末期内径、室间隔舒张末期厚度、左室后壁舒张末期厚度、左心室质量、左心室质量指数明显大于同龄正常体重儿童。肥胖儿童早期动脉粥样硬化已经启动，预防成年人心脑血管疾病应从预防儿童期肥胖做起。济南针对 3354 名 9～12 岁小学生的研究发现，和正常体重儿童相比，肥胖儿童已出现颈动脉内中膜厚度的增加，颈动脉血管弹性下降。

2. 儿童肥胖对内分泌系统的危害

（1）血糖异常：2 型糖尿病曾被认为只有成年人才会患病，但随着儿童肥胖患病率的上升，糖尿病发病出现低龄化趋势，儿童肥胖与 2 型糖尿病的发病密切相关，绝大多数 2 型糖尿病患儿超重或肥胖。2013 年北京市 3 个区、县 17 所中小学 1896 名 6～18 岁肥胖中小学生健康评估体检显示，肥胖学生高血糖（空腹血浆葡萄糖≥5.6 mmol/L）检出率为 66.6%，比 2007 年的 57.6%增加 9 个百分点，而 2004 年为 13.4%，近 10 年呈高发趋势；其中男生为 70.9%，女生为 58.3%，男生高于女生；小学 1～3 年级学生为 57.5%，小学 4～6 年级为 60.7%，初中为 75.0%，高中为 60.8%。北京市儿童血压研究发现，儿童期肥胖及体脂成分超标的儿童，成年后发生糖尿病的风险是正常体重儿童的 2.7 倍；儿童期肥胖或体脂成分超标，成年后仍然肥胖的人群发生糖尿病的风险是体重持续正常人群的 4.3 倍。

（2）代谢综合征：肥胖与儿童代谢综合征存在密切关系，肥胖是代谢综合征的重要危险因素。儿童代谢综合征中国工作组在北京、天津、杭州、上海、重庆、南宁 6 个城市开展的调查结果显示，儿童代谢综合征检出率分别为 2.4%和 1.4%，肥胖儿童的代谢综合征检出率分别为 28.8%和 16.8%。很多学者在我国不同地区进行了儿童代谢综合征的流行病学调查，meta 分析结果显示：无论应用哪种诊断标准，代谢综合征患病率均呈现肥胖组＞超重组＞正常组。

3. 儿童肥胖对呼吸系统的危害

（1）哮喘：2010—2013 年一项针对广东省 100 例支气管哮喘急性发作儿童的研究显示，儿童哮喘与肥胖密切相关，并且随着 BMI 值升高哮喘患儿的肺功能明显下降。

（2）睡眠呼吸障碍：北京市儿童青少年代谢综合征研究显示，肥胖儿童睡眠障碍相关症状的发生率较高。广州市呼吸疾病研究所睡眠中心的研究发现，肥胖儿童平均每小时睡眠呼吸暂停低通气指数明显大于超重和正常体重儿童，睡眠时肥胖儿童的平均血氧饱和度、最低血氧饱和度均低于超重和正常体重儿童。

4. 儿童肥胖对其他各器官系统的危害

肥胖是儿童非酒精性脂肪性肝病最主要的危险因素，肥胖儿童伴发非酒精性脂肪性肝病较为普遍，单纯性肥胖对儿童的肝功能和脂肪代谢等均造成危害，并随肥胖程度逐渐增加。2007 年北京市调查了 7～18 岁的 659 例肥胖儿童和 603 名正常体重儿童的非酒精性脂肪性肝病患病情况，结果显示，肥胖儿童非酒精性脂肪性肝病患病率（10.2%）显著高于正常体重儿童（0.2%），非酒精性脂肪性肝病的患病率随着 BMI 的升高而增加。2013 年该研究团队再次调查了北京市 1735 名肥胖儿童非酒精性脂肪性肝病情况，患病率为 17.0%。

（四）儿童肥胖与慢性病的关系

儿童肥胖的日益增多导致了慢性病低龄化，肥胖儿童已有心血管疾病、2 型糖尿病、糖耐量受损和高血压等慢性病的表现。儿童肥胖往往会延续到成人期，增加成年期慢性病发生的风险，并增加社会经济负担。一项研究对美国 1998—2013 年间所发表肥胖儿童医疗花费研究进行综述分析发现，若以 10 岁为起点计算，肥胖儿童较正常体重儿童一生需要额外支付 1.63～3.91 万美元（按照 2012 年货币利率折现）的医疗花费。尽管我国目前缺乏有关儿童肥胖的经济负担研究，但从成人的研究结果可以推测，儿童期肥胖引起的成年期肥胖和健康危险增加，会带来巨大的经济负担。

四、防控儿童肥胖的措施

（一）营造良好的生命早期营养环境

1. 孕期 为了较好地控制体重，孕期应进行合理运动，特别是已经诊断为妊娠期糖尿病或孕前肥胖的女性更需要积极运动。每周中等强度运动时间累积至少 150 min 可以有效降低发生不良妊娠结局的风险。孕期要注意控制每日摄入的总能量，做到合理膳食，适当增加新鲜蔬菜水果的摄入，减少高能量食物的摄入。

2. 婴幼儿喂养期 建议纯母乳喂养满 6 个月，采用直接喂养的方式，在合理增添辅食的同时继续母乳喂养至 2 岁。建立母乳喂养的关键期是生后 2 周内，应尽早开奶。帮助新生儿在产后 1 h 内实现第一次母乳吸吮。按需哺乳（尤其是 3 月龄内的婴儿），即当婴儿需要时哺乳，无论是白天或晚上。逐渐定时喂养（4～6 月龄后），每 3～4 h 一次，每天大约 6 次，夜间哺乳可逐渐减少，帮助婴儿夜间持续睡眠能力的形成。提倡直接喂养，避免使用奶瓶和吸奶器。延长母乳喂养时间。在满 6 月龄时，增添辅食同时延长母乳喂养时间到 2 岁。

3. 适量适时添加辅食 在继续母乳喂养下，婴儿满 6 个月后逐渐添加辅食。首先应添加含铁米粉、蛋黄等。从稀到稠，从少到多，从一种到多种。添加辅食的营养和能量均衡，种类丰富。

（二）保证平衡膳食，形成健康饮食行为

1. 实现食物多样 保障人体健康和营养的前提是均衡的饮食结构，而实现膳食平衡的基本途径是食物多样。只有由多种食物组合而成的膳食才可以满足人体需要的各种营养素和能量。每天的膳食应含有谷薯类、畜禽鱼蛋奶类、蔬菜水果类、大豆坚果类和油脂类食物。除了调味品和烹调油，每天平均摄入食物种类在12种以上，每周摄入食物种类在25种以上。按一日三餐分配食物品种数，早餐至少有4～5个品种的摄入，午餐摄入5～6个品种；晚餐摄入4～5个品种；加上1～2个品种的零食。儿童应在食物多样基础上，适当增加奶类及奶制品的摄入，达到每天至少300 ml，多饮用鲜奶或酸奶，而非乳饮料；适量摄入畜禽肉，增添鱼的摄入量；鼓励儿童在平常膳食中经常食用完整谷粒被保留或没有经过精细加工的全谷物，增加新鲜蔬菜的摄入。

2. 避免过量摄入能量 通过控制总能量摄入、合理选择食物分量、减少高能量密度食品摄取等措施，避免能量摄入过量。

3. 合理摄入零食 由于零食是儿童在正餐之外额外的能量摄取，为控制每日能量摄入不过量，应对其进行合理选择。提倡在一天当中，零食提供的能量少于总能量摄入的10%。建议零食的选择多为正餐中摄入不足的食物，如水果、奶及奶制品、坚果。吃零食的频率要少，摄入量要小。可安排在两餐之间吃零食。减少甚至避免含钠、糖、饱和脂肪等较多，营养价值低的零食的摄入。家长和老师应对学龄儿童进行指导，让其在零食购买时对食品包装上的营养标签信息进行识别，尽可能选择低糖、低盐、低脂的零食。

4. 足量饮水，不饮用含糖饮料 家长应培养孩子喝白开水的习惯，不主动供给孩子含糖饮料，更不应将含糖饮品作为奖励，校园内不供应、不售卖含糖饮料，不张贴含糖饮品广告，杜绝各种方式的含糖饮料宣传和推销等策略，以减少儿童含糖饮料的消费。这一系列限制含糖饮料消费的措施需要多方面的共同努力，包括个人、家庭、学校、社会和政府。

5. 规律进餐，每天吃早餐 在总能量摄入适当的基础上，提倡儿童规律进餐、适宜增加进餐次数，每天吃早餐并营养充足。其中学龄前儿童的餐制采取3次正餐、2～3次加餐，学龄儿童和青少年采取一日三餐制，并且根据生活及学习需要适当加餐，如新鲜蔬菜和水果、奶制品等。每日吃早餐并营养充足，早餐应包括谷类、奶豆类、新鲜蔬菜水果类、畜禽肉蛋类等食物。三餐定时定量，两次正餐之间相距4～6 h。三餐供应的能量占全天总能量的比例不同，早餐、午餐、晚餐分别占25%～30%、30%～40%、30%～35%。一般情况下，早餐时间在6:30～8:30，午餐时间在11:30～13:30，晚餐时间在18:00～20:00。

6. 减少儿童在外就餐（包括外卖） 尤其需要减少西式快餐（其烹饪方法多为煎炸，营养特点为高能量高脂肪）的摄入，多采用家庭自制食物。

7. 保持良好的用餐氛围，就餐期间尽量不看电视等电子产品 推荐保持良好的用餐氛围，进餐时专注，尽量不看手机、平板等电子设备。

（三）规律身体活动，减少静态活动时间

儿童应依据自身生长发育特质，进行形式合适的各样的身体活动。0～12 月龄的婴儿每日多次进行不同形式的、比较活跃的身体活动，比如在地板上玩耍；对于无法自主活动的婴儿，醒着时保持俯卧姿势不少于 30 min。1～2 岁幼儿每天进行多种强度身体活动至少 180 min，运动时间越长越好；对于 3～5 岁的学龄前儿童，每天应增加以游戏为主的身体活动，在一整天内，各类身体活动的累计时间应超过 180 min，其中，身体活动为中高强度的应累计至少 60 min。6～17 岁的学龄儿童，每日应进行中高强度活动不少于 60 min，且以有氧运动为主，并且进行增进骨骼健康、肌肉力量的抗阻运动及高强度身体活动的时间至少要有 3 天。

儿童应限制视屏时间，打断持续静态行为，减少静态活动。建议限制儿童视屏时间，并且视屏时间越短越好。参考 2018 年《中国儿童青少年身体活动指南》以及 2019 年《5 岁以下儿童的身体活动，久坐行为和睡眠指南》，不给小于 2 岁的儿童提供视屏活动，2～4 岁儿童的视屏时间每天应少于 1 h，超过 4 岁儿童的视屏时间每天应少于 2 h，并且在课间离开座位进行适当的活动，减少持续久坐时间。

（四）维持适宜睡眠

儿童应维持适宜的睡眠时间，根据中国营养学会、WHO《5 岁以下儿童的身体活动，久坐行为和睡眠指南》及美国国家睡眠基金会等的推荐意见，推荐我国 0～3 个月婴儿每日 14～17 h 优质睡眠，4～11 月婴儿每日 12～16 h 优质睡眠，包括打盹；1～2 岁幼儿每天保证 11～14 h 的优质睡眠，3～5 岁幼儿每日维持 10～13 h 的优质睡眠，包括打盹、有规律的睡眠和唤醒时间；6～13 岁学龄儿童每日睡眠 9～11 h，14～17 岁少年每日睡眠 8～10 h。

（五）营造支持性环境

建设以健康为导向的家庭环境，增加健康的低能量食物的提供，设立家庭食物准则，经由父母的行为示范，鼓励和帮助儿童养成健康行为。

学校应进行营养健康教育，供应营养均衡的食物，有助于学生良好饮食习惯的形成。学校也应该保证儿童身体活动的强度及时间，保证学生在校期间中等及以上身体活动每天至少 60 min，以有氧运动为主，一周不少于 3 次增进骨骼、肌肉的运动和高强度运动。配备适应不同年龄学生的运动设备。推荐学校限制或减少售卖高脂肪高糖食物，并供给足够的与卫生标准相符的饮用水。

提倡在儿童活动的场地周围，如家庭、学校所处的社区，建立对促进身体活动及选择健康食物有利的支持性环境，降低不健康食物在社区环境中的可及性，如缩

减快餐店数量，提高健康食物的可及性，如增添超市数量，并且在社区环境内提供足够的设施及场所，以促进儿童进行身体活动。

五、儿童肥胖防控相关政策、行动及建议

（一）国际及国内儿童肥胖防控相关政策

1. 国际儿童肥胖防控相关政策 随着儿童超重和肥胖发生率的逐年上升，非传染性疾病已占青少年疾病负担的56%。近些年国际组织、各国政府、非政府组织、研究机构等提出众多基于证据的膳食指南、财税政策、食物分量、母乳喂养促进、婴幼儿辅助食品销售监管、儿童食物和非酒精饮料的销售监管、营养标签、媒体宣传、食品和饮料配方改进、学校健康和营养项目如自动售货机管理、学校食品标准等。世界卫生组织2016—2017年进行了第二次全球营养政策综述（2nd Global Nutrition Policy Review，GNPR2）结果显示，80%的营养政策和行动目标中涵盖儿童超重与肥胖的控制。其中163个国家发布的651项营养政策中，82%将控制成人和儿童肥胖作为主要目标，78%将控制儿童肥胖作为主要目标，位居膳食营养和非传染性疾病相关指标之首，88%的营养行动中包含促进健康膳食、控制肥胖等的目标和措施，其中2/3的学校健康营养项目涵盖儿童肥胖控制。

2004年WHO《饮食、身体活动与健康全球战略》以及2011年联合国大会“关于预防和控制非传染性疾病问题高级别会议的政治宣言”中，均提出控制儿童肥胖的首要策略是群体策略。WHO于2012年在《以人群为基础预防儿童肥胖》策略报告中，首次提出了以人群为基础控制儿童肥胖的综合性策略性框架，为各成员国和地区制定儿童肥胖政策提供了指导原则。

2006年，欧洲53个国家的卫生部长通过了全世界第一个旨在抵制肥胖的共同章程——《抵制肥胖宣言》。这项“反肥胖”宣言是由世界卫生组织专门为欧洲起草的，是硬性要求政府在反肥胖问题上采取有力措施的一次尝试。章程规定，签署国必须在规定时间内建立和完善能让人们“吃得健康、方便运动”的措施。

日本在《健康日本21》中提出了预防肥胖的目标。2007年以来，相继制定出台了《食育基本法》和《运动基准与运动指南》等健康相关法规和实施办法。

2008年，国际肥胖工作组的专家提出了“悉尼原则”，呼吁通过立法手段（包括国际间通用法律）来阻止垃圾食品和软饮料向16岁以下儿童市场销售，只有那些严格符合健康饮食标准的食物才允许向儿童促销。

2012年世界卫生大会第65.6号决议审核通过了“母婴营养全面实施计划”，并规定了2025年全球营养目标（Global Targets 2025），其中第四个目标为“儿童超重不再增加”，也就是说，到2025年时，5岁以下儿童的超重率不超过11%。

2014年11月，联合国各成员国及国际社会在第二届国际营养大会上承诺要消除一切形式的营养不良，并在《营养问题罗马宣言》中提出了共同的全球行动愿

景，包括“扭转超重和肥胖症的上升趋势，减少所有年龄组中膳食相关非传染性疾病的负担”，在《行动框架》中提出“解决儿童超重和肥胖问题”，具体建议包括：为孕期妇女提供健康增重和充足营养相关的饮食咨询，改善儿童营养状况和成长，特别是让母亲了解到辅食的供应和销售，并改善婴幼儿补充营养餐计划，根据WHO建议，规范管理向儿童推销食品和非酒精饮料的行为，创建有利环境，提倡体育活动，在生命早期解决久坐不动的生活方式。

2014年WHO成立了终止儿童肥胖委员会（the Commission on Ending Childhood Obesity，ECHO），负责审查、建立和说明现有要求和策略之间的差距。2016年委员会制定了全面、综合的一系列建议以应对儿童肥胖问题——《终止儿童肥胖》报告。报告呼吁政府发挥领导作用，所有利益相关方应认识到他们在降低儿童肥胖风险上的道德责任。建议采取综合措施促进儿童和青少年健康食物的摄入，减少不健康食物和含糖饮料的摄入，采取综合措施促使儿童和青少年进行身体活动、减少久坐少动行为，将非传染性疾病预防指南与当前孕前和产前保健的指南结合并加强，以降低儿童肥胖风险，在儿童早期提供健康饮食、睡眠和身体活动的指导，确保儿童健康成长和养成健康习惯，在学龄儿童和青少年中实施综合措施，促进健康的学校环境、健康和营养素养及身体活动，为肥胖的儿童和年轻人提供以家庭为基础的、多元生活方式的体重管理服务。

2016年4月，联合国大会第70/259号决议4通过了第二届国际营养大会成果，并宣布2016年至2025年为“联合国营养问题行动十年”。“营养十年”的目标是加快落实第二届国际营养大会各项承诺，到2025年实现全球营养目标（儿童超重不再增加）及膳食相关非传染性疾病目标（肥胖趋势停止上升），并为到2030年实现各项可持续发展目标做出贡献。

2. 我国儿童肥胖防控相关政策 我国政府历来高度重视儿童健康成长，也出台了与肥胖密切相关的政策（图2-7-5）。如《“健康中国2030”规划纲要》、“三减三健”强调了饮食和运动对肥胖的影响。《中国食物与营养发展纲要（2014—2020年）》中明确了到2020年食物与营养发展目标，从食物生产、食品加工业发展、食物消费、营养素摄入、营养性疾病控制等方面，细化了21个具体且可考核的指标。其中，重要的目标之一是使居民超重、肥胖和血脂异常率增长速度明显下降。《国民营养计划（2017—2030年）》中将“学生肥胖率上升趋势得到有效控制”作为主要目标之一，在重大行动中提出了要开展“学生超重、肥胖干预”和“吃动平衡行动”。同时我国也推动了相关项目，如“全民健康生活方式行动”“中国健康知识传播激励计划”等。尽管各国政府都制定政策控制肥胖，但肥胖问题依然严峻，国家及有关部门应从根本上解决问题，让人们认识到肥胖的严重性，制定并加强实施肥胖预防控制的相关政策。

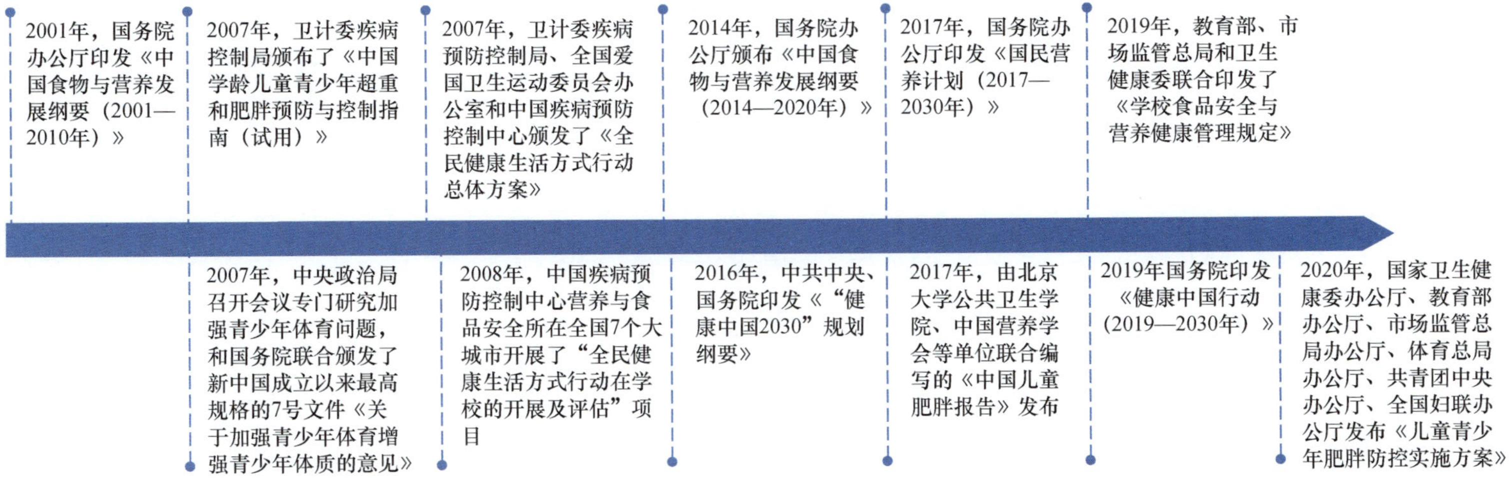

2001年，国务院办公厅印发《中国食物与营养发展纲要（2001—2010年）》
2007年，卫计委疾病控制局颁布了《中国学龄儿童青少年超重和肥胖预防与控制指南（试用）》
2007年，中央政治局召开会议专门研究加强青少年体育问题，和国务院联合颁发了新中国成立以来最高规格的7号文件《关于加强青少年体育增强青少年体质的意见》
2007年，卫计委疾病预防控制局、全国爱国卫生运动委员会办公室和中国疾病预防控制中心颁发了《全民健康生活方式行动总体方案》
2008年，中国疾病预防控制中心营养与食品安全所在全国7个大城市开展了“全民健康生活方式行动在学校的开展及评估”项目
2014年，国务院办公厅颁布《中国食物与营养发展纲要（2014—2020年）》
2016年，中共中央、国务院印发《“健康中国2030”规划纲要》
2017年，国务院办公厅印发《国民营养计划（2017—2030年）》
2017年，由北京大学公共卫生学院、中国营养学会等单位联合编写的《中国儿童肥胖报告》发布
2019年，教育部、市场监管总局和卫生健康委联合印发了《学校食品安全与营养健康管理规定》
2019年国务院印发《健康中国行动（2019—2030年）》
2020年，国家卫生健康委办公厅、教育部办公厅、市场监管总局办公厅、体育总局办公厅、共青团中央办公厅、全国妇联办公厅发布《儿童青少年肥胖防控实施方案》

图 2-7-5 我国儿童肥胖防控相关政策和行动时间轴

（二）行动建议

1. 儿童肥胖防控需要由政府主导，建立多部门协调机制 儿童肥胖不仅影响个体近期和远期健康，而且已成为影响国家和民族发展的大问题，保护儿童营养与健康具有重要的经济、人口红利以及社会意义。因此政府有责任做出承诺，领导并协调多部门解决儿童肥胖问题。儿童肥胖控制需要一个强有力的机制和框架来监督政策的制定和实施，政府政治和财政上的承诺对于解决肥胖流行至关重要，而且可以协调各行政管理部门、民间团体和私营部门之间的共同利益、合作及信息交流，即建立政府领导、多部门联合的全政府方法（a whole-of-government approach）协调机制。各级政府应围绕食物从生产到消费、促进健康的身体活动等方面，制定并组织实施肥胖防治宏观干预政策，将肥胖的防治作为公共卫生政策纳入国家疾病预防控制规划，采取有力措施，降低人群肥胖发病率，提高国民素质和健康水平，促进经济发展。所有部门制定的政策都需把儿童健康考虑在内，如教育部门需确保为儿童提供营养和健康教育、增加身体活动、促进健康的学校环境，农业和贸易政策则影响食物的可提供性和可获得性（产品配方改进、饮料销售管理、营养标签、食物份、财税），城市规划与设计、交通规划则直接影响身体活动和健康食物的可提供性。

2. 广泛推广儿童肥胖防控适宜技术，防控肥胖发生发展 针对儿童肥胖的防控，国内外开展了多项儿童肥胖防控适宜技术的研发和应用，包括指南、干预项目和行动等。WHO 于 2017 年发布了《在营养不良双重负担的背景下评估和管理初级卫生保健机构预防儿童超重和肥胖指南》，建议 5 岁以下儿童应该测量体重和身高（身长），按照 WHO 儿童生长标准进行评估。5 岁以下儿童喂养者和家庭应该接受营养咨询，包括 6 月龄内婴儿纯母乳喂养和继续母乳喂养至 24 个月及以上。不推荐为中度消瘦婴幼儿常规性地提供补充食品。不推荐为生长迟缓或慢性营养不良的婴幼儿提供补充食品。应该为 5 岁以下肥胖儿童喂养者提供营养咨询。应该为 5 岁以下儿童喂养者提供身体活动咨询。应该为诊断为肥胖的 5 岁以下儿童提供评估，并形成适宜的管理计划。此项工作可由经过培训的初级卫生工作者或转诊的临床医院工作者完成。

2019 年发布的《5 岁以下儿童的身体活动，久坐行为和睡眠指南》和 2018 年发布的《中国儿童青少年身体活动指南》，建议 1～2 岁儿童每天各种类型的身体活动时间应累计达到 180 min 以上，应包括中高强度活动，多则更好；3～5 岁儿童每天各种类型的身体活动时间应累计达到 180 min 以上，其中，中等及以上强度的身体活动累计不少于 60 min；6～18 岁的儿童少年每天应进行至少 60 min 的中高强度的身体活动；另外，建议小于 2 岁的儿童不提供视屏活动，2～4 岁的儿童视屏时间应小于 1 h/d，大于 4 岁的儿童视屏时间应小于 2 h/d，并减少持续久坐时间，课间离开座位进行适当的活动。

其余多个国家也提出了儿童肥胖防控的相关指南，包括美国临床工作促进协会（ICSI）发布的《儿童和青少年肥胖的预防和管理指南》，加拿大预防保健工作组发布的《初级保健中儿童和青少年生长监测、预防和控制超重和肥胖的建议》，欧洲内分泌学会和儿科内分泌学会发布的《儿童肥胖评估，治疗和预防：内分泌学会临床实践指南》，澳大利亚国家卫生和医学研究委员会发布的《澳大利亚成人、青少年和儿童超重和肥胖控制临床实践指南》，英国国家健康与临床卓越研究所发布的《儿童、青少年和成人的超重和肥胖的诊断、评估和控制指南》等。

在我国，《中国居民膳食指南（2016）》《中国学龄儿童膳食指南（2016）》《中国学龄儿童青少年超重和肥胖预防与控制指南（试用）》《中国儿童青少年零食指南》《中国儿童青少年身体活动指南》等指南、共识或核心信息发布以后，通过多形式（咨询、讲座、发放材料、竞赛、报纸、电视、微信等）、多渠道（进社区、进单位、进学校等）开展宣传教育，为公众提供了促进饮食行为改变或维持的知识和技能，促使或强化、改变或维持饮食行为的态度、意识、价值观，从而促进健康饮食行为的养成和维持，并提升社会各界对儿童身体活动的关注。

除指南外，国内外也开展了多项儿童肥胖防控行动、项目或计划，探索相关的适宜技术，包括法国“让我们一起预防儿童肥胖（Ensemble Prévenons l' Obésité Des Enfants，EPODE）”项目、荷兰青年健康体重计划（JOGG）、美国罗格斯大学Ernest Mario药学院和新泽西州蓝十字保险公司开展的“Shape It Up”项目、美国国家卫生研究所开展的New Moves项目、前美国第一夫人米歇尔·奥巴马发起的“Let's Move（一起动起来）”项目等。在我国，已有针对膳食和身体活动的适宜技术，如“快乐10分钟”“健康校园”等综合干预措施等，已经取得了较好的推广和检验。针对我国儿童肥胖的主要影响因素的变化，研发出适合于我国国情的适宜技术，形成一套完整、可复制、可持续的适宜技术方案，并纳入到国家政策和行动计划中，是我国儿童肥胖防控的关键。

儿童肥胖防控项目案例分析—Let's Move（一起动起来）

背景：自20世纪80年代以来，美国各年龄段超重肥胖率呈现直线上升趋势，全国健康与营养调查（National Health and Nutrition Examination Survey，NHANES）结果显示，1976—1980年至2007—2008年，30年间，美国2～19岁儿童肥胖率增加了3倍（5%到17%），尤其是非西班牙裔黑人女孩（肥胖率29.2%）和西班牙裔男孩（肥胖率25.5%）。

发起人：前美国第一夫人，米歇尔·奥巴马（Michelle Obama）。并且时任美国总统奥巴马（Barack Obama）成立了“白宫儿童肥胖特别小组（White House Task Force on Childhood Obesity）”，以组织多部门参与和综合策略降低儿童肥胖率。

目标：在一代人内解决儿童肥胖问题，即到2030年时，儿童肥胖率下降至5%。此外还包括两个关键目标的实现，即健康膳食［减少添加糖、增加蔬菜水果摄入，2030年健康膳食指数（HEI）均分达到80分］、足量身体活动。

措施要点：是一项针对儿童肥胖的综合性倡议，包括提供健康相关信息和建立支持健康选择的环境、在学校提供健康食品、确保每个家庭可以获得健康的、可负担起的食物以及增加孩子身体活动的机会。分别针对家长、儿童、学校提出建议，如建议家长在家里多放置新鲜水果代替零食，吃饭时关掉电视，建议儿童每天运动，多吃蔬菜水果，多喝水，减少看电视的时间，建议学校创建学校健康咨询委员会，进行营养教育等。主要包括5个策略共70条具体建议，如表2-7-1所示。

持续时间：2010年至今。

效果评估：Let's Move网站支持积极的生活方式和提供营养丰富且价格合理的食品获取途径，该活动在脸书上有近6万名粉丝，有超过5000人在推特上接收活动信息，自活动开展以来，已在为儿童提供更健康食物，为学校和社区提供更多的体育活动机会，为家庭提供做出健康决策所需的信息，确保更多人们可获得健康且价格合理食物等方面取得重大进展。利用名人效应结合新媒体手段增加行动的影响力，除了呼吁全社会创造防控儿童肥胖的环境，增加身体活动以外，提高了对于食品市场的监管力度以及对学校供餐的质量要求。首次提出通过政策倾斜增加健康食物的可及性。

表2-7-1 “Let's Move”策略与措施

策略	建议
1. 为儿童创建一个健康的开始，促进儿童早期发展	（1）加强母亲孕期护理 （2）促进母乳喂养 （3）评价环境化学污染物的影响 （4）降低视屏时间 （5）改善儿童照护环境和设施，以促进儿童健康发展
2. 给父母和照护者予以支持和帮助	（1）提供正确有效营养信息与建议，如膳食指南、食品标签、菜单营养标签等 （2）加强食品市场监管 （3）加强医疗卫生服务人员的作用，如常规儿童体重监测与管理
3. 校园内提供健康食物	（1）改善学校供餐的质量 （2）保证校园环境内提供或售卖的所有食物均是健康膳食 （3）建设学校环境以满足校园食物需要，如调整学校课程（营养教育）、政策、环境设施等 （4）保证儿童在校外环境（如课外教育机构、青少年惩戒机构等）的健康膳食

续表

策略	建议
4. 增加健康且可负担食物的可获得性	(1) 食品零售店（以售卖健康食物为主）距离较近且方便 (2) 通过调整农业政策、税收和补贴政策等，使健康食物价格可负担，且有吸引力 (3) 食品企业通过开发或调整食品配方，保证市场上有不同种类的健康食品 (4) 保证经济状况较差弱势儿童健康食物的可获得性
5. 增加身体活动	(1) 增加校内身体活动量 (2) 社区建成环境促进身体活动 (3) 增加公园和运动场所 (4) 增加室内和室外休闲场所

摘自：White House Task Force on Childhood Obesity Report to the President. Report of the commission on ending childhood obesity，2010.

儿童肥胖防控项目案例分析——快乐10分钟

措施要点："快乐10分钟"以班级为单位，充分利用小学生校内课堂和课间时间，在教师或学生代表的带领下，开展生动、有趣、中等强度的游戏类活动。由教师组织班级学生，在教室内或室外，每个学习日在学校日常设置的体育课程之外进行，每次持续10分钟、运动量中等以上的简单有趣的活动。活动的内容丰富，以游戏、舞蹈、韵律操和故事为主，符合这个年龄段孩子活泼好动的特点。10分钟的活动参照以下模式进行：热身活动1分钟左右，中高强度活动4分钟，轻中强度活动0.5～1分钟，中高强度活动4分钟；恢复运动，并提问一些健康小知识；挑选一名同学记录此次活动。

效果评估：该技术通过试点、评估、推广、再评估等步骤，形成了一套的完整的技术文件：包含一套完善的"快乐10分钟"活动教材和实施方案；2009年设计了"快乐10分钟"的Logo，取得国家版权局的著作权和商标；2012年10月，《快乐10分钟活动卡片》由中国人口出版社正式出版。"快乐10分钟"干预技术作为儿童肥胖防控的有效技术，2011年纳入到国家卫健委开展的全民健康生活方式行动中，在全国进行推广应用。截至2016年，全国各地共有2419所小学开展了"快乐10分钟"活动，取得了良好社会效益。

"快乐10分钟"推广可以引导学生形成良好的运动习惯，降低肥胖的发生率，对学生体质产生长远的影响。基于该技术的研究数据和结果，发表了10余篇中英文文章。2011年，"快乐10分钟"作为适宜技术之一纳入到国家卫健委开展的全民健康生活方式行动中，在全国范围内进行应用和推广，体现了其应用价值和社会价值。

3. 家庭-学校-个体-社区共同努力，营造健康的食物环境 家庭和学校是儿童活动的主要场所，不仅是其内部环境，学校和家庭所在的社区环境对于儿童食物选择和身体活动水平也有较大影响。

家庭环境对儿童有重要影响，家长应发挥言传身教以身作则的作用：①积极参与、支持、监督、鼓励孩子养成正确的行为方式；②鼓励儿童多运动，并与邻居、社区及学校合作提供一个安全的运动环境，限制儿童看电视、使用电脑的时间；③父母自己必须以身作则，为孩子做好榜样。用健康的饮食行为为孩子做出典范，如每天吃早餐、少吃或不吃油炸食物等；④掌握合理挑选食物和烹饪的技能，提供平衡膳食。让孩子参与食物的选择、购买、制作和分配过程，使孩子对这些过程产生感性认识；⑤利用食物选择、购买、制作和进餐的机会向孩子介绍食物和营养的知识，让孩子形成健康的饮食观念。

学校也是预防儿童肥胖的战场之一：①要减少中小学生在校期间的静态活动，促进他们积极参加体育活动，以提高他们的身体素质和健康水平，学校应认真执行教育部《关于落实保证中小学生每天体育活动时间的意见》，调动方方面面的积极性，通过多种形式，保证中小学生每天1 h的体育活动；②将儿童对营养和身体活动的学习、培养纳入学校的课程中去，将营养、食品和运动锻炼的教育与各个学科有机结合起来，将肥胖控制作为学校健康促进的一个重要内容纳入到学校教育的日常工作中；③有计划地开展学校健康教育，培养学生的健康意识与公共卫生意识，掌握必要的健康知识和技能，促进学生自觉地采纳和保持有益于健康的行为和生活方式，减少或消除肥胖危险因素，为其一生的健康奠定坚实的基础；④着重培养学生合理膳食和运动的技能，鼓励孩子减少高脂肪、高能量食物的摄入。培养孩子参与体育活动的技能和兴趣，使孩子养成终身运动的习惯；⑤严格禁止商业进入校园，进行促销商品或者在校园内做宣传广告；⑥学校应营造良好的人际交流环境，对取笑、歧视肥胖学生的行为进行规劝和教育，减轻肥胖学生心理压力。

社区应营造讲健康、促营养的支持环境：①利用大众媒体和公共场所，在社区内开展多种形式的健康教育与健康促进活动，普及肥胖防控知识，增强人们的健康意识和自我保健能力，倡导健康的生活方式，营造支持环境；②针对影响肥胖发生的危险因素，开展社区综合干预，为中小学生提供健康咨询和服务；③社区医师应帮助家长和孩子认识环境中影响肥胖发生的不健康因素，传授合理饮食和适量运动的技能，并帮助家长制定孩子能接受的、容易实施的控制体重的措施；④社区在现有条件下为孩子们提供安全的游戏和锻炼场地，组织一些集体活动。

儿童自身应提高营养素养，形成健康饮食行为，掌握相关技能，科学地认识体重，在家长、老师等的指导下维持适宜体重。

（马冠生　张娜　张曼　严翊　徐海泉　张建芬　何海蓉　杜松明）

参考文献

[1] Gao A，Pan Y，Shi X，et al. Effect of "Happy 10 minutes" for preventing childhood obesity. Chinese Journal of School Health，2008，29（11）：978-979.

[2] 张娜，马冠生.《中国儿童肥胖报告》解读. 营养学报，2017，39（6）：530-534.

[3] 九市儿童体格发育调查协作组. 2006年中国九城市七岁以下儿童单纯性肥胖流行病学调查. 中华儿科杂志，2008，46（3）：174-178.

[4] 马军，蔡赐河，王海俊，等. 1985—2010年中国学生超重与肥胖流行趋势. 中华预防医学杂志，2012，46（9）：776-780.

[5] Wang J，Mei H，Chen W，et al. Study of eight GWAS-identified common variants for association with obesity-related indices in Chinese children at puberty. International Journal of Obesity，2012，36（4）：542.

[6] Mei H，Chen W，Mills K，et al. Influences of FTO gene on onset age of adult overweight. Human Genetics，2012，131（12）：1851-1859.

[7] 苏畅，王惠君，王志宏，等. 中国9省区1991—2009年7～17岁儿童青少年膳食脂肪和胆固醇摄入状况及变化趋势. 中华流行病学杂志，2012，33（12）：1208-1212.

[8] 刘爱玲，段一凡，胡小琪，等. 城市儿童零食消费行为10年变化分析. 中国学校卫生，2011，32（12）：1415-1417.

[9] 马冠生，张倩，刘爱玲，等. 4城市儿童少年西式快餐消费行为10年变化分析. 中国健康教育，2011，27（12）：887-889.

[10] 陈芳芳，米杰，王天有，等. 北京市儿童青少年青春期发育与肥胖相关关系的研究. 中国循证儿科杂志，2007，2（1）：14-20.

[11] Liang Y，Hou D，Zhao X，et al. Childhood obesity affects adult metabolic syndrome and diabetes. Endocrine，2015，50（1）：87-92.

[12] Xi L，Peng S，Luo CY，et al. Prevalence of hypertension in overweight and obese children from a large school-based population in Shanghai，China. Bmc Public Health，2013，13（1）：24-24.

[13] Wang J，Zhu Y，Jin J，et al. Relationship of BMI to the incidence of hypertension：a 4years' cohort study among children in Guangzhou，2007—2011. Bmc Public Health，2015，15（1）：782.

[14] 邱志辉，伍颖欣，罗嘉莹，等. 儿童和青少年肥胖与阻塞性睡眠呼吸暂停的关系. 国际呼吸杂志，2012，32（15）：1176-1179.

[15] 程景民，郑思思. 日本《食育基本法》对我国的启示. 中国食物与营养，2016，(6)：5-7.
[16] WHO. Ending childhood obesity. Bulletin of the World Health Organization，2015.
[17] 刘芳. 提高国民营养健康水平建设健康中国——《国民营养计划（2017—2030 年）》发布. 中国食品，2017，(15)：10-17.
[18] WHO. Assessing and managing children at primary health-care facilities to prevent overweight and obesity in the context of the double burden of malnutrition.

第八章　儿童体质与健康

一、儿童体质概念和意义

（一）概念

儿童体质（physical fitness），即儿童身体素质，也称为体适能，指儿童在生活、劳动和运动过程中身体所表现出来的力量、速度、耐力、灵敏、爆发力、柔韧等身体素质和运动能力水平。目前国内外公共卫生领域内的研究通常将体质仅限于狭义上的定义，即上述的身体素质和运动能力水平。体质既反映了人体的健康水平、身体运动水平，同时也反映了人体对外界的适应能力。

广义上体质的含义通常包括以下 5 个方面：①身体发育水平：即体格、体型、营养状态和身体组成成分；②身体机能水平：即机体的新陈代谢功能及各系统、器官的工作效能；③身体素质和运动能力水平，即身体在运动中表现出来的力量、速度、耐力、灵敏、柔韧等素质及走、跑、跳、攀等身体运动能力；④心理发育水平，包括智力、情感、行为、感知觉、个性、性格和意志等；⑤对外界的适应能力，主要包括对自然环境、社会环境、各种生活紧张事件的适应能力，对疾病和其他有碍健康的不良应激原的抵抗能力和抗病能力。

体质对不同研究者有不同的含义：对临床医生而言，它意味着患者的生物学个体特征；对流行病学家而言，它是机体内各组织的特征和适用能力；对人类学家而言，体质意味着体格、环境适应能力、疾病和行为的相关关系。儿童体质的好坏直接关系到一个国家和民族当前和未来群体的身体健康状况，是衡量一个国家综合国力的重要指标之一。

（二）意义

体质下降将威胁人类健康，增加慢性非传染性疾病的发生风险。

1. 儿童体质与营养状况　儿童体质状况与营养状况密切相关，体质与营养状况之间存在共生关系，即通过体育锻炼，增强儿童体质水平，可以降低营养不足或营养过剩的发生风险，而营养不足或营养过剩的发生，也会降低儿童的体质水平。

一项整合了 1985 年至 2014 年连续 6 次全国学生体质与健康调研的研究，共纳入了 1 494 485 名儿童青少年，调查结果显示，随着体质的下降，7～18 岁儿童青少年生长迟缓、消瘦和超重肥胖 3 种营养不良状况的风险均不断增高，尤以生长迟缓最为明显。1985 年至 2014 年以来，在相同体质状况下，儿童青少年生长迟缓和消瘦的风险随时代在不断下降，但超重肥胖的风险随时代在不断上升（图 2-8-1）。

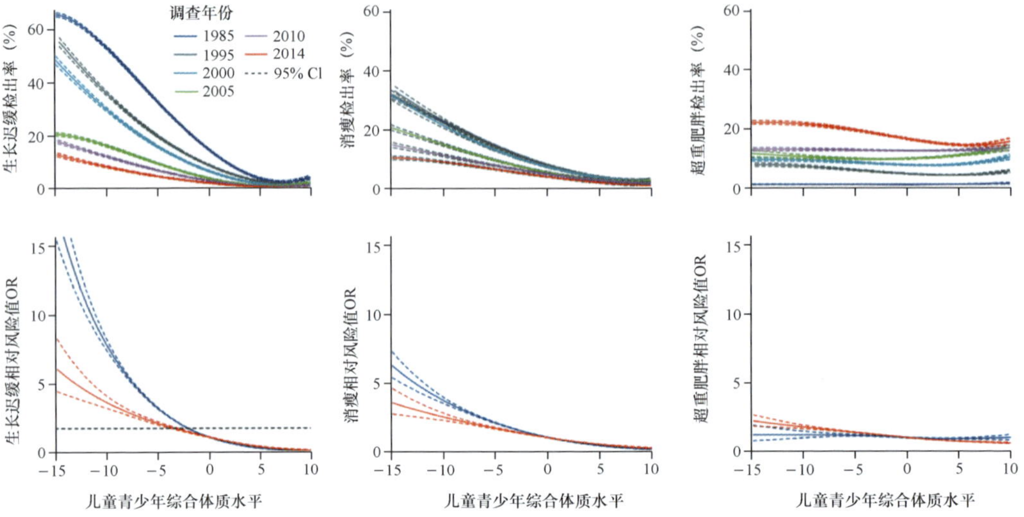

图 2-8-1 1985—2014 年中国儿童青少年综合体质评分与营养不良的关系

（来源：Dong Y，Lau PWC，Dong B，et al. Trends in physical fitness，growth，and nutritional status of Chinese children and adolescents：a retrospective analysis of 1.5 million students from six successive national surveys between 1985 and 2014. Lancet Child Adolesc Health 2019，3：871-880.）

2. 儿童体质与早期心血管疾病风险 增加体育锻炼，增强综合体质水平，与降低高血压等心血管疾病发生风险密切相关。既往多项在成年人群中开展的研究发现，较好的体质状况与心血管疾病的发生风险之间存在负相关的关系，即体质状况的下降会增加心血管疾病的发生风险，但是在儿童期缺乏相关的证据。有研究显示，缺乏体育锻炼和体质状况下降造成的高血压风险是相近的，与缺乏体育锻炼相比，体质状况下降对心血管发生风险的影响更大。

一项纳入了 2014 年全国 214 301 名 7～18 岁儿童青少年的调查显示，儿童综合体质状况与高血压之间存在明显负相关，从较好的体质状况到较差的体质状况中，儿童收缩压偏高检出率从 7.6% 增长至 10.8%，高收缩压和高舒张压也分别从 4.4%和 4.6%增长至 5.7%和 7.6%，其相应的 OR 值也不断上升（图 2-8-2）。因此，通过增强儿童体质状况可以进一步降低高血压的发生风险。

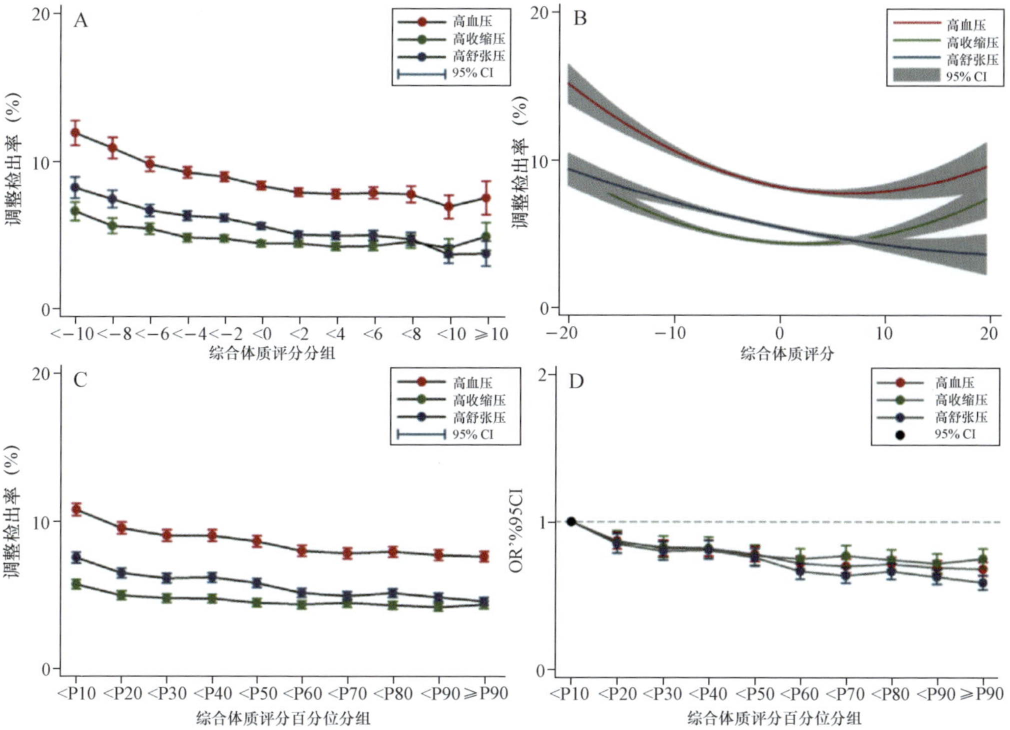

图 2-8-2　2014 年中国儿童青少年综合体质水平与高血压的关系

（来源：Dong Y，Jan C，Zou Z，et al. Comprehensive physical fitness and high blood pressure in children and adolescents：A national cross-sectional survey in China. J Sci Med Sport 2020. pii：S1440-2440（19）31484-31487.）

二、儿童体质的现状和趋势

（一）儿童体质的现状与趋势

2015 年 11 月，由中国国家体育总局、教育部联合公布的《2014 年国民体质监测公报》显示：与 2010 年相比，我国中小学生身体素质呈现“稳中向好”趋势，但是因身体活动不足导致的各年龄段学生肥胖等慢性疾病发病率持续上升、体质健康状况整体下滑的局面仍未得到根本扭转。

近年来，我国儿童青少年体质状况下降的趋势一直是公共卫生领域关注的焦点。1985 年至 2014 年连续 6 次的全国学生体质与健康调研结果显示，以 1985 年的综合体质水平为基准，我国 7～18 岁儿童青少年的综合体质水平在 1995 年、2000 年、2005 年、2010 年和 2014 年分别为 1.2、0.5、−1.1、−0.9 和−0.8（表 2-8-1）。我国 7～18 岁儿童青少年综合体质水平在 1995 年处于峰值，在 1985 年至 1995 年期间，处于增长趋势，但之后持续处于下降趋势，尤其以肥胖男生下降最

表 2-8-1 1985—2014 年中国儿童青少年综合体质评分和各分项体质指标的水平和变化情况

体质项目	调查年份					
	1985	1995	2000	2005	2010	2014
综合体质评分	0	1.2 (3.9)	0.5 (4.1)	−1.1 (4.3)	−0.9 (4.5)	−0.8 (4.6)
肺活量（单位：ml）	2362.2 (913.3)	2290.8 (907.4)	2251.9 (925.6)	2017.1 (923.0)	2095.4 (947.1)	2210.0 (1001.8)
立定跳远（单位：cm）	161.2 (33.7)	171.2 (36.2)	169.0 (37.2)	165.9 (37.0)	166.4 (37.5)	163.5 (38.1)
坐位体前屈（单位：cm）	8.6 (5.9)	8.2 (6.4)	9.2 (6.4)	9.2 (6.8)	9.4 (6.7)	9.1 (7.1)
50 米短跑（单位：s）	9.5 (1.3)	9.3 (1.3)	9.5 (3.4)	9.5 (1.5)	9.6 (1.5)	9.5 (1.5)
肌肉力量						
斜身引体（7～12 岁男生，单位：个）	18.8 (11.1)	30.3 (18.3)	32.9 (22.8)	30.8 (22.6)	26.2 (18.4)	23.8 (16.0)
引体向上（13～18 岁男生，单位：个）	5.2 (4.1)	6.3 (4.8)	5.3 (5.3)	3.9 (4.1)	4.0 (5.1)	3.4 (3.6)
1 分钟仰卧起坐（7～18 岁女生，单位：个）	21.3 (10.9)	29.8 (11.1)	29.5 (13.0)	26.3 (10.8)	25.3 (10.8)	27.8 (10.8)
耐力跑						
50 米往返跑（7～12 岁男女生，单位：s）	117.5 (12.2)	117.5 (14.6)	125.0 (141.6)	126.7 (19.3)	127.1 (17.3)	126.7 (17.3)
1000 米耐力跑（13～18 岁男生，单位：s）	246.0 (25.8)	249.8 (29.4)	258.2 (46.6)	272.1 (38.3)	271.5 (39.0)	274.3 (41.2)
800 米耐力跑（13～18 岁女生，单位：s）	235.7 (25.1)	238.0 (27.6)	248.1 (43.1)	261.7 (32.4)	260.9 (32.8)	261.5 (34.2)

为明显，而女生综合体质状况在 2005 年之后略有增长。截至 2014 年，处于正常营养状况的儿童青少年综合体质状况最高，其次是超重肥胖，处于消瘦和生长迟缓营养状况的儿童青少年综合体质最差（图 2-8-3）。

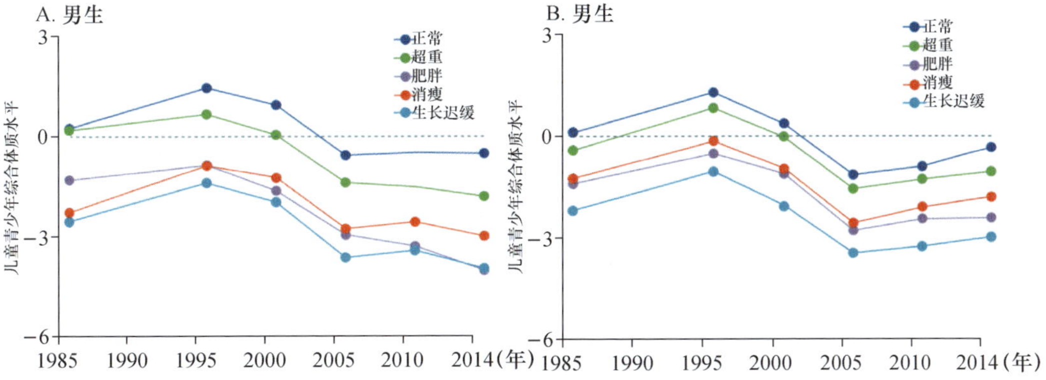

图 2-8-3　1985—2014 年中国儿童青少年综合体质状况趋势

（来源：Dong Y，Lau PWC，Dong B，et al. Trends in physical fitness，growth，and nutritional status of Chinese children and adolescents：a retrospective analysis of 1. 5 million students from six successive national surveys between 1985 and 2014. Lancet Child Adolesc Health，2019，3：871-880.）

（二）体质分项的现状和趋势

体质作为集合了儿童多方面综合身体素质的指标，通常包括心肺功能、肌肉力量、柔韧性、爆发力、速度、耐力等素质。全国学生体质与健康调研结果显示，在 1985—2014 年期间，我国 7～18 岁儿童青少年的体质分项中，肺活量指标在 1985 年至 2005 年期间持续下降，由 2362. 2 ml 下降至 2017. 1 ml，之后呈增长趋势直至 2014 年，为 2210. 0 ml；立定跳远由 1985 年的 161. 2 cm 增长至 1995 年的 171. 2 cm，之后持续下降至 2014 年的 163. 5 cm；坐位体前屈由 1985 年的 8. 6 cm 增长至 2010 年的 9. 4 cm，在 2014 年出现下降，为 9. 1 cm；50 米短跑时间由 1985 年的 9. 5 s，缩短至 1995 年的 9. 3 s，之后持续在 9. 5 s 的水平；在力量素质指标中，7～12 岁男生斜身引体的个数由 1985 年 19 个，增长至 2000 年的 33 个，之后持续下降至 24 个；13～18 岁男生的引体向上个数由 1985 年的 5 个，增长至 1995 年的 6 个，之后持续下降至 2014 年的 3 个；7～18 岁儿童青少年仰卧起坐个数由 1985 年的 21 个增长至 1995 年的 30 个，之后持续下降至 2014 年的 28 个；在耐力素质指标中，7～12 岁儿童的 50 米往返跑所需时间由 1985 年的 117. 5 s，持续增加到 2014 年的 126. 7 s；13～18 岁男生的 1000 米耐力跑时间由 1985 年的 246. 0 s 持续增加至 2014 年的 274. 3 s；13～18 岁女生的 800 米耐力跑时间由 1985 年的 235. 7 s 持续增加至 2014 年的 261. 5 s（表 2-8-1）。

综上所述，立定跳远、握力素质、50 米跑指标的成绩在 1985 年至 1995 年期间提高，但之后持续下降。坐位体前屈，作为身体柔韧素质的指标，在 1985—2014 年期间始终处于较为平稳的趋势。耐力跑素质，在 1985—1995 年期间，略有下降，但在 1995—2005 年期间下降明显，随后处于较为平稳的趋势（图 2-8-4）。

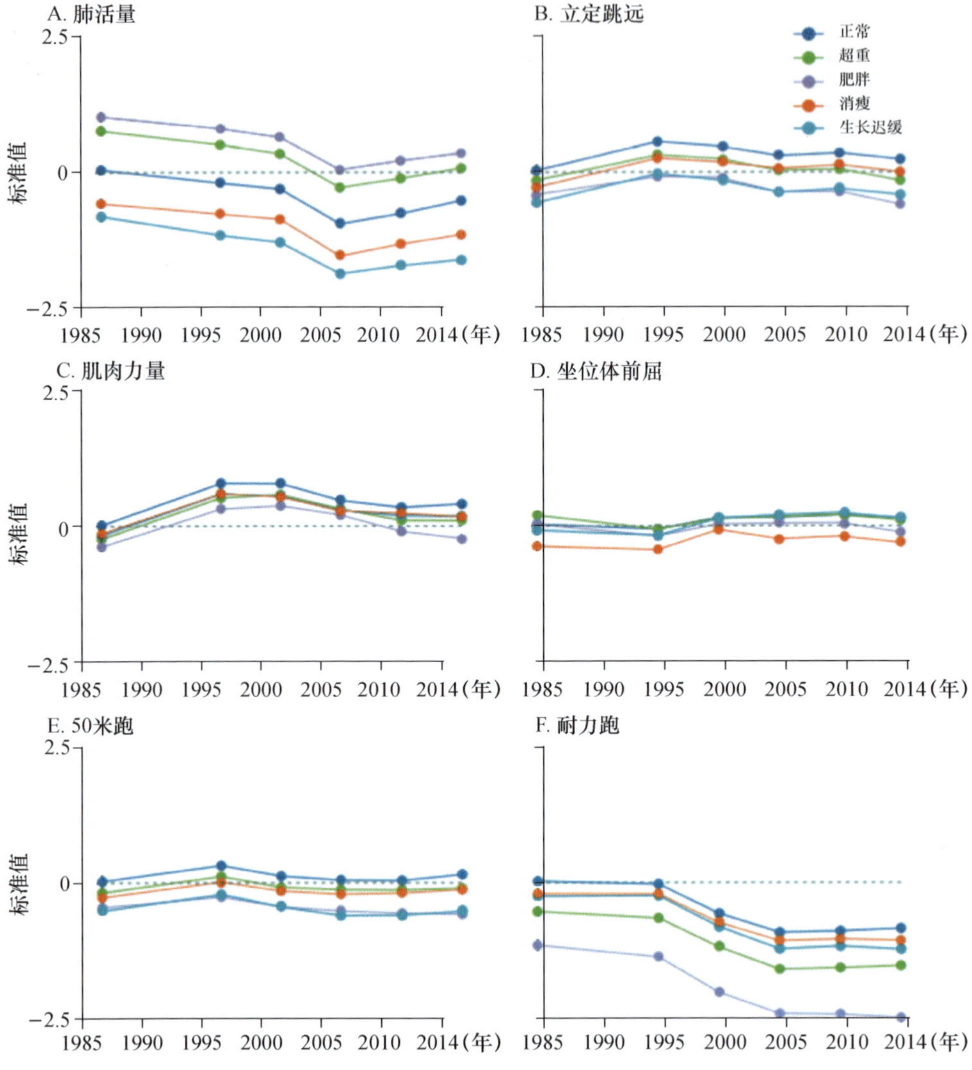

图 2-8-4 1985—2014 年中国儿童青少年体质状况分项趋势

（来源：Dong Y，Lau PWC，Dong B，et al. Trends in physical fitness，growth，and nutritional status of Chinese children and adolescents：a retrospective analysis of 1.5 million students from six successive national surveys between 1985 and 2014. Lancet Child Adolesc Health 2019，3（12）：871-880.）

（三）国际儿童体质状况

近几十年来，全球多数国家的儿童体质均经历了一定程度的下降，但不同国家存在较为明显的差异。耐力跑是目前我国儿童体质的弱势项目之一，也是近 30 年来体质下降的代表性指标之一，这一指标的下降也呈现明显的国际趋势，希腊、英国、美国、澳大利亚及亚洲多个国家均出现这一趋势。既往一项对全球 27 个国家有关儿童体质的研究综述发现，1958—2003 年，全球范围内儿童体质均有所下降，其中耐力素质以 0.36%/10 年的速度下降，该研究对部分亚洲国家和地区的分析发现，这种下降趋势存在地区间的不平衡，1964—2009 年，亚洲儿童长跑素质呈现总体下降的趋势，其中中国和韩国儿童下降较为明显，而日本和新加坡儿童虽有下降，但目前已有一定程度的改善（图 2-8-5、图 2-8-6）。2004—2007 年，一项中国和日本儿童体质比较的研究，分别以上海和东京居民为研究对象进行了国民体质健康调查，结果显示，上海儿童青少年体能指标中的速度、绝对力量、柔韧性、平衡能力测试成绩高于同年龄的东京儿童青少年，但耐力素质和相对力量水平则低于东京的儿童青少年。

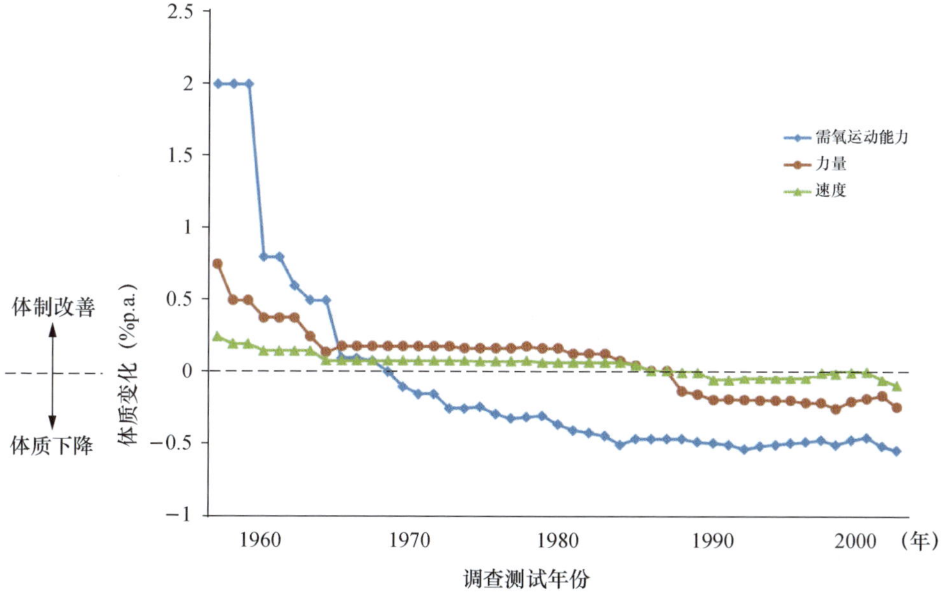

图 2-8-5 1960—2000 年全球儿童体质状况变化趋势

（来源：Tomkinson GR，Olds TS. Pediatric fitness：Secular trends and geographic variability. J Sports Sci Med，2007，6（2）：267.）

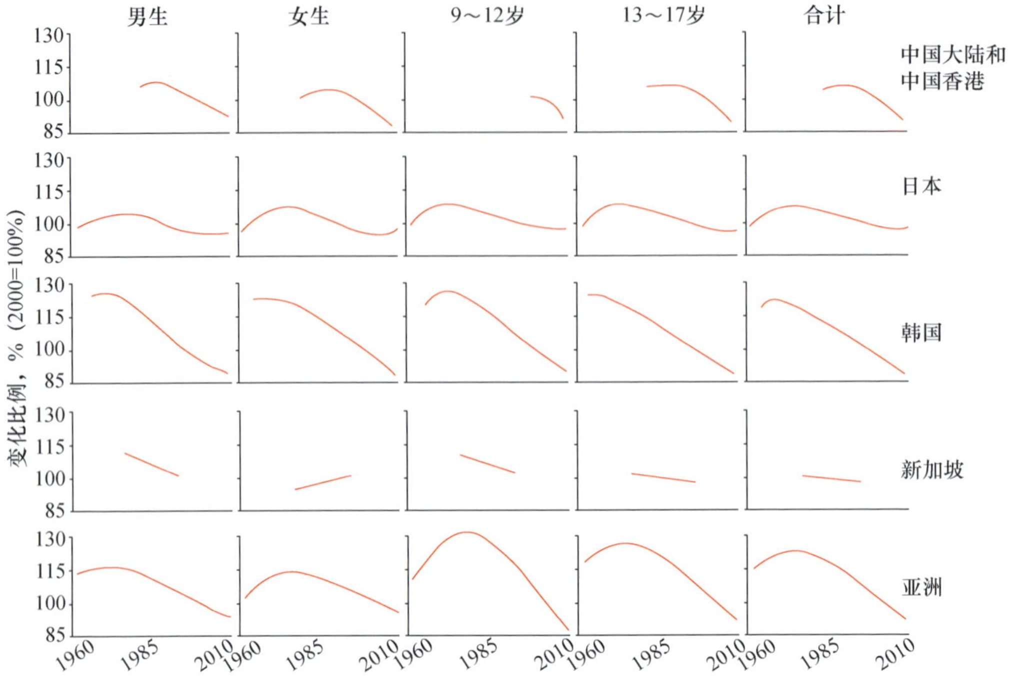

图 2-8-6 1960—2010 年亚洲部分国家儿童耐力素质体质状况变化趋势

（来源：Tomkinson GR，Macfarlane D，Noi S，et al. Temporal Changes in Long-Distance Running Performance of Asian Children between 1964 and 2009. Sports Med，2012，42（4）：267-279.）

三、儿童体质的影响因素

（一）个人因素

儿童的膳食摄入、身体活动、营养状况及其生活方式，如睡眠、视屏时间、家庭作业时间等，均与其体质状况密切相关。

1. 运动量少、静态时间多 儿童体质状况的高低很大程度上取决于体育锻炼的程度，积极的体育锻炼是增强儿童体质水平的主要方式之一，体质水平也是体育锻炼的评价结局指标之一，两者相辅相成。既往研究显示，每周额外进行 3 次课外体育锻炼的男孩有氧能力明显好于对照组。另一项前瞻性队列研究结果显示，对 42 名平均年龄为 9 岁的男孩进行为期 3 年的随访观察，用 20 米往返跑来评价心肺体质健康水平，结果发现，运动组男孩（除体育课外，每周至少进行 3 h 的课外活动）的心肺健康水平保持不变，而不运动组男孩（仅上体育课）的心肺水平出现降低，该研究结果表明学校体育课之外参与体育锻炼对儿童心肺健康具有促进作用。在儿童青少年时期，每天 1 h 以上的中等到高强度运动对心肺功能等体质健康水平均有促进作用，且参加体育锻炼水平越高的儿童的体质健康水平也越高。21 项对 5～18 岁人群的试验证明，儿童青少年均可通过体育锻炼提高包括其心肺功能在内的综合体质健康水平。

目前我国儿童青少年存在较为严重的体育锻炼缺乏、静态时间多的现象，严重影响儿童体质状况。一项纳入了 90 712 名中国儿童青少年体育锻炼情况的调查研究显示，2016 年我国仅 29.9%的儿童能达到每天 1 h 的中高强度体育锻炼标准，男生（32%）略高于女生（28%），而能达到《国家学生体质健康标准》优秀水平的仅有 5.95%，达到良好水平的仅有 25.80%，大约 37%的儿童青少年每天视屏时间超过 2 h。2014 年全国学生体质与健康调研结果显示，我国男生平均每天体育锻炼时间不足 1 h 的报告率为 73.3%，女生为 79.1%，与《中共中央国务院关于加强青少年体育增强青少年体质的意见》中“确保学生每天锻炼 1 h”还有很大差距。

2. 膳食结构不合理 营养与儿童体质密切相关，合理营养和均衡膳食可增强儿童体质和体能。如，适当增加蛋白质摄入比例可以显著增加握力达标率，25-羟维生素 D 严重缺乏的时，肌力、平衡能力表现降低，能量、蛋白质、优质蛋白质、维生素 B_1、铁等与肺活量指数、800 米成绩呈正相关关系。

此外，儿童膳食结构不合理，高能量食物摄入过多，膳食纤维摄入较少，会导致儿童肥胖的风险增高，进一步导致儿童体质下降。

3. 营养不足和营养过剩 营养不足或营养过剩的发生，会降低儿童的体质水平。在一项整合了 1985 年至 2014 年连续 6 次全国学生体质与健康调研的研究中，共纳入了 1 494 485 名儿童青少年，调查结果显示，儿童青少年 BMI 与体质状况之间存在倒“U”形关系，即营养不足和营养过剩的儿童均存在较差的体质状况，而体重正常的儿童具有最优的体质状况（图 2-8-7）。

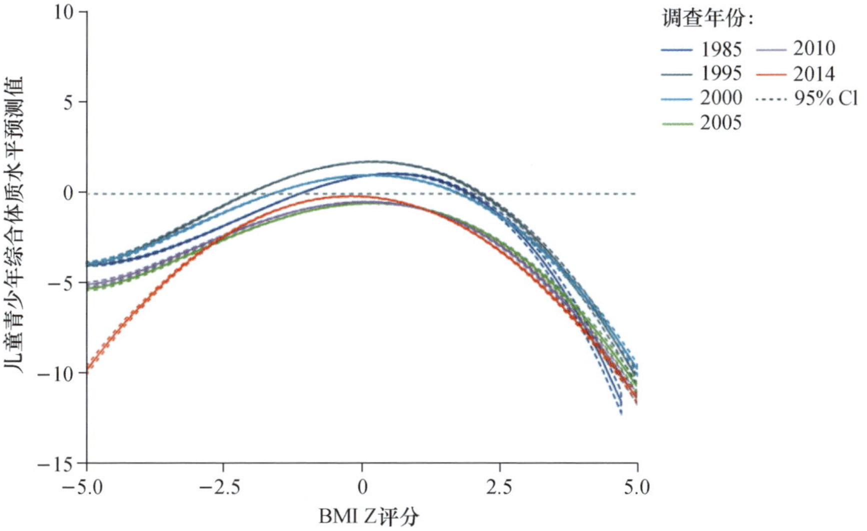

图 2-8-7 1985—2014 年中国儿童青少年综合体质评分与营养状况的关系

（来源：Dong Y，Lau PWC，Dong B，et al. Trends in physical fitness，growth，and nutritional status of Chinese children and adolescents：a retrospective analysis of 1.5 million students from six successive national surveys between 1985 and 2014. Lancet Child Adolesc Health，2019，3（12）：871-880.）

由此可见，在上世纪 80 年代，中国儿童青少年的营养状况以营养不足为主，而营养不足是当时导致儿童体质水平偏弱的主要原因。随着儿童青少年营养状况由营养不足向营养过剩转移，在 1995 年左右，中国儿童青少年的营养状况中正常体重的比例最高，儿童的体质水平也最高。之后，随着营养状况的改善，中国儿童青少年以营养过剩为主，其也成为导致体质水平偏低的主要原因。因此，保持儿童正常的体重可以促进儿童保持较好的体质状况，反之，增强儿童体质状况，可进一步降低儿童营养不良的风险。我国儿童青少年面临着多重营养不良的负担，部分西部偏远地区和经济较为落后的农村地区儿童仍存在营养不足的状况，通过改善营养不足从而增强体质水平的措施需要被提倡。在经济发达的东部地区和城市，儿童以营养过剩为主，因此，在该地区推行以控制超重肥胖为主的措施是增强儿童体质水平的重要方式之一。

（二）社会环境因素

家庭缺乏体育锻炼的支持性环境，学校运动氛围不高，学生学业压力大，体育设施缺乏等因素均在一定程度上制约了儿童的体育锻炼，从而影响体质的增强（图 2-8-8）。2014 年全国学生体质与健康调研的结果显示，家庭和学校拥有支持性的体育锻炼环境，父母均支持或喜好体育锻炼，学校在体育课程设置和课业负担设置方面存在较为积极的态度，均会进一步导致儿童具有较高的体质状况，反之，则具有较差的体质状况。

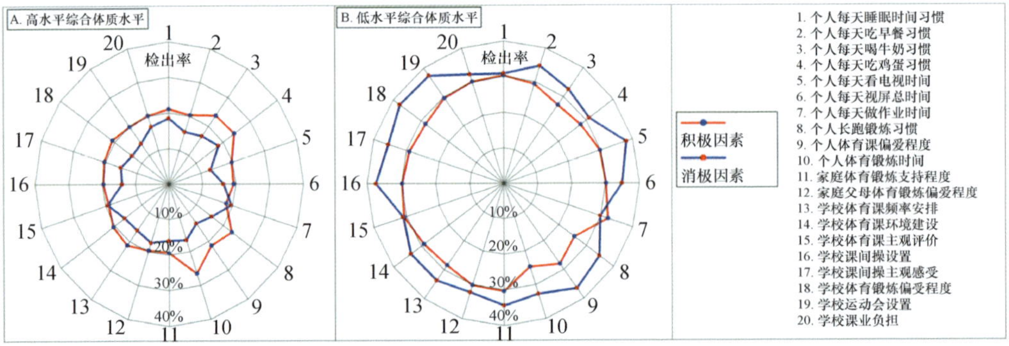

图 2-8-8 2014 年我国儿童青少年体质多重影响因素分析

（来源：2014 年全国学生体质与健康调研）

另外，现代化进程中生活方式的转变也是一个重要因素，例如，出行坐汽车、上楼乘坐电梯、家务社会化、生活电器化等，均使儿童青少年的体力活动机会减少，从而降低了体质水平。

研究显示，60.4%的儿童“从小没有养成体育锻炼的意识”，家长缺乏认知，只关注孩子目前身体是否有疾病，而忽略孩子的体育锻炼和体质状况。54.3%的中学生认为家长“不”或“不太”支持他们锻炼，因此，父母的支持性态度也是影响儿童体质水平的重要因素。

家庭、学校对儿童的呵护和学习成绩的重视程度远多于对意志和吃苦耐劳精神的培养。调查显示，中学男女生分别有21.5%和27.2%最不喜欢的运动是耐力跑，57.5%的原因是因怕累，18.3%嫌弃枯燥乏味，24.0%怕受伤。学校体育设施投入不足，场地器材短缺，不能满足学校体育课程教学和课外体育锻炼的需求，36.9%的学校从不组织长跑等活动。

尽管目前已推出多个提倡增强学生体质的文件和活动，但是在执行力度层面仍然较为欠缺，学校体育课程仍然存在被占用的情况，另外，体育达标测试等尚未在全国多数地区纳入中高考考试，说明了基础教育中体育成绩被重视程度的缺位。因此，增强学生体质健康相关制度的完善以及配套政策的落实和执行也是影响儿童体质的重要外部客观因素。

四、政策与行动建议

（一）中国儿童体质改善的政策和措施

营养和体育锻炼是儿童青少年体质发展的促进因素，良好的营养可以保证儿童青少年体格生长发育的能量和物质需求，为其体质的发展提供动力支持，改善营养不足和控制营养过剩均是增强体质的重要举措。充足的体育锻炼可以培养和促进儿童青少年身体活动、代谢能力，提高神经反应速度和神经肌肉支配能力，促进体质和身体功能的不断提高。有关我国儿童青少年营养改善的政策已在本报告第一部分进行了梳理，有关促进我国儿童体育锻炼，增强体质水平的政策举措梳理如下（图2-8-9）。

新中国成立六十多年来，党和国家一直非常关心和重视广大学生的身体健康，原国家教委、原国家体委等有关部门从鼓励和推动学生积极参加体育锻炼，增强学生体质的目的出发，在不同时期先后制定了《劳卫制》《国家体育锻炼标准》《大学生体育合格标准》《中学生体育合格标准》《小学生体育合格标准》及初中毕业生升学体育考试办法等一系列制度，为增强学生体质，促进我国学校体育工作发挥了积极作用。

首先，针对体质水平的监测和评估标准为促进儿童体质提供了重要的基础保障。1954年，中央人民政府体育运动委员会发布了“关于公布《准备劳动与卫国》体育制度暂行条例、暂行项目标准、预备级暂行条例的通知”，经过2年试行，1956年对其做了修改，并由原国家体委将其改名为“劳动卫国体育制度”，这是我国第一个体育锻炼的标准。1964年又改名为《青少年体育锻炼标准》，1977年正式定名为《国家体育锻炼标准》，并于1979年在教育部、国家体育总局、卫生部、国家民族事务委员会、科学技术部五部委领导下，由北京大学儿童青少年卫生研究所组织实施，开始对我国学生进行首次大规模的体质测试工作，截至2019年，现已实施了9次全国学生体质与健康调研。

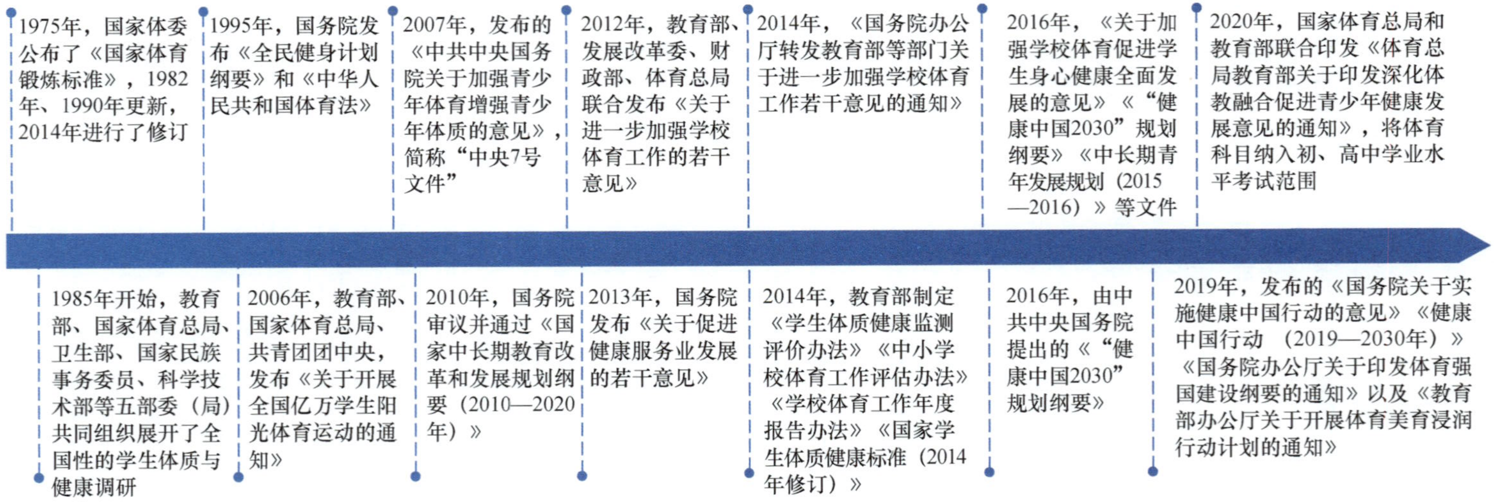

图 2-8-9 我国儿童青少年体质和体育锻炼的政策梳理

近30年来，我国儿童青少年的身体形态发育水平明显提高，但身体素质水平并未同步增长。为此，国家颁布的诸多政策文件均把儿童青少年体质健康增强作为重要目标，如采取改善学校体育环境，提高体育教学质量，增加学生体育锻炼时间等措施，提升学生体质健康水平。1995年国务院发布《全民健身计划纲要》，2006年教育部、国家体育总局、共青团团中央，发布关于开展全国亿万学生阳光体育活动的通知；2007年发布的《中共中央国务院关于加强青少年体育增强青少年体质的意见》（中发〔2007〕7号文件）明确提出，全面实施《国家学生体质健康标准》、广泛开展“全国亿万学生阳光体育活动”、切实减轻学生过重的课业负担、确保学生每天锻炼1 h、加强学校体育设施建设等相关措施。2012年国务院办公厅转发教育部等部门的《关于进一步加强学校体育工作的若干意见》，明确提出推动我国学校体育科学发展，促进学生健康成长的目标。2013年国务院发布《关于促进健康服务业发展的若干意见》，进一步强调要大力支持青少年、儿童体育健身，鼓励发展适合其成长特点的体育健身服务。从1985—2014年全国学生体质与健康调研结果可以看出，尽管从1995年以来我国儿童青少年的身体素质整体呈下降趋势，但是2005年之后，女生的身体素质已逐步持续改善。

2016年《关于加强学校体育促进学生身心健康全面发展的意见》《“健康中国2030”规划纲要》《中长期青年发展规划（2016—2025年）》等文件均将增强我国儿童体质健康状况作为未来主要的工作之一。2016年由中共中央国务院提出的《“健康中国2030”规划纲要》明确提出，到2030年，学校体育场地设施与器材配置达标率达到100%，青少年学生每周参与中等强度体育活动达到3次以上，国家学生体质健康标准达标优秀率25%以上。相比以往政策文件中提出的“基本要求”，这是我国首次以量化的目标规定学生体质健康达标优秀率。为此，2019年发布的《国务院关于实施健康中国行动的意见》《健康中国行动（2019—2030年）》《国务院办公厅关于印发体育强国建设纲要的通知》以及《教育部办公厅关于开展体育美育浸润行动计划的通知》针对促进儿童青少年体质健康做出了具体的规定和倡议，例如，建立健全我国儿童青少年体育服务体系，大力发展全国儿童青少年体育发展促进工程等一系列具体措施。

尽管我国采取了许多具体措施改善儿童青少年体质健康状况，我国儿童青少年的体质健康状况也已得到逐步改善，但就目前我国学生体质健康现状而言，距离上述要求尚有较大差距，仍然需要加大改善的步伐。因此，从儿童青少年在个体、家庭、社会甚至于国家竞争力的体现方面来说，我国儿童青少年体质健康现状的改善已经迫在眉睫。

（二）国外政策借鉴

近半个世纪，日本儿童青少年生长发育保持平稳的发展趋势，体质状况得到极大的改善。纵观日本儿童青少年体质健康在20世纪50年代至21世纪之前的发展趋势，与我国儿童青少年体质健康状况自改革开放以后发展的形势具有相似之处。日本促进学生体质健康的举措主要体现在两个方面，一方面是饮食营养制度化，另一方面是体育活动法制化，一系列的措施举措见图 2-8-10。

在日本儿童青少年体质健康状况改善的几个关键时期中，日本政府所制定的政策以及实施的措施起到非常关键的作用。如在“二战”后，日本物资匮乏，国民营养不良，尤其是儿童青少年体质状况低下。为了增强全民体质，日本曾掀起了“一天用一次煎锅运动”，号召国民“多摄取些油脂”以补充营养，并且全面恢复了“二战”期间中断的“全国学校午餐计划”，满足日本儿童青少年成长所必需的各种营养物质，使日本儿童青少年体格能够健康快速地生长。除此之外，20 世纪 60 年代，强调牛奶成为学生营养午餐的一部分，在提供学生午餐的同时提供 200～300 ml 的牛奶，为提高民族素质和人口质量提出了“让一杯奶强壮一个民族”的口号。至今，日本学生仍然坚持每天喝一杯奶。1954 年日本出台了《学校营养午餐法》，规定学校提供午餐，进一步保证学生营养，增强学生体质水平。

进入 21 世纪，日本儿童同样面临着和中国一样的情况，即儿童青少年超重肥胖问题开始突出，脂肪摄入过度，蔬菜摄取不足，面对这种状况，日本文部科学省制定了“饮食指导”的方略，在学校里由营养师对学生进行“饮食教育”。2005 年 6 月出台了《“饮食教育”基本法》并建立了“饮食教育”推进会议制度以及《“饮食教育”推进基本计划》，这一系列举措有计划、有步骤地把“饮食教育”作为一项重要的国民运动，将饮食营养制度化，从而改善了儿童青少年的体质水平。

在体育活动与锻炼的法制化方面，日本也推出了一系列的举措和措施。日本政府在 1947—1964 年陆续颁布了《学校教育法施行规制》《学校保健法》《小学低、中年级运动能力测验实施要案》等法律法规，为儿童青少年体质监测工作的顺利开展发挥法律保障作用的同时，也在很大程度上促进儿童青少年体质健康的改善。在 20 世纪 90 年代，当日本儿童青少年面临超重、肥胖率上升，体能水平下降的困境时，日本政府加强对儿童青少年体质健康的监控，颁布了《促进国民健康的指针》《增进健康的运动指针》《增进健康的休息指针》《年龄对象别身体活动指针》等法律条例。此外，日本政府于 2000 年推出《体育振兴基本计划》，大力发展体育锻炼场所，并借助社区、学校的便利条件，提倡儿童青少年参与到体育锻炼中。《体育振兴基本计划》的出台带来了一系列新举措。首先，日本在全国范围内建立了综合性区域体育俱乐部和泛区域体育中心，为儿童青少年身体活动提供场所，极大地改善了日本儿童青少年身体活动的场地问题，其次，《体育振兴基本计划》还要求在运动场所内配备专业的指导人员，儿童青少年的身体活动次数和强度相比以前大幅增加。在这些政策、措施的推动下，日本儿童青少年的体质健康状况得到了明显的改善。

日本增强学生体质的经验表明，增强学生体质健康是一个长期任务，需要做深入细致的工作，不仅需要政府政策措施的出台，而且还需要加强社会、学校、家庭、社区以及个人等多个方面的紧密结合，使学校和社区体育设施进一步开放、可

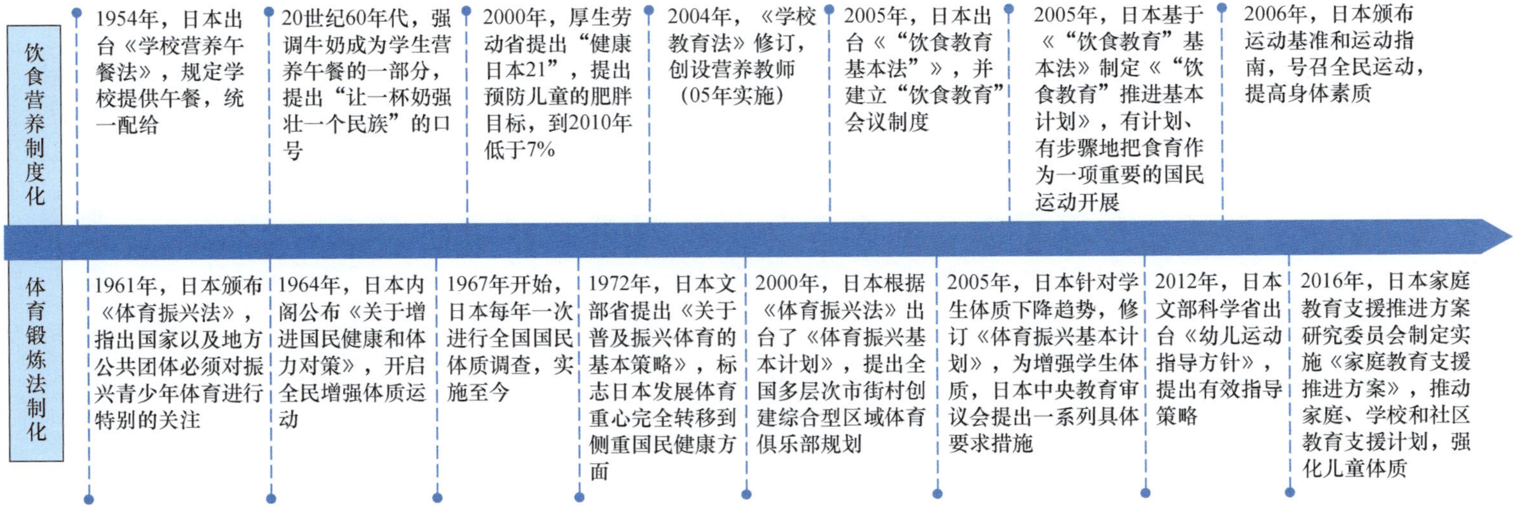

图 2-8-10 涉及日本儿童青少年体质改善的政策梳理

及、可用，并将更加具体、更加人性化、更加具有激励且可操作性强的具体措施执行下去，切实为我国儿童青少年创造一个积极参加体育锻炼的条件和环境，为增强其体质水平做好全方位的准备工作。

（三）儿童体质改善的建议和行动倡导

增强儿童青少年体质状况，改善儿童身体活动不足的现状，既需要宏观政策的支持、社会各界的广泛关注，还需要学校、家长、学生的共同参与。

1. 宏观政策的支持 从国际上来看，已有许多国家采取了一系列的宏观政策甚至立法来改善儿童体质状况。如在美国，涉及增加和改革儿童青少年身体活动教育的立法有 22 项。加拿大政府为促动儿童青少年参加体育锻炼，推出了一项免税政策，如父母为 16 岁以下的青少年注册体育或健康计划，可以抵免部分税收。在巴西，政府到 2015 年已为 4000 个城市的社区，免费提供运动设施、设备以及人力资源等，以此促进、指导居民参加体育锻炼。在我国，近 20 年来国家也出台了多项具体的政策措施，如《中共中央国务院关于加强青少年体育增强青少年体质的意见》（中发〔2007〕7 号）、《“健康中国 2030”规划纲要》等。

2007 年，《中共中央国务院关于加强青少年体育增强青少年体质的意见》强调，要高度重视青少年体育工作，认真落实加强青少年体育、增强青少年体质的各项措施，不断提高青少年乃至全民族的健康素质。加强青少年体育工作的总体要求是：认真落实健康第一的指导思想，把增强学生体质作为学校教育的基本目标之一，建立健全学校体育工作机制，充分保证学校体育课和学生体育活动，广泛开展群众性青少年体育活动和竞赛，加强体育卫生设施和师资队伍建设，全面完善学校、社区、家庭相结合的青少年体育网络，培养青少年良好的体育锻炼习惯和健康的生活方式，形成青少年热爱体育、崇尚运动、健康向上的良好风气和全社会珍视健康、重视体育的浓厚氛围。

2016 年《“健康中国 2030”规划纲要》指出，通过完善全民健身公共服务体系，广泛开展全民健身运动，加强体医融合和非医疗健康干预，促进重点人群体育活动，从而进一步提高全民身体素质。《“健康中国 2030”规划纲要》也对青少年的具体体育锻炼做出详细的要求，制定实施青少年体质健康干预计划，实施青少年体育活动促进计划，培育青少年体育爱好，基本实现青少年熟练掌握 1 项以上体育运动技能，确保学生校内每天体育活动时间不少于 1 h。到 2030 年，学校体育场地设施与器材配置达标率达到 100%，青少年学生每周参与体育活动达到中等强度 3 次以上，国家学生体质健康标准达标优秀率 25%以上。为此，国务院于 2019 年 6 月 24 日印发实施《国务院关于实施健康中国行动的意见》，指出实施中小学健康促进行动。中小学生处于成长发育的关键阶段。动员家庭、学校和社会共同维护中小学生身心健康。引导学生从小养成健康生活习惯，锻炼健康体魄，预防近视、肥胖等疾病。中小学校按规定开齐开足体育与健康课程。把学生体质健康状况纳入对学校的绩效考核，结合学生年龄特点，以多种方式对学生健康知识进行考试考查，将体育纳入高中学业水平测试。到 2022 年和 2030 年，国家学生体质健康标准达标优良率分别达到 50%和 60%及以上。

这些政策均对改善我国儿童体质状况和身体活动不足的现状起到了积极作用。另外，进一步完善学生体质健康调研（监测）制度，及时掌握学生体质健康动态及影响因素，进一步完善五年一次的学生体质健康调研及年度监测制度，准确、及时收集反映学生体质健康状况、变化趋势及其影响因素的信息，为研究有效的、有针对性的预防措施提供依据，促进和改善学生体质健康状况。

2. 体育锻炼支持性环境创建 以学校乃至社区为基础的有组织性的身体锻炼项目，对于督促儿童青少年参加身体锻炼、增强体质状况具有重要的作用。如在社区、学校内，尽可能提供较多的活动场地、增设体育运动器材，为学生创建友好的体育锻炼环境；加强社区或学校负责人关于身体活动对于健康重要性的培训，提高他们关于增强身体锻炼的意识；将身体锻炼基础知识纳入学生培训教材，开展能够被广为接受的体育锻炼活动等。《“健康中国 2030”规划纲要》除了对学校体育设施建设提出要求外，也对创建体育锻炼的全社会支持性环境做出了具体指示，通过统筹建设全民健身公共设施，加强健身步道、骑行道、全民健身中心、体育公园、社区多功能运动场等场地设施的建设。到 2030 年，基本建成县乡村三级公共体育设施网络，人均体育场地面积不低于 2.3 平方米，在城镇社区实现 15 min 健身圈全覆盖。推行公共体育设施免费或低收费开放，确保公共体育场地设施和符合开放条件的企事业单位体育场地设施全部向社会开放。加强全民健身组织网络建设，扶持和引导基层体育社会组织发展。

3. 体质增强措施制定落实

（1）全面实施《国家学生体质健康标准》，全方面贯彻落实健康第一的指导思想以及《学校体育工作条例》和《“健康中国 2030”规划纲要》要求，切实加强学校体育工作，促进学生积极参加体育锻炼，养成良好的锻炼习惯，提高儿童体质健康水平。

（2）广泛开展各类形式的体育锻炼活动，例如，“全国亿万学生阳光体育运动”等，鼓励学生走向操场、走进大自然、走到阳光下，形成青少年体育锻炼的热潮，同时，积极探索适应青少年特点的体育教学与活动形式，指导学生开展有计划、有目的、有规律的体育锻炼。

（3）切实减轻学生过重的课业负担，全方位政策保障，确保学生每天锻炼 1 h，同时将体育纳入高中学业水平测试。中小学要切实纠正片面追求升学率的倾向，减轻学生过重的课业负担，确保学生每天锻炼 1 h。要切实加强体育教师队伍建设，按照开设体育课和开展课外体育活动的需要，配齐配强体育教师。

（4）举办多层次多形式的学生体育运动会，在每年学校召开的春、秋季运动会的基础上，因地制宜地经常开展多种形式的体育活动和竞赛。

（5）加强学校体育设施建设，城市和社区的建设规划要充分考虑青少年体育锻炼设施的需要，为他们提供基本的设施和条件。公共体育设施建设要与学校体育设施建设统筹考虑、综合利用。

（6）加强体育安全管理，指导青少年科学锻炼。学校要对体育教师进行安全知识和技能培训，对学生加强安全意识教育。加强体育场馆、设施的维护管理，确保安全运行。针对青少年的特点，加强对大型体育活动的管理，做好应急预案，防止发生群体性安全事件。所有学校都要建立校园意外伤害事件的应急管理机制。

（7）从儿童个体出发，儿童青少年正处于生长发育阶段，制定的体育锻炼项目要考虑学生的个体特征及身体发育水平，如性别、爱好、需求、困难等因素，有针对性地给予鼓励。学生每天要累计参加 60 min 以上的中高强度运动，尽可能鼓励学生每天步行或骑自行车或乘公共汽车上下学。同时还要让儿童青少年养成良好的饮食及生活习惯，如减少西式快餐和碳酸饮料的摄入，保持足够的睡眠，避免在儿童卧室放置电视，减少观看电视的时间。

4. 全社会关注与支持 改善和提高儿童体质状况，还需要一些社会公益组织、媒体、明星等发起一些能够促进儿童参加体育锻炼、改善全民关于体质健康状况对于健康重要意义认识的项目或活动。随着社会的发展，精神文化生活的日益丰富多彩，媒体、明星对人们的影响越来越广泛，而儿童青少年时期对于明星、偶像的崇拜尤为突出。基于媒体和明星倡导的关于加强儿童青少年的身体活动项目，对于改善和提高儿童青少年的身体素质具有重要的作用。

（马军 董彦会 宋逸）

参考文献

[1] Dong Y，Lau PWC，Dong B，et al. Trends in physical fitness，growth，and nutritional status of Chinese children and adolescents：a retrospective analysis of 1.5 million students from six successive national surveys between 1985 and 2014. Lancet Child Adolesc Health，2019，3（12）：871-880.

[2] Juraschek SP，Blaha MJ，Whelton SP，et al. Physical fitness and hypertension in a population at risk for cardiovascular disease：the Henry Ford Exercise Testing（FIT）Project. J Am Heart Assoc，2014，3（6）：e001268.

[3] Carnethon MR，Evans NS，Church TS，et al. Joint associations of physical activity and aerobic fitness on the development of incident hypertension：coronary artery risk development in young adults. Hypertension，2010，56（1）：49-55.

[4] Sassen B，Cornelissen VA，Kiers H，et al. Physical fitness matters more than physical activity in controlling cardiovascular disease risk factors. Eur J CardiovascPrevRehabil，2009，16（6）：677-83.

[5] Fagard RH. Physical activity，physical fitness and the incidence of hypertension. J Hypertens，2005，23（2）：265-267.

[6] Dong Y，Jan C，Zou Z，et al. Comprehensive physical fitness and high blood pressure in children and adolescents：A national cross-sectional survey in China. J Sci Med Sport，2020，23

(19)：800-806.
[7] Behringer M，Gruetzner S，McCourt M，et al. Effects of weight-bearing activities on bone mineral content and density in children and adolescents：a meta-analysis. J Bone Miner Res，2014，29 (2)：467-78.
[8] Lappe JM，Watson P，Gilsanz V，et al. The longitudinal effects of physical activity and dietary calcium on bone mass accrual across stages of pubertal development. J Bone Miner Res，2015，30 (1)：156-64.
[9] Gracia-Marco L，Vicente-Rodríguez G，Casajús JA，et al. Effect of fitness and physical activity on bone mass in adolescents：the HELENA Study. Eur J ApplPhysiol，2011，111 (11)：2671-2680.
[10] Torres-Costoso A，Gracia-Marco L，Mairena Sánchez-López，et al. Physical Activity and Bone Health in Schoolchildren：The Mediating Role of Fitness and Body Fat. PLOS ONE，2015，10 (4)：e0123797.
[11] Yang X，Zhai Y，Zhang J，et al. Combined effects of physical activity and calcium on bone health in children and adolescents：a systematic review of randomized controlled trials. World Journal of Pediatrics，2020，16 (4)：356-365.
[12] Nguyen VH. School-based exercise interventions effectively increase bone mineralization in children and adolescents. Osteoporosis & Sarcopenia，2018，4 (2)：39-46.
[13] Heidemann M，Mølgaard C，Husby S，et al. The intensity of physical activity influences bone mineral accrual in childhood：the childhood health，activity and motor performance school (the CHAMPS) study，Denmark. BMC Pediatrics，2013，13 (1)：32.
[14] Tomkinson GR，Olds TS. Pediatric Fitness：Secular Trends and Geographic Variability. J Sport Sci Med，2007，6 (2)，267.
[15] Tomkinson GR，Macfarlane D，Noi S，et al. Temporal Changes in Long-Distance Running Performance of Asian Children between 1964 and 2009. Sports Med，2012，42 (4)：267-279.
[16] 尹小俭. 中日比较促进中国学生体质健康状况改善. 中国学校卫生，2019，40 (11)：1601-1603.
[17] Fan X，Cao ZB. Physical activity among Chinese school-aged children：National prevalence estimates from the 2016 Physical Activity and Fitness in China-The Youth Study. J Sport Health Sci，2017，6 (4)：388-394.
[18] Zhu Z，Yang Y，Kong Z，et al. Prevalence of physical fitness in Chinese school-aged children：Findings from the 2016 Physical Activity and Fitness in China-The Youth Study. J Sport Health Sci，2017，6 (4)：395-403.
[19] CaiY，Zhu X，Wu X. Overweight，obesity，and screen-time viewing among Chinese school-aged children：National prevalence estimates from the 2016 Physical Activity and Fitness in China-the Youth Study. J Sport Health Sci，2017，6 (4)：404-409.
[20] 王政和，董彦会，宋逸，等. 中国 2014 年 9～22 岁学生体育锻炼时间不足 1 小时的流行现状与影响因素分析. 中华流行病学杂志，2017，38 (3)：341-345.
[21] 刘爱玲，李艳平，胡小琪，等. 我国儿童少年闲暇时间静态活动现状分析. 中国学校卫生，2008 (4)：29-31.

第九章　饮食文化

饮食文化，顾名思义是指围绕食物的生产、分配和消费而形成的实践经验、态度、信仰以及社会关系和风俗习惯。饮食是与人的生存同步的现象，是稳定的、相互依存的，人的历史就是饮食的历史。人作为文化形成的主体，对饮食的选择受到个人喜好、家庭膳食习惯、地域环境等多种因素的影响。“饮食”作为一种行为和身份的象征，被视为“社会普遍现象”，它与法律制度一样具有独特的文化特征。饮食文化涉及多个学科，对于营养学来说，探究饮食文化，就是要探究食物消费、饮食习惯、营养相关特征和其对健康的影响等。总的来说，中国饮食文化的范畴主要集中在“吃”，即饮食消费环节所形成的实践（经验）、态度、信仰以及社会关系和风俗习惯。目前尚未形成权威的饮食文化范畴。

一、饮食文化发展

中国的饮食文化是中华民族在历史发展过程中饮食生产和消费所创造并积累的物质财富与精神财富的总和。其涉及食源的开发与利用、食具的运用与创新、食品的生产与消费、饮食与文学艺术、饮食与人生境界的关系等诸多方面。

（一）由生食到熟食

追溯历史，人类饮食文化经历了从生食演变为熟食烹调的阶段。人们因烈日干燥、火山爆发等自燃起火而吃到了烧熟或烤熟的食物，发现它们更加美味，也更便于消化。他们尝试保留火种，进而发明了“钻木取火”的生存技能，人类饮食文化进入熟食阶段，即传说中的“燧人氏”时代。人类最早的一些发明创造，大多与食物加工利用相关，如陶罐、烤架。随着火的广泛使用，越来越多的人选择了熟食的饮食方式，生食的情况越来越少了，但在一些地区，生食仍然是存在的。在我国的一些偏远地区，保留着一些生食的传统。例如西双版纳神秘而古老的赫哲族。赫哲人的祖先逐江河而生，以鱼兽肉为食。他们把鱼放血后，剔下鱼肉，切成细丝，拌上野生的“姜葱”和“野辣椒”，加上醋和盐生食。侗族人也依然保留生食的习惯。对侗族人来说，吃生食的饮食习惯与他们的生存环境有关。他们生存在原始森林，那里空气湿度大，所以完全干燥的植物很难得到，没有燃料，狩猎回来的人就不得不生吃，于是这样的习惯就保留了下来。但部分地区的饮食习惯也慢慢受到西方饮食文化的影响出现“生食主义”，如生吃海产品等。

（二）食用野生动物到养殖动物

在人类漫长的历史中，早在农业生产尚不发达的上古时期，未发展种植业和养殖业以前，尤其是游牧民族，除了采集瓜果外，主要就是食用野生动物，捕食野生禽兽就是人类食物的有效补充。

随着农业和畜牧业的发展，人们食用野生动物逐渐减少了。尤其是当代农业科技的迅猛发展，人们普遍不需要靠进食野生动物为生。现在更多的人食用野生动物是为了猎奇、鲜有和独特美味等。

从现代营养学来说，人类食用动物可以获得其中的优质蛋白等营养物质以满足身体的营养需求。一般认为目前人类现有的食物种类已经足以满足人类生存延续所需。我国畜牧业、水产养殖业和远洋捕捞业产值很高，国民的人均动物蛋白摄入量也远远高于世界平均水平，因此不需要吃具有较高疫源性风险的野味。

现在越来越多证据表明，在人际间流行的病毒基本上都是来源于野生动物，2003 年的非典病毒原始宿主为果蝠、中间宿主为果子狸，令人谈之色变的艾滋病、埃博拉病毒都来自非人灵长类动物。野生动物生存于野外，无法进行防疫工作，是大量未知病毒的宿主，这些在野生动物身上可能存在永远不会发病的病毒，但对于人类而言却可能是致命的，一旦传染给人类，将会产生严重的危害。

1999 年，在野生动物保护主管部门的支持下，中国野生动物保护协会在全国 21 个城市开展了食用野生动物状况调查，对有关部门制定野生动物保护政策提供了依据，也宣传了《中华人民共和国野生动物保护法》。2003 年非典型性肺炎和 2004 年禽流感的发生，使国民对食用野生动物的现象进行了深刻的反思。2019 年底新型冠状病毒性肺炎疫情再次敲响了警钟。2020 年 2 月 24 日，全国人大常委会会议表决通过《关于全面禁止非法野生动物交易、革除滥食野生动物陋习、切实保障人民群众生命健康安全的决定》，在野生动物保护法的基础上，扩大法律范围，禁止食用包括非国家重点保护和人工繁育的野生动物，确立了全面禁止食用野生动物的制度，亦同步启动修订《中华人民共和国野生动物保护法》《中华人民共和国动物防疫法》等相关法律。这些法律的修订无疑会降低食用野生动物的情况，对饮食文化环境的建立也会产生积极的影响。

（三）烹饪方式

中国传统菜肴对于烹调方法极为讲究，常见方法有：煮、蒸、烧、炖、烤、烹、煎、炒、炸、烩、爆、溜、卤、扒、酥、焖、拌，烹饪过程中还要根据火候放各种调味品，如花椒、生姜、茴香、胡椒、草果、葱、蒜等。长期以来，由于物产和风俗的差异，各地的饮食习惯和品味爱好迥然不同，在不断满足地区人民生活习惯和生产方式的过程中，各地域的烹饪逐渐形成了独具特色的系统化菜系、菜品，除影响较大的鲁菜（山东）、川菜（四川）、苏菜（江苏）、粤菜（广东）四大菜系之外，还有浙菜（浙江）、闽菜（福建）、徽菜（安徽）、湘菜（湖南）、京菜（北京）、上海本帮菜（上海）等地方菜系，代表了各地色、香、味俱佳的传统特色烹饪技艺。在传统的中国各派系的烹饪中，社会各界更重视对色、香、味的追求，而并没有明确规定各种菜品所应包含的具体营养素。中式烹饪对食物营养的保持还停留在蛋白质、维生素等营养成分上，结合现代营养学对烹饪技术进行深入的探索与创新不够。

现代科学技术和现代社会文明的迅猛发展为中国烹饪文化的发展提供了条件。以营养学价值为前提，注意不同档次的需求，中国烹饪逐渐向科学的高级美感型迈进。中国数字化烹调技术通过定性、定量、标准化、数字化的方法，对传统的烹调技术进行了改良、创新，在保证营养、满足生理需求的基础上，烹制出既有营养，又味、色、香、形俱佳的食品，改善了人们的饮食，提高饮食的科学化水平，确保了“舌尖上的健康”。

（四）合餐、分餐制与公筷公勺

中国人的就餐方式经历了一个漫长的发展进程。古代的“分餐制”主要原因有两个，一是物质条件匮乏，二是长幼尊卑秩序。我国早在商周时期，就出现了分餐的形式，其显著特征是对层级地位的彰显，是一种礼制。如周天子需“九鼎八簋(guǐ)”，诸侯为“七鼎六簋”等。这个时期的“分餐制”更多体现象征作用，是身份地位的彰显以及食物的优势分配，不是从饮食卫生的角度来考虑的。“合餐制”是围桌聚餐、同盘而食的进餐形式。由于北方游牧民族往往架火而坐，炙肉而食，基本上都是采用“合餐制”，而这种用餐文化或者习俗也传入了唐朝。从唐代后期开始唐人逐渐摆脱席地而坐的生活习惯，吸收胡人的椅子和凳子等生活用品，王公贵族也开始认可“合餐制”。到了北宋时期“合餐制”真正发展起来，为了满足社会的这种需求，适应“合餐制”的餐桌结构、烹饪方式、食材加工和低廉餐具等都一一配套出现，这就为“合餐制”提供了非常必要的条件。随着明清皇权的不断强化，这种专制文化也逐步渗透到了餐饮礼仪领域。据《明史》记载，明朝宣德年间依然采用“分餐制”，并且认为“分餐制”可以让宴席更加有秩序，同时也可以体现出皇帝与臣子们的尊卑地位。辛亥革命后，尊卑关系越来越淡化，“合餐制”逐步成为我们现代社会生活的主要方式。“合餐制”由此在相当长的时间里是中国社会饮食文化的典型特征。

在“合餐制”中，大家可以相互夹菜以示礼让，在一起分享很多菜肴，现场气氛热烈。分餐即就餐者每人一份饭菜，自己享用，其特点是每人有自己的一副碗筷，可以避免共同用餐时个人使用的筷子、勺子接触公众食物，并且每人可以定量取餐、按需进食，保证营养平衡，特别是对于儿童学习认识食物、熟悉量化食物，也有助于其良好饮食习惯的养成。在合餐时，使用“公筷公勺”有利于杜绝唾液、飞沫在餐桌上传播，防止“病从口入”，有效阻隔疾病“口口传染”，有助于疫情的科学防控，有利于弘扬科学健康生活理念。

筷子起源于中国，是华夏饮食文化的标志之一，而“公筷”亦起源于中国。宋代以前，由专人使用“公筷公勺”为食客夹菜，大家分桌吃饭，是文明礼仪。《西湖余志》载：“高宗在德寿，每进膳，必置匙箸两副，食前多品择其欲食者，以别箸取置一器，食之必尽……吴后问其故，曰：‘吾不欲以残食与官人食也’。”宋高宗赵构吃饭用“公筷”夹菜给自己，将不沾自己口水的剩饭赏赐给宫人们。当时贵族人家里，把“公筷”作为一种待客礼仪：主人为了表示尊重，用“公筷”给客人夹菜。按照古代人的规矩，筷子标准长度一般是七寸六分，代表“七情六欲”在我们的掌控之中，该吃的吃，不该吃的不吃。虽然明清时期“合餐制”已经彻底取代了“分餐制”，但使用“公筷公勺”也曾一度复苏。旧时宴请不大使用“公筷”，但夹菜很有规矩。譬如筷子伸到菜里，角度不能太大，更不能“横抄”。“横抄”菜可以夹得多，但显得不大斯文。又如夹菜时筷子不能拨弄菜，不能翻捡，筷子与菜的接触面要小。

在2003年“非典”疫情之后，社会就曾倡导“分餐制”和“公筷公勺”。新冠肺炎疫情以来，“分餐制”再度进入社会视野。2020年6月，《餐饮分餐制服务指南》经国家标准化管理委员会正式发布，并于2020年6月21日起正式实施。山东省商务厅率先在全国组织制定并发布了《餐饮业分餐制设计实施指南》，创新推出“分餐公勺”“分餐自取”等餐饮模式，为常态化推广分餐制奠定了基础。通过相关部门制定的餐桌文明行为规范和使用“分餐制”“公筷公勺”的具体操作规则，儿童能够从小养成文明就餐、健康饮食的习惯。

（五）餐桌礼仪

餐桌是人生斯文修养的起点，餐桌礼仪是人类文明史的基本常识。近年来，有不少学者研究表明儒家文化的思想对中国乃至东南亚许多国家的饮食文化都产生了巨大的影响，孔孟食道是我们中华饮食文化传统中最核心、影响最深远的人文精神和伦理规范，对现在的餐桌礼仪影响很大。中国人对于餐桌礼仪非常重视，认为其是衡量一个家庭与个人是否有修养、有家教的重要标准之一。

传统的餐桌礼仪常识不仅仅是一种家庭教育，还是一种保护本土文化、促进食品安全性、增强人与自然的协调意识等全方位的教育。如儿童在用餐之前布置餐桌和椅子、摆上碗筷、招呼长辈和家人就座，在长辈没有就座的时候，自己不能随意上桌大吃大喝、吃完饭后若要先离席，要跟长辈打招呼：“我吃好了”、餐后做一些收拾碗筷等力所能及的杂事。目前就餐桌礼仪而言，传统的尊长文化正受到极大的挑战。现在，无论是家庭内部还是在外聚餐，多数情况下，晚辈总是先伸出就餐之手。这样的现象在今天较为普遍，大家似乎习以为常。关于就餐时要尽量保持安静也早已被忘到九霄云外，随处可见在就餐环境里，大声说话、自顾自饮、不顾及旁人感受、吃东西发出很大声响的现象。

一个好的餐桌礼仪教育可以让儿童懂得待人接物的道理，知道如何与人礼貌交往，从而成为一个有素养的人，因而对儿童餐桌礼仪的教育尤为重要。

（六）节约粮食

“谁知盘中餐，粒粒皆辛苦”，中国传统文化中自古就有对食物的敬畏。中华民族优秀的饮食文化也包括“文明就餐，杜绝浪费”的用餐文化。改革开放以来，随着人们生活水平的提升，物资极大丰富。食物数量、质量和结构不断变迁，人们往往用上桌超过需求的食物来体现“待客之道”。我国食物浪费现象广泛存在，餐饮业、食堂和家庭是浪费的重灾区。小到家庭，大到学校食堂和餐馆饭店，人们的食物浪费现象比较普遍，有的甚至触目惊心。数据显示，2018 年我国某城市中小学生人均食物浪费量约为每餐 130 克，浪费率为 22%。在浪费的食物构成上，主食和蔬菜为主要品种，分别占总量的 45%和 30%；肉类和汤水分别占 15%和 10%。中小学生的食物浪费量已明显高于城市餐饮的平均水平。以此为基础推算，该城市中小学生每学年校园餐饮的浪费总量约达 7780 吨，折合经济损失 1.6 亿元，而浪费掉的这些食物所占用的耕地面积约为 28 万公顷，消耗虚拟水 1160 万立方米。如此巨大的食物浪费，令人痛心。尽管我国粮食生产连年丰收，但对粮食安全始终要有危机意识，特别是全球新冠肺炎疫情所带来的影响更是给我们敲响了警钟——遏制餐饮浪费，迫在眉睫。勤俭节约、在家吃饭是中华民族的优良传统，同时也是减少浪费、饮食卫生、享受亲情和营养保障的良好措施。

党的十八大以来，党和国家对如何厉行节俭多次做出指示，强调要建立刚性的制度约束、严格的制度执行、强有力的监督检查、严厉的惩戒机制。相信通过立法建立了刚性约束后，会营造出良好的餐饮消费环境，使人们回归餐桌理性和文明，也进一步推动儿童的饮食文化的发展。

（七）饮食养生文化

饮食养生历史悠久，追溯到人类使用火种煮熟食物时期，我们的祖先就开始了饮食养生的经验积累。数千年的经验使得饮食养生文化逐渐形成体系，并为我们的健康做出巨大贡献。“养生”一词最早见于《庄子·养生主》：“养生之道，得养生焉”。在古代养生的称谓有很多，不仅包括摄生和治身，还包括养性以及保生。饮食养生，是指在中医学理论指导下研究食物的性能，根据食物的性味归经及其功能作用，合理地调配膳食，从而保健强身、防老抗衰的方法，并通过科学配膳、合理饮食，达到增强体质、预防疾病的目的。

在先秦到两汉时期，我国传统医药学理论体系初步形成，关于中医饮食养生的内容已初显端倪。《素问》提出了“五谷为养，五果为助，五畜为益，五菜为充，气味合而服之，以补益精气”的“谷养、果助、畜益、菜充”平衡膳食模式，即沿用至今的饮食五味养生疗法。

到了唐宋时期，出现了许多中医名家，孙思邈在《千金要方·食治篇》指出“不知食宜者，不足以存生也”，强调了饮食宜忌对人体健康的重要性；《千金要方·孙真人养生铭》中提到“若要无百病，常须节五辛”，提示人们饮食需要节制，禁食辛辣食物，主张清淡饮食。孙思邈在中医饮食养生方面的研究，为饮食养生的发扬奠定了基础。

金元时期，由于医学流派的兴起以及中外医药交流的进一步深化，饮食养生的内容更加丰富，元代忽思慧撰写的《饮膳正要》把饮食养生研究提升到了新的高度，是烹饪方法与食、养、医的完美结合。书中所记载的食物均兼顾了养生和医疗的效果，同时也对食物的搭配以及食物具体的烹饪细则进行了详细的记载。

明清以来，中医饮食养生受到当时医药学家的普遍重视，在饮食养生方面有所创新，做出了新的成就。当时注重强调饮食保健在养生中的作用，高濂的《遵生八笺·饮馔服食笺》对养生理论进行了系统的阐述，他强调适当的饮食可以养人，不适当的饮食则可以害人。以食疗养生为主要研究对象的著作亦明显增多，如明代李时珍《本草纲目》、吴禄的《食品集》、张岱《老饕记》，清代费伯雄《食鉴本草》、王世雄《随息居饮食谱》等，都是这一时期涌现出来的著作，对前朝的饮食文化进行了继承和发展，有着很高的学术价值。现代养生饮食文化和观点也可以借鉴这些中医饮食养生专著。

从营养与食品的专业理解，目前现代养生饮食需要膳食、精神、行为和环境等多方面的呵护。针对儿童，我们更应该关注的是儿童身体生长、智力、免疫力的发育，合理膳食是免疫的基石，营养素是免疫系统的物质基础。要坚持合理搭配，单一的主食不能满足儿童身体所需要的营养成分，需要适当的摄取一些传统的粗粮，主食与副食应该合理搭配，尤其是要多食蔬菜与水果，主食主要以大米和面粉为主，它包含了大量的碳水化合物，副食主要以蔬菜、肉类、蛋类为主，营养成分更加丰富，荤素要合理搭配。素菜主要是指各种蔬菜以及豆类食品，它包含丰富的维生素、膳食纤维与矿物质，而水果则有丰富的果胶与糖类，更容易被儿童所吸收，此外，儿童还应该保持充足的奶制品摄入量。

（八）节气节日饮食文化

二十四节气是劳动人民智慧的结晶，它体现了物种从生到长的规律，同时与饮食文化建立了密切的联系。

我国有关节气的文化源远流长。春秋战国时期的《尚书·尧典》已出现“二分二至”的节气划分，西汉时期成书的《淮南子·天文篇》中对二十四节气名称有了完整的划分与记载，并且沿用至今。人们根据长期的生产经验，总结出食物的生长规律，并且随着节气的变化而变化，因此二十四节气和饮食习俗文化是相关联的。

上古时期，冬至是新年，人们以此作为年度时间循环的开始，民间有“冬至大如年”的说法，具有非同寻常的文化意义。在宋代，我国北方地区只有冬至的时候才会吃馄饨，一些富贵人家务求新奇，做十余种不同特色的馄饨，放入同一件器皿中，称为“百味馄饨”。

到了明代，除了有吃馄饨的习俗外，兔肉羹也是北方的节日食品之一，冬笋则是时令佳品，江南地区则以“花糕”祀先，饮分冬酒。

清代时候，北京的旗人在冬至祭“祖宗杆子”，祭后一起围坐分吃祭过祖宗的“白肉”；江苏苏州地区在冬至前日，亲朋提篮担盒，相互赠送“冬至团”来祀先祭灶，而广东一些地区则制作糍粑来祭祀祖先。

民国时期，北方地区在冬至出现了吃饺子的习俗，在江南很多地方则吃葱烧豆腐，表明做人要清清白白；《江津县志》记有冬至“邑俗多市牛羊肉煮而食之，谓可以壮体温”，川渝地区冬至食羊肉进补的食俗延续至今，吃羊肉、喝羊肉汤成为冬至时节人们的最爱。如今，虽然冬至的节日气氛没有以前浓厚，但是北方冬至食馄饨、饺子，南方吃米食、羊肉的习俗仍然在大多数地区保留。

从古至今，春节都是我国最大、最隆重的节日。在此期间，人们互相拜年祝贺，增添友好感情。春节的前夜是除夕，在中国的家庭会全家聚集在一起吃年夜饭，表示全家团圆。年夜饭自古以来就有“无鱼不成宴”的传统习俗。“年年有鱼”象征生活美满安康，寄托着人们希望家业发达、年年有余的美好愿望。年夜饭要吃得越慢越好，每样菜都要吃。正月初一，在北方会吃饺子，吃饺子就是为了取“更岁交子”的意思，这个风俗开始于明朝初年，原来“交子”的谐音便演变为“饺子”。现在为了讨吉利，北方人往往把硬币、糖、花生仁等和肉馅一起包进新年的饺子里。吃到硬币的人，象征财运亨通，吃到糖的人表示日子甜美，吃到花生仁的象征健康长寿。大部分南方地区在春节早晨都有合家聚坐共进汤圆的传统习俗，汤圆象征着阖家团圆，除了初一早上，在正月十五吃元宵也是全国各地共同的文化习俗。元宵节吃汤圆的习俗大约形成于宋代，民间有“吃了汤圆大一岁”之说。此外，全国各地几乎都吃黏糕（也叫年糕），寓意一年收成更比一年好，一年更比一年高。

八月十五中秋佳节，正是一年辛勤劳动结出丰硕果实的季节。民间百姓置办佳肴美酒，怀着丰收的喜悦，欢度佳节，从而形成我国丰富多彩的中秋饮食风俗。中秋节吃月饼是流传已久的习俗，月饼早在在北宋时期就已经出现。诗人苏东坡就有“小饼如嚼月，中有酥和饴”的诗句。而作为一种食品，称为“月饼”则始见于南宋《武林旧事·蒸作饮食》，到了元朝末年，月饼已成为中秋节日美点。而现在，吃月饼赏桂花的习俗也仍然存在，有些地区还会吃芋头，寓意辟邪消灾，并有表示不信邪之意。

清明节又叫寒食节，它既是节气又是节日，就节日而言，它因寒食节所赋予其的特定内涵而成为最富有感情色彩的中国传统节日。据《荆楚岁时记》记载，寒食“禁火三日，饧（tang）大麦粥”。此粥的做法是，先将大麦磨成麦浆，煮熟，再将捣碎的杏仁拌入，冷凝后切成块状，吃的时候浇上糖稀即可。春秋时期，“寒燕”是寒食节的传统面食，相传是因为要纪念被烧死的介子推，晋文公下令 3 天不许烧火做饭，人们就做这种冷食吃。在今天，南方部分地区有吃青团的习俗，人们不仅在清明时用它扫墓祭祖，甚至在一般的日常节日或婚丧嫁娶时，都可以见到这种食品。我国南北各地都有吃馓子的清明食俗，这是一种油炸的面食，细条相连，或者拧成各种花样，古时叫“寒具”。北宋文学家苏东坡曾作《馓子》诗云：“纤手搓来玉色匀，碧油煎出嫩黄深。夜来春睡知轻重，压扁佳人缠臂金”。

中国传统节气节日饮食文化饱含了文化传承意识，是人们日常生活的缩影，同时也是中华民族灿烂文化的重要组成部分。祖国的传统饮食文化注重“饮食有道，天人合一”。了解节气和节日的饮食特征，能更好地传承饮食文化。

二、饮食文化变化的影响因素

（一）家庭环境因素

在饮食文化形成和发展变化的过程中，影响因素多种多样。饮食行为是饮食文化的具体体现，我们倡导健康的饮食行为，有利于形成或者传承良好的饮食文化。家庭作为儿童最早形成饮食行为的场所，其作用不可低估。家庭环境不同，儿童接受的文化不同，其饮食行为和习惯也会有所不同。

家庭环境的影响主要体现在两个方面：一方面是家庭食物种类的选择。经常选择的食物会对儿童的饮食口味和习惯产生不同的影响，如果是长期单一的饭菜则无法引起儿童的食欲，久而久之造成习惯性的“偏食”“挑食”现象。另一个方面是带养人对儿童饮食方面的影响。学龄前期是儿童建立良好饮食习惯的重要时期，若带养人有不良饮食行为，儿童相对容易出现“偏食”“挑食”的现象。有研究调查发现带养人溺爱儿童的现象很普遍，即使儿童已经吃饱了，当再遇到儿童喜欢吃的东西时，有 1/3 的带养人会毫不犹豫地将食物买给孩子。

家长对儿童的溺爱还体现在独生子女的家庭中。由于家庭成员对儿童抚养的过度关注和溺爱，容易导致儿童不良饮食行为的形成。独生子女特有的环境使他们在饮食方面有求必应，备受宠爱，父母望子成龙心切，在儿童的营养保健方面舍得投资，导致儿童在家里的饮食地位很高。这种现象容易引起儿童的营养不均衡，养成不良的饮食习惯，从而影响身心的健康成长。

（二）自然地理因素

人类发展早期“靠山吃山，靠水吃水”，受气候和地理环境影响，我国早期饮食可划分为以"甜、咸、酸、辣"为特点的四大菜系，"东辣西酸，南甜北咸"也大致概括了我国不同地域的饮食特点。所谓"一方水土一方人"，中国幅员辽阔，地形多样，气候复杂，不同区域自然环境逐渐孕育出具有地方特色的鲁、川、粤、闽、苏、浙、湘、徽八大菜系。时至今日，随着人员流动和物资流通的日趋频繁，各地居民饮食习惯趋于融合，但饮食的地域差别依然存在。美食来源于自然，是上天的恩赐，人与自然和谐的共处是儿童饮食文化形成的基础。

自然地理环境通过制约作物类别从而影响食物特色。在我国秦岭——淮河以北属温带、暖温带气候，降水较少，大多为半湿润及半干旱地区，粮食作物为小麦、谷子、高粱等旱作物，因此风味食品以面制品为主。离不开馒头的山东人，他们一生中的重要节点都有大馒头的见证和参与，小孩满月收到的第一件礼物一定时是老虎、石榴形状的吉祥花馒头。而秦岭——淮河以南地区，属热带、亚热带湿润气候，降水丰沛，水网密布，水稻广泛种植，因此风味食品大都用米制成。如米粉、糕团、粽子、汤圆、糍粑、堆油、沙糕等。我国东北地区杂粮和米面居多，蔬菜品种较少，嗜肥浓、重油味和咸味；华北地区主食以面食为主，喜好咸鲜，葱香与酱香突出；华东以大米为主食，食料精细，荤素搭配，干稀调适；中南地区主食大米，食性偏杂，湘粤两省喜好酸甜辣苦；西南地区以炒、煎、烧、煸和麻辣为特色，爱辣、喜酸、偏好复合味。

气候的冷热干湿以及不同的土质同样影响儿童的饮食习惯和口味。一年之中具湿冷气候的川、贵、湘嗜辣，其有祛寒除风湿的作用。贵州省许多民族喜欢酸食，这与长江中下游每年的梅雨以及贵州山地气候所造成的"天无三日晴"也有关系。

自然地理环境影响食物制作和烹调方法。我国青藏高原海拔高，气压低，煮食物熟的程度不及正常气压下的透熟，这也就是藏族多喜欢焙炒青稞碾为粉末做糍粑吃的主要原因之一。东北气候寒冷，其冷冻食品不仅种类多、数量大，而且持续使用时间长，成为该区域饮食文化的一大特色。多山、多水及四川盆地潮湿阴晦的气候，使当地居民通过吃火锅来祛寒驱湿，在很早以前就发明了火锅的烹调方法并一直延续至今，且广为流传。不同的生存环境决定了各个地区居民饮食习惯和饮食行为的不同，儿童从小接触感受到的饮食文化也就产生了差异。

（三）社会发展因素

社会发展对饮食文化的影响是显而易见的。北魏孝文帝迁都洛阳后，大力推行汉化改革。在这一过程中，洛阳饮食文化逐渐受到"胡食"的影响。《洛阳伽蓝记》中就有"洛鲤伊鲂，贵于牛羊"这样的记载，可见食用牛肉、羊肉的普遍。而在此之前，汉人多食猪肉。这种自上而下的政策，引进牛羊肉，对人们改进饮食结构、创新菜肴大有裨益。北魏至唐朝时期，洛阳地区寺庙众多，僧尼们为了得到上流社会的支持，潜心研究斋饭，以取悦达官贵人。他们选取民间常见蔬菜做主料，多用汤类。吃腻了山珍海味的贵族品尝过这些斋饭后对其赞不绝口，这些菜式被王公贵族带入宫廷，在宫廷中又不断被改进。后来被一些富裕的百姓带到农家餐桌上，这便是洛阳水席的雏形。

随着经济的发展，民众逐渐变得富裕，对饮食的要求也不断提高，不仅仅是考虑饮食的质量和营养，而且在饮食色、香、味等方面也有了新的要求。根据马斯洛层次需求理念，当基本温饱满足之后，追求更高层次的饮食文化是必然的。从温饱社会到小康社会主要的进步之一就是我们的饮食从果腹充饥的生理需要向享受美食、享受精致饮食的精神需要的转变。

（四）民族和信仰因素

中华民族大家庭中，五十六个民族的饮食习惯以及与之相随相生的饮食文化也是千姿百态、个性鲜明的。东部农耕民族同汉族一样，以五谷为主食；西北伊斯兰教民族重主食，瓜果多，蔬菜少；高原游牧民族多以高热量的肉类为主食，牛羊肉是常吃的食品。由于不同民族之间文化背景和饮食习惯不同，我国整个饮食文化之间的相互适应和融合自然会有影响。

信仰对饮食文化具有较大影响，主要表现在宗教教义的规定和有关宗教习俗方面，如佛教教义规定禁止宰杀动物。在我国，除藏族、蒙古族和傣族的佛教徒不吃斋以外，其他民族的佛教都是吃斋的。由于这种吃斋的饮食风俗在我国流行较广，大大推动了我国蔬菜、瓜果类的栽培以及豆类制品、面筋制品技术的发展，而且开创了我国饮食文化中净素菜烹饪的一大流派。

我国道教在饮食上提倡少食辟谷、少食荤腥多食气。虽然这种饮食习俗带有浓郁的宗教特色，但它对丰富中国传统饮食文化也做出了一定的贡献。道士们千方百计地采集各种对养身有好处的物质，然后经火加工处理制成药服下，这对我国饮食材料的多样性产生了直接影响，而且从制药过程中获得的对火力的敏锐感觉，也给我国在制作食物时对火候的灵活运用和烹调技术的多样化发展带来了巨大影响。伊斯兰教肉食以牛、羊肉为主，不养猪、不吃猪肉、不吃狗肉等，发展了自己的清真菜点和糕饼制作技艺。清真菜的主要特点是饮食禁忌较多，选料严谨，工艺精细，食品洁净，菜式多样，烹制羊肉菜肴极为擅长。此外，一些少数民族的原始崇拜、图腾禁忌都会对饮食结构产生影响。由于宗教教规约束的饮食禁忌，也使得一些分布在相同地域内的不同民族表现出不同的饮食文化，而分布在不同地区的同一民族却表现出相同的饮食文化特点。如东北的满族和朝鲜族饮食文化不同、青海和甘肃一带的几个少数民族饮食文化也有差异，而分布全国各地的回族在饮食文化上却具有共同性。

（五）西方饮食文化的影响

西方人的饮食对于饮食往往是一种理性思维：讲究食物的营养成分，如蛋白质、脂肪、水、碳水化合物、维生素、矿物质等各种营养素的含量是否搭配得当、能量的供给是否恰到好处，以及这些营养成分是否能被进食者充分吸收，有无其他有害作用等，而对于菜肴的色、香、味要求往往没有中国传统饮食高。西方饮食文化目前正影响着中国的传统饮食文化。

长久以来，西方经济发达国家保持以肉、蛋、奶为主的膳食结构，其中粮谷类食物摄入较少，动物性食品和糖类占较大比例，因而膳食营养上具有高热量、高脂肪、高蛋白质的“三高”特点。这种膳食结构的优点是优质蛋白质在膳食结构中占的比例高，脂溶性维生素和B族维生素含量也较高，其缺点是食糖量过多，容易造成营养素和能量的双过剩。有资料表明，当前中国居民的膳食模式和饮食文化也受到其影响，尤其是儿童青少年人群。

三、饮食文化变化对儿童发展的影响

饮食文化反映在不同年龄阶段有不同的特点，尤其是儿童，其处于饮食文化学习、认知的关键阶段，食物制作上讲究的色彩搭配可以满足儿童对美的追求心理。早期饮食文化的启蒙也有助于增强儿童对传统饮食文化的认同感。

优良的饮食文化有益于儿童营养与发展。但某些饮食文化也可能同样存在一些负面影响，例如传统优良饮食文化的传承不够，不利于儿童教育题材和途径的留存、甚至某些饮食现象有悖于儿童接受的教育，如儿童从小被教育爱护珍稀野生动物，可有些饕餮之徒却要把它们放到餐桌上，这可能会对儿童的心灵造成不良的冲击。

（一）对儿童生理发展的影响

儿童阶段是人成长和发展的重要阶段，在该阶段的发展过程中，要保证饮食的科学性和合理性，为更加健康、快速地发展奠定基础。饮食文化的变迁对儿童生理的影响不容忽视。良好的饮食文化有助于儿童健康的生理发展，预防疾病的发生，2015—2019年新一轮的中国居民慢性病与营养监测结果显示，我国儿童营养状况持续改善，主要成就还是巨大的，主要体现在：儿童平均身高持续增长。6～17岁的男孩和女孩各年龄组身高平均分别增加了1.6 cm和1 cm；营养不足的人数大大减少。6岁以下儿童生长迟缓率降至7%以下，低体重率降至5%以下，均已实现2020年国家规划目标。特别值得一提的是，我国农村儿童的生长迟缓问题得到了根本改善，农村6岁以下儿童生长迟缓率由2015年的11.3%降至5.8%，6～17岁儿童青少年生长迟缓率从4.7%降到了2.2%；儿童贫血症等微量元素缺乏症也得到了持续改善。本次监测的结果显示，6～17岁儿童青少年贫血率为6.1%，与2015年发布的结果相比有显著下降。

而一些脱离主流的饮食文化对于处在生长发育阶段的儿童来说是极为危险的。尽管生食肉类的风尚越来越流行，但生食肉类作为传统饮食文化的范畴之一，其特点与儿童的生理特点相悖离。儿童喜欢吃温度适合的食物，经常会拒绝太热、太冷的食物，需要等到食物达到他们可接受的温度时再吃，并且儿童的肠胃发育不完全，生食肉类对肠胃刺激较大，不利于其消化吸收。此外，生的海鲜和肉类中含有各种寄生虫，从加工、运输、销售到食用的整个过程，中间需要经过很多环节，每一个环节都可能导致微生物的污染，生吃的食用方式无法消除致病菌的存在，儿童抵抗力也很薄弱，生食很容易导致食源性疾病发生，如腹泻等肠胃炎疾病。结合世界卫生组织统计数据得知，全球每年低于 5 岁的儿童发生了超出 15 亿次的腹泻，而每年因腹泻死亡的儿童数量更是不低于 300 万，其中因致病微生物污染导致的病症超出了 70%，这也就进一步突出了生食肉类对儿童造成的危害可能很严重。

除此之外，烹饪文化的发展变迁也会对儿童的生理发展产生不同的影响，现在的厨师在烹调菜品的过程中，由于对食物味道的不断追求，在烹饪时喜欢加入过量盐、味精，有调查报告显示中国居民平均每天的食盐摄入量在 10 g 以上，以东北人的摄入量为最高，达到了 18 g，而世界卫生组织建议应把食盐控制在每日 5 克以下，吃得过咸会明显增加高血压、胃癌等病的发病率。川、渝地区的菜品以麻辣调味著称，食物中也往往添加很多盐、油，生长在这里的儿童从小肠胃就经受麻辣食物的“洗礼”，然而有研究发现，饮食过于辛辣，容易导致炎症性肠病的发生，对儿童的生理发展自然也是有很严重的影响。

筷子是传统饮食文化的一个重要符号，逢年过节亲朋好友聚会，许多人都习惯给彼此夹菜来表达情感。但是这种合餐的方式，增加了同桌人唾液交流的概率，对于预防经口传播的疾病极为不利。这也是很多经口传播疾病（如痢疾、甲肝等）呈家族聚集性的原因之一。使用“公筷公勺”，则能减少污染和交叉感染、减少病从口入，保证自身的健康。经历过新冠疫情后，“分餐制”和“公筷公勺”也更加深入人心，越来越多的人接受了这种形式。对于儿童来说，他们的免疫力很脆弱，对成年人口腔的细菌抵御能力不强，“分餐制”和使用“公筷公勺”能够在卫生方面起到很好的隔离保护作用，从而降低相关疾病的患病率。合餐的方式难以统计每个人的摄入情况，不利于儿童的营养搭配和摄入量的把控。使用“分餐制”时，儿童吃的食物一目了然，既能保证其营养充足、均衡，也有利于发现并纠正其挑食、偏食等不良饮食的行为，帮助儿童养成良好的用餐习惯。除此之外，“分餐制”减少父母对儿童用餐行为的参与性，还有助于培养儿童的自主进食的独立性。“分餐制”和使用“公筷公勺”不仅能让我们有一个健康的生活环境，还能帮助儿童更好地成长。

(二) 对儿童心理发展的影响

饮食除去它的自然属性外，还有着更为广泛的社会属性。饮食活动中各种风俗和习惯蕴含人们各种各样的行为和观念，其中有些包含着对儿童心理发展有影响的社会文化和社会情感。

饮食文化发展到今天，对于人们来说，不再是简单的为了满足生存需要，以社交为主的作用日渐突出。吃饭已经是社会交往的手段、解决问题的途径。中国的餐桌上有一些特别的言语和行为，如大声喧哗、一边吃饭一边吸烟等不好的行为会潜移默化地影响儿童。餐桌上流行的人与人之间的感情用喝酒来衡量，而不是相互之间的交往程度，餐桌上敬酒，你来我往，连劝带激等种种行为都容易造成儿童不良的心理情绪，这些不良的餐桌礼仪对儿童心理的发展会产生很大的消极影响。

缺乏主体教育的灌输也是目前我国儿童餐桌礼仪主要存在的问题，可能会导致儿童文化礼仪的缺失。对传统餐桌礼仪的传承，似乎更多地被家长们所忽视，家长们忙着提高儿童的文化课成绩，却忽略了最基本的传统礼仪的教育，这对儿童的饮食文化会造成很大的影响。要想传承饮食文化，对餐桌礼仪的继承是很有必要的一部分。

（三）对儿童社会素养发展的影响

饮食不是孤立的吃饭问题，它与人的行为习惯、品德、人格有紧密的关系。优秀的饮食文化能够塑造孩子正确的价值观、高尚的道德修养、积极的人生态度、丰富的文化底蕴。

中华饮食文化源远流长，在食物制作上越来越讲究形、味、色、意的搭配和调和，这种文化的变迁可以更加满足儿童追求美的心理需求，有助于儿童审美体验的获得。同时，饮食文化的启蒙有助于增强儿童对中华传统饮食文化认同感，萌发民族自豪感。

但是，某些饮食文化变迁则会对儿童社会素养的发展产生负面的影响。比如餐饮浪费现象现如今随处可见，商务宴请中的排场摆阔、日常家宴中的多多益善、朋友相聚中的“面子”文化使食物浪费现象更加严重。中国人在日常饮食或请客吃饭时，受传统文化影响有讲究排场的习惯。中文“馀”（yú）是吉祥文字，所以为图吉利请客用餐一定要有“馀”。主、客双方吃饱后有吃不尽的剩余，讲体面、讲排场，崇尚大气、大盘、大量的饮食消费观念不可避免地使孩子也形成浪费的饮食习惯。总之，陈旧落后的消费观念、日趋淡漠的节约意识是人们明知浪费不正确却一再持续的原因。令人担忧的是很多儿童从小没有受到正确的教育，家长的溺爱让他们对于食物有广泛的选择，这种行为容易导致儿童只吃自己喜欢吃的食物，浪费粮食，缺乏节约意识。

此外，现在很多家庭饮食过于迁就孩子，以孩子为中心，这种家庭饮食文化不仅容易导致孩子形成挑食、偏食的习惯，对孩子性格的塑造也极为不利，易使孩子形成以自我中心主义、希望别人都顺着他来、抗挫折的心理承受能力较弱的性格。

四、饮食文化促进儿童发展的行动建议

优秀饮食文化的倡导和发展是一个国家和地区经济发展水平和整体健康状况的

真实反映，它不仅关系着人口的整体素质，还直接影响着国家和民族未来的发展方向与潜力。饮食文化促进儿童发展离不开家庭和学校的教育，除此之外，和当今社会相关部门的监管、法律制度的完善也是息息相关的。因此，促进儿童饮食的营养与发展，需要政府、社会组织、家庭、学校和企业五位一体紧密配合，共同努力来完成。

（一）政府引导优秀饮食文化传承

政府相关部门在儿童饮食文化的发展中处于“决策者”的身份，其与儿童的营养与发展有着密切的联系。

1. 政府要明确在儿童饮食文化与发展中的责任　政府相关部门应采取一系列举措，包括制定和调整相关政策来促进儿童营养与发展并满足儿童在饮食中的需求。如健全相关政策规章制度、强化部门协同，贯彻落实国家对食品安全工作提出的“四个最严”要求，加强对学校食品安全与营养健康的监督管理。卫生健康主管部门应当对学校提供营养指导，倡导健康饮食理念，开展适应学校需求的营养健康专业人员培训，监督中小学、幼儿园，培养儿童健康的饮食习惯，加强对儿童营养健康状况的监测、评价和干预。深入宣传解读和贯彻落实《学校食品安全与营养健康管理规定》，推动地方和学校切实加强食品安全和营养健康工作。除此之外，卫生相关部门应该充分发挥卫生部门综合协调职能，做好食品安全事故的调查处理工作。

2. 宣传倡导新兴饮食风尚　自新冠疫情爆发以来，越来越多的人开始重视饮食方面对于健康的重要性。因此，对于新兴的饮食风尚的倡导是很有必要的，相关部门要大力提倡“文明健康、绿色环保”的生活方式。重庆地区已经发出“吃得文明”的倡议，倡议要求我们日常生活中要吃得合法、吃得合理、吃得卫生、吃得礼貌、吃得干净。而最近，中央和国家机关工委也发出公开信倡导“厉行节约、反对浪费”的新兴饮食风尚。这些宣传提倡能够正确引导儿童如何健康地饮食，培养他们文明就餐的习惯。

3. 开展饮食文化活动，推动饮食文化融合创新　博大精深的中国饮食文化是取之不尽、用之不竭的旅游资源，政府部门可以开展一些饮食文化活动，吸引着来自国内外的旅游者从饮食中领略中国不同地区的传统文化。

中国人对饮食的需求趋向多样化和多层次化，不仅喜欢本地特色的美味佳肴，而且喜欢品尝异域他乡的美食。开展饮食文化活动推动了饮食文化的发展，逐步形成具有现代特色的饮食文化。儿童的接受力强，处于这样的饮食文化环境下，能够继承其中的精华，感受到融合创新的饮食文化的熏陶。

4. 完善儿童饮食文化方面的相关法律制度　目前我国已初步形成了一套食品安全法律法规体系，但其中缺少对儿童食品的规制，现行有关儿童食品安全的法律规制无论是规制工具、规制路径还是一般性规制和特殊性规制均需要进一步健全和完善。

（二）社会组织倡导优秀饮食文化氛围

儿童营养相关的社会组织如学会、协会、基金会，联合政府、家庭、学校、企业应对儿童饮食文化进行研究和倡导。

1. 社会组织应该明确在儿童饮食文化发展中的责任 社会组织通过组织编写学术著作、举办学术会议、专题研讨会、课题招标等方式促进国际、国内儿童饮食文化的学术交流与合作，通过开展饮食文化领域的继续教育和技术培训，积极开展科普活动并普及儿童饮食文化知识，以提高儿童的营养知识水平，引导儿童合理选择食物达到平衡膳食，促进身体健康。

2. 开展“家庭-学校-政府部门-社会组织”联动的儿童饮食文化倡导 设计制作儿童、家长读本及平衡膳食餐垫，策划拍摄生动有趣的营养科普视频在公共场所播放，同时把儿童饮食文化项目与“家庭-学校-政府部门”工作模式相结合，在全部试点学校推广，联合各学校、家庭建立健康家委，把更多的家长纳入到宣教的队伍中，更加激发家长参与儿童饮食文化教育的主动性。

3. 联合高校、相关企业共同探索儿童营养改善的新模式 由相关的产业界支持，社会组织牵头联合高校的科研人员对贫困地区儿童营养文化状况进行调查并实施相关的倡导干预和营养改善，在各个关键环节中提供重要指导，以解决贫困地区存在营养健康知识匮乏的问题。

（三）家庭建立优秀饮食文化环境

家庭方面是儿童饮食文化发展的重要影响因素，尤其在儿童早期阶段，对儿童饮食行为的形成和体格发展的过程起着决定性的作用。儿童饮食行为可塑性大，这一时期养成良好的饮食礼仪比较容易，但饮食礼仪的养成不是一朝一夕所能做到的，需要一个潜移默化、循序渐进的过程。家庭饮食文化的教育就需要带养人起表率作用，根据儿童的年龄特点和心理接受能力由浅入深、由近及远、有计划地分步骤实施。

1. 带养人应该明确自己的责任 带养人对儿童喂养行为以及带养人的饮食习惯等对儿童饮食行为养成具有重要的作用，并且儿童早期的饮食行为和体验对儿童长期饮食习惯的形成有着重要的影响。

2. 带养人要加强饮食文化知识的学习 带养人应通过查阅营养相关书籍等各种渠道来扩展自己的喂养知识，学习如何促进儿童饮食的营养与发展，针对儿童的情况采取个性化的膳食策略。据研究发现，大多数带养人对于自己孩子饮食行为合理性的感知往往比较乐观，他们对儿童饮食行为的很多方面的判断往往好于实际情况，这种错误的判断延误了对儿童饮食行为的干预，可能导致儿童养成不良的进食习惯等一系列不良后果的发生，因此，带养人的喂养知识通常决定着他们能否正确的为儿童选择合理的膳食。

3. 带养人在家庭中需要提供健康良好的饮食环境　在家里的膳食餐盘中给儿童提供新鲜的水果、牛奶或酸奶、蔬菜、大米和谷物等，或者管理好冰箱橱柜，避免儿童周围充满油炸食品、腌制食品、加工食品、甜食、含糖饮料等，让儿童自然而然地接触新鲜天然的食材，从而变成一种习惯，逐渐远离不健康的食物。

4. 带养人需要让儿童多参与饮食文化教育活动　让孩子参与到准备食材、烹调、摆放餐具和清洁工作中，允许孩子自己选择食物摄入的种类，或者让他们亲自体会一下“锄禾日当午”的滋味，感受种植粮食的辛苦，领略一番劳动的艰辛。

（四）学校开展饮食文化教育

学校教育同样至关重要，学校要增强责任意识，促进儿童的营养与发展，培养儿童良好饮食行为。儿童良好饮食习惯的养成是一个漫长的过程，在这个过程中将会不断出现新问题，需要学校的教师多观察、思考，在不断地探索过程中改进教育策略与教育方法。

1. 教师要明确自己的责任　儿童在学校学习时，最依赖和服从的人就是教师，教师的一言一行、一举手一投足，都对儿童的发展有着很大的影响。因此，教师一定要清楚自己在儿童营养与发展中的正确定位。

2. 教师要加强饮食文化和健康等知识的学习　教师要能够向儿童传授正确的饮食知识，解决他们遇到的困惑，更好地促进儿童的健康发展。比如儿童间存在个体差异，对于不同的儿童采取不同的应对措施。对于个别内向文静的儿童，要多关心他们，采取鼓励法，让他们在进餐时放松心情，鼓励他们大胆地拿起勺子自己吃饭，进行正面强化。而对于比较活泼、好动，不专心吃饭的学生，可以采用游戏法，提高儿童吃饭的积极性，良好的饮食习惯就会在一次次的游戏中养成。在平时教育中，也能够用正确的营养知识和家长交流并指导家长如何促进儿童健康营养的发展。

3. 给儿童营造良好的校园环境　利用教室、校园广播、宣传栏、墙报等阵地，采取班会、竞赛、演讲、手抄报、同伴教育等形式开展健康饮食行为宣教。进餐是一种愉快的享受，饭前应避开一切不愉快的事情，消除儿童紧张和忧虑的心理状态，创设一个良好的物质、心理环境来增加儿童的食欲，进餐时不催促，为儿童营造轻松愉快的进餐氛围，促进儿童合理的膳食营养与健康的发展。

4. 开设营养健康教育相关课程和活动　针对不同儿童的年龄特征开展符合其特点的营养健康教育和活动，并开发宣传资料、标准课件、教具、工具等。通过语言、行为暗示、物质强化等方法强化儿童的健康意识，树立起正面的形象，帮助儿童形成一种良好的饮食习惯。学校可以开展倡导“新食尚”的食育活动使儿童产生杜绝“舌尖上的浪费”的心理，比如组织开辟“校园菜园”，老师带领儿童到校园菜园进行食物的种植实践来增加儿童的活动量，促进儿童的食欲。或者开展“光盘比赛”，通过比赛的方式鼓励和引导儿童养成“光盘”习惯，改善儿童浪费食物的文化风气，使厉行节约成为儿童文明餐桌上的“新食尚”。

5. 教师与家长、社会加强沟通，形成家校合力 学校应通过家长讲座、家长开放日等活动，向学生家长传播儿童健康行为的重要性，通过饮食行为座谈提升家长的参与度，改变家长不重视儿童饮食行为的观念及饮食营养误区。学校和家庭应创设一个温馨氛围，提供美味的食物和漂亮的餐具，寓教育于餐饮的环境之中，如可以在进餐时播放优美的轻音乐，让儿童在轻松愉快的情绪下进餐。

（五）食品企业助力饮食文化

1. 食品企业应当明确在儿童营养发展中的社会责任并承担责任 及时发布并完善社会责任信息报告、提供安全的食品是食品企业社会责任的基本要求。为儿童提供安全舒适的环境，保障就餐氛围，严格把控食品安全，对食品的来源、处理及加工有科学健康的程序实施，保证绿色卫生的食品供应，注重儿童的满意度，提供良好的服务。坚决杜绝不合格原料进厂进店、不合格产品出厂出店。建立企业诚信档案，对生产经营假冒伪劣食品的，要列入“黑名单”。支持行业协会充分发挥自律作用，引导和约束企业诚信经营。

2. 加强对企业相关人员的营养健康和食品卫生知识的培训，提高他们的营养健康和食品安全意识 只有提供高品质的产品、提高企业相关人员的营养健康和食品安全意识，才能保障儿童的合法权益，不让类似“毒奶粉”等事件再次发生，为儿童在饮食文化方面的健康发展打下坚实的基础。

3. 推动餐饮的饮食文化创新 当前，人们去餐馆不仅仅是为了用餐，更是为了休闲娱乐，人们对于用餐环境的餐桌文化氛围与个性化更加关注，因此，相关的餐饮企业应逐步推崇新颖、趣味的用餐环境，这是与时代发展相适应的现代饮食文化。

食品餐饮企业可以打造儿童娱乐主题餐厅。采用独特的风格装饰让孩子们既可以品尝特色美味佳肴，又能感受到文化氛围。餐厅设计可以将餐桌文化和趣味性融合在一起，深入挖掘主题的文化内涵，设计一些儿童所喜爱的事物，如在餐厅的装饰中，以动画的形式融入中华优秀传统文化、著名童话故事、健康饮食等内容，既可吸引儿童，也可起到引导儿童的作用，或者将餐厅装饰成太空世界、神舟六号飞船等主题餐厅以吸引儿童用餐，餐厅内部的装修也要有层次感，围绕餐厅选定的主题，运用儿童喜爱的明亮色彩，运用粗重轻柔不一的材料，创造出造型各异的物质设施，使儿童的视觉和触觉都为之吸引，儿童在这种环境下就餐也会更有食欲，减少食物的浪费，并且这种新型的主题餐厅还会让儿童更加感受并融入到新兴的饮食文化中。

饮食文化的创新离不开现代科技的支持，科技能够在饮食方面释放新需求、创造新供给。企业可以通过创新发展科技产品来创造新颖的饮食文化。目前已有企业研发出煲仔饭机器人可以像人一样炒菜做饭，还有餐厅顶部云轨机器人、地面送餐机器人直送订单桌。还有些企业研发出儿童智能交互餐盘，其可以准确称量出儿童盘子里食物的重量，测量儿童吃下每口食物的重量及时间，并可以通过蓝牙设备传到父母的应用软件上，帮助儿童解决挑食的不良习惯。这些结合现代科技的饮食工具都颠覆了我们对传统的饮食文化模式的看法，对儿童的饮食文化无疑是巨大的影响。

4. 食品企业联合政府、学校等开展饮食文化活动，共同创造和谐健康的饮食环境 通过开展如美食节、饮食文化宣传周等系列的活动，能够进一步传播餐饮文化，促进健康食品营养知识水平的提升以及不同饮食文化之间的交流，增强儿童的自我保护意识、健康意识和维权意识。

总之，儿童饮食文化对于儿童健康成长有很重要的意义，这需要多方共同的努力来创造良好的饮食文化环境，促进儿童正确的饮食观念以及健康行为的形成。

近年来，尤其是新冠疫情发生后，中国的儿童饮食文化研究备受学术界和社会关注。但是，我国儿童饮食文化研究尚处于起步阶段，仍存在着一定的不足，儿童饮食文化的科学研究有限、缺乏高质量的原始研究成果。未来我们应该传承与弘扬儿童饮食文化教育、依托新媒体搭建新平台、开设饮食文化课程、推动文化交流、开展创新食品文化节等实践活动，引领我国的儿童饮食文化未来朝着营养化、绿色化、节俭化、文明化的多元文化方向发展。

（赵勇）

参考文献

[1] 赵荣光. 中国饮食文化概论. 北京：高等教育出版社，2003.

[2] 山东舜和酒店集团，中国饭店协会，中国烹饪协会，等. 餐饮分餐制服务指南. 国家市场监督管理总局；国家标准化管理委员会. 2020，12.

[3] 何静. 遏制现阶段中国粮食浪费措施的有效性分析. 商，2014，(5)：197-201.

[4] 邱银燕. 明代饮食养生研究. 福建中医药大学，2018.

[5] 裴长利. 尽快建立全面禁绝食用野生动物的治理体系. 2020.

[6] 黄忠. 提高中国烹饪的科学营养化分析. 现代食品，2015，(21)：36-38.

[7] 中国营养学会. 中国居民膳食指南（2016）. 国家卫生计生委疾控局：人民卫生出版社，2016.

[8]《餐饮分餐制服务指南》国家标准正式获批. 中国食品学报，2020，20（6）：208.

[9] 马晓鸥. 餐饮业分餐制标准解读及实施措施研究. 中国标准化，2020，(7)：202-205.

[10] 沈慎. 加强立法，以刚性制度约束制止餐饮浪费. 法治与社会，2020，(9)：1.

[11] 宋俐，汪华. 中医饮食养生探析. 湖北中医药大学学报，2013，15（5）：47-49.

[12] 程昊龙，莫宝庆. 监护人饮食行为对学龄前儿童挑食偏食行为的影响. 中国学校卫生，2011，32（2）：155-156.

[13] 王燕，郭锋，殷刚柱，等. 合肥市1873名学龄前儿童饮食行为问题及影响因素. 中国学校卫生，2019，40（5）：683-686＋691.
[14] 张述林，张帆，唐为亮，等. 中国饮食文化地理研究综述. 云南地理环境研究，2009，21（2）：27-31.
[15] 王志宏，孙静，王惠君，等. 中国居民膳食结构的变迁与营养干预策略发展. 营养学报，2019，41（5）：427-432.
[16] 余世谦. 中国饮食文化的民族传统. 复旦学报（社会科学版），2002，（5）：118-123，131.
[17] 王东阳. 中西方食物与营养发展的差异化比较及借鉴. 中国食物与营养，2019，25（7）：5-8.
[18] 刘月姣.《中国居民营养与慢性病状况报告（2020年）》发布. 中国食物与营养，2020，26（12）：2.

第十章　视力健康

眼睛是人体的重要器官，80%以上的人类认知行为是通过视觉获得的，因此，眼睛对于人们的生活至关重要。随着经济的快速发展和物质文化生活水平的提高，人们的工作、学习和生活方式都发生了翻天覆地的变化，电视和网络等现代化的学习和信息获取渠道使人们的眼睛逐渐失去望远的机会，尤其是儿童及青少年发生的视力不良问题逐年上升，已成为影响青少年健康成长的最主要问题之一，引起了社会各界的广泛关注。

视力不良的最初表现为眼睛发涩发干、前额发胀、视力模糊，甚至有胀痛感等；如果这种视觉疲劳现象得不到及时地缓解，眼球就会出现过度紧张状态，即使看远处，眼部肌肉也不能灵活放松，形成远视力下降的近视状态，此谓假性近视；进一步发展，便导致眼轴永久性变长，则形成真性近视，视力难以恢复。我国青少年视力健康基本状况如何，存在哪些亟待解决的问题，造成这些问题的原因有哪些以及应该采取怎样的解决对策，这些问题既是国家卫生健康部门面临的挑战，也是广大教育工作者十分关心的领域。

一、儿童视力不良的影响

近年来，视力不良已成为影响我国儿童青少年健康的重要因素，位居我国六大学生常见病之首，近视是其中最普遍且最严重的视力问题。《2014 年全国学生体质与健康调研报告》显示，中国 7～18 岁的青少年学生总体视力不良检出率为 58.7%，疑似近视的学生人数占视力不良总人数的 90%以上（图 2-10-1）。

神经生物学理论认为，直至 12 岁，人的视觉系统仍处于生长发育阶段，具有可塑性，这也是眼睛可以在一定范围内争取利用结构及功能可逆性的关键时期。如果能在这个时期内尽早发现儿童的视力不良情况并及时纠正和治疗，大部分的视力不良都可以恢复。一旦错过机会，形成真性近视或弱视，要想改善或恢复视力就有一定难度，很可能造成永久性的视力损害，甚至可能诱发青光眼、白内障及视网膜脱落等严重的眼部疾病，这些也是主要的致盲因素。视力不良给人们的工作、学习和生活带来了诸多不便。

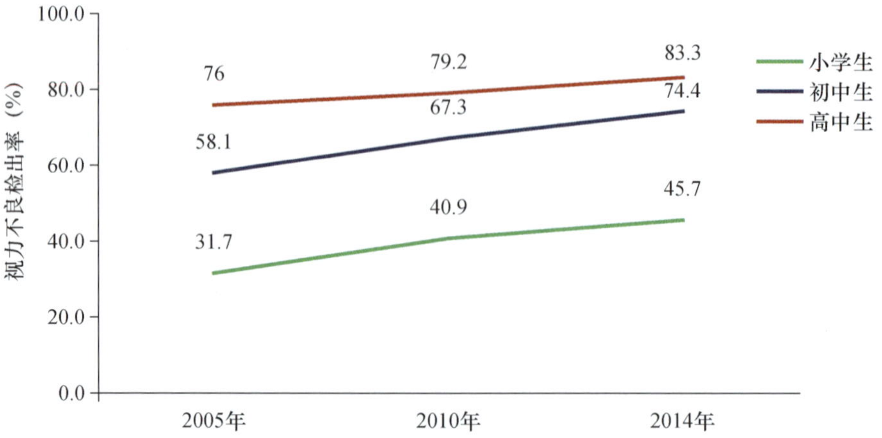

图 2-10-1 2005—2014 年我国 7～18 岁学生视力不良检出率变化

（来源：《2014 年全国学生体质与健康调研报告》）

1. 容易产生视觉疲劳 视力不良（如近视）的人们由于识别精细化物体的能力较差，为看清远处的物体，需要经常眯着眼睛或近距离看东西，这样会使眼外肌和睫状肌高度紧张，甚至造成睫状肌痉挛，长此以往，容易产生视觉疲劳，同时，可能出现眼睑沉重、眼眶疼痛、视物模糊等现象，继而导致注意力不集中、情绪烦躁等问题，更有甚者，还伴以头痛、头昏、恶心等症状。

2. 学习择业受限 在我国高等院校的招生考试中，每年都有考生因视力问题被拒之门外，这些限制视力的专业包括飞行、航海、军工和生物工程等，这会严重影响学生的职业规划。视力不良需配戴眼镜，而高度近视则要长期配戴眼镜，这样可能会导致眼球突出和眼睑松弛，从而影响个人容貌，对需要注重形象的职业，视力不良则会严重影响学生的就业选择。

3. 生活质量下降 由于夏天太热和冬天太冷，戴眼镜的青少年在进出温差较大的地方时，眼镜镜片上容易反霜，造成视物模糊。学生戴眼镜参加体育锻炼（如篮球、足球等）或外出旅游，会遇到很多的行动上的不便。若不慎撞击，轻者眼睛受伤，重者可能会失明。

4. 遗传给下一代 有相关研究表明，遗传在视力不良发生及发展过程中起重要作用。若父母都是深度近视，其子女患近视的概率是 100%。如果不能及早采取有效的预防和治疗措施，则可能代代相传。

此外，视力健康水平不仅是个人学习和生活的重要保障，也在国家和民族层面具有重要的战略意义，是国民健康素养的重要表现之一，青少年的视力健康水平，直接影响到国家未来的发展和人才强国方略的实现。

二、我国儿童视力健康基本状况

2018 年 6 月，国家卫生健康委通报，我国青少年总体近视率为 53.6%，居世界第一，且近视率随着年龄的增长呈上升趋势。其中，6 岁儿童的近视率为 14.5%，小学生为 36.0%，初中生为 71.6%，高中生为 81.0%。近视已成为我国儿童最突出的视力健康问题，儿童近视防控工作刻不容缓。

根据 2005 年、2010 年和 2014 年 3 次全国学生体质与健康调研结果，我国 7～18 岁学生整体近视检出率逐渐升高，分别为 47.5%、55.1%和 57.1%，涨幅有所减小。各年龄段的近视检出率变化情况大体一致。近视检出率的增长速度呈“倒 U 形”，即增速随着年龄的增长先不断升高后逐渐降低（图 2-10-2）。城市、农村男女生近视检出率的增长速度在青春期形成交叉，10～15 岁之前近视的增长以城市男女生为主，10～15 岁之后则以农村男女生为主。

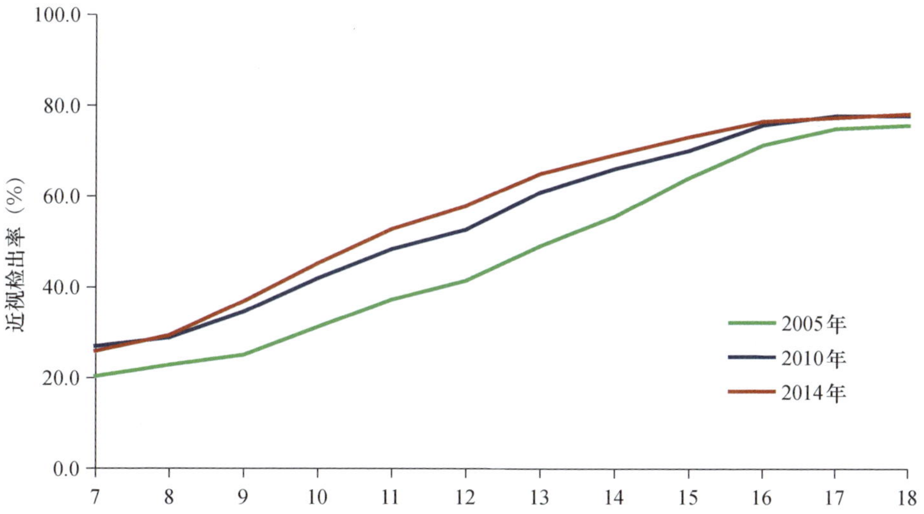

图 2-10-2　2005—2014 年我国不同年龄学生近视检出率比较

（来源：《2014 年全国学生体质与健康调研报告》）

我国儿童近视呈现出低龄化、重度化趋势。近视患病率与年龄的关系曲线显示，儿童青少年近视有 80%发生于 9～14 岁之间，与 13～18 岁相比，患病年龄出现了大幅降低。近视检出率增速的峰值年龄也有不断提前的趋势，2005 年、2010 年和 2014 年 7～18 岁学生近视增长速度峰值年龄分别为 13 岁、12 岁和 11 岁，增速的峰值均保持在 7%左右。城乡男女生呈现出相同的趋势，但是提前的程度并不一致，峰值年龄提前幅度最大的是城市女生和农村男生，刚入学阶段（7 岁）的学生，近视检出率的增长速度从 2000 年到 2014 年逐渐加快，而高年龄段（16 岁以上）的学生增速则不断减缓、渐趋于 0。

除了儿童近视患病率的逐年升高，儿童的近视程度也在不断加重。中国教育追踪调查（CEPS）数据显示，进入初中时已近视的学生有66.71%在初中阶段度数出现增长。同一批学生在刚进入初中时整体的近视程度较为轻微，初一已近视的学生以轻度近视为主，其次为中度近视的学生，高度近视的学生人数最少。而到了初三，轻度近视的学生比例略微上涨了1.5个百分点，中度近视的学生比例则有了很大的提升（提升幅度超过10个百分点），高度近视的学生比例也由原先的0.4%增加到了2.1%（图2-10-3）。说明从初一到初三，学生的近视问题愈加严重。

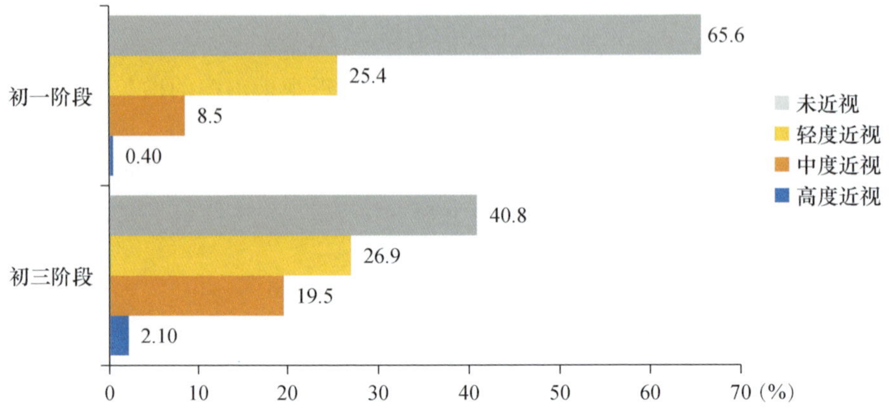

图2-10-3 我国初中生初一至初三视力状况变化

［来源：中国教育追踪调查（CEPS）］

我国青少年的近视问题在初中阶段尤为突出。从生命历程的视角来看，初中阶段是儿童身体各方面生长发育的加速期，这一时期儿童的眼球快速生长，容易受到多种因素的干扰。与此同时，儿童由小学进入初中，所接受的教育性质和内容出现较大转变，且初三意味着九年制义务教育的结束，在“全民中考”的趋势下，大部分学生都会面临着中考的升学压力，伴随着学业负担的加重，学生的用眼负担会显著增强，户外活动时间也会受到挤占，因此近视极易在此阶段产生和发展。而近视有着显著的不可逆特征，其发展是渐进且不断叠加的，一旦出现近视问题就很难有自行恢复的可能，所以初中阶段是维护儿童视力健康的关键阶段。

聚焦初中生的近视问题，可以发现初中生的近视发生发展状况存在着明显的性别、城乡与地区差异。

1. 女生更易受到近视问题的困扰 CEPS数据显示，2016年我国初三学生中，男生的近视率为60.0%，女生为72.5%。除了从小学阶段累积的近视率以外，女生在初中阶段开始近视的比例也要高于男生。初一未近视的女生中，有43.6%的人到初三时已经近视，该比例远远高于男生（33.3%），67.6%初一已近视的女生在初中阶段近视程度出现加深，比例也要比男生高出2.2个百分点。因此女生是近视的易感人群，也是儿童近视防治的重点人群。

关于近视问题存在性别差异的起因，最普遍的认知是性格使然，男女生之间不同的性格特征会带来行为习惯上的差异，与男生相比，女生通常更为安静，户外活动更少且会花更多的时间在学习和阅读上，因此用眼负担更重。但生理方面的原因同样不可忽视，女生身体的生长发育较男生更早，眼球的发育亦然，女生到了初中阶段这一快速发育期，其眼球与男生相比更易受到环境因素的干扰，近视发生发展的风险也会更高。

2. 寄宿生的视力健康比走读生更易受到损害 与孩子同住是家长对孩子的行为进行管理的必要条件，寄宿生在晚间时间缺乏家长的监管，不良用眼习惯往往无法得到及时的纠正，因此相比于走读生，寄宿生的视力健康更易受到损害。中国教育追踪调查（China education panel survey，CEPS）数据显示，小学阶段不近视的寄宿生，初中阶段开始近视的人数占比为 38.3%，比走读生高 2.7 个百分点；已近视的寄宿生出现度数加深问题的比例为 67.5%，也要比走读生高近 6 个百分点。

3. 城市初中生的近视风险远高于农村初中生 根据 CEPS 调查数据，城、乡初三学生的近视率分别为 73.0%和 61.6%，城市学校的学生中有超过半数的人在初中阶段出现了近视问题，比例要远远高于农村学生（42.2%）。这与城乡学生之间用眼量和户外活动时长的差异密不可分，城市学生平均每天写作业的时间要比农村学生高出 0.8 h，而平均每天户外体育活动的时间则要比农村学生少 0.2 h。视远活动也能够对此现象进行一部分解释，在儿童正常眼轴和视力的形成过程中，视远活动是不可或缺的，而农村地区的光强度以及视野范围都比城市地区大。此外，叶黄素的摄入可能也是城乡学生近视状况存在差异的原因之一，城市儿童食用新鲜绿色蔬菜往往要比农村儿童少得多，因而叶黄素的摄入也相对不足。

4. 经济条件越好的地区和家庭，孩子近视的风险越大 根据 2014 年全国学生体质与健康调研结果，学生视力不良检出率最高的前三省均为东部沿海的经济发达地区，具体依次为江苏（76.2%）、浙江（76.0%）和山东（75.9%）。CEPS 调查结果显示，我国东部地区初三学生的近视率为 69.1%，高于中部地区（59.2%）和西部地区（67.58%）。另一方面，不同家庭经济条件的学生初中阶段出现近视问题的比例存在明显差异，家庭贫困、中等和富裕的初三学生近视率分别为 60.0%、67.7%和 68.7%。

从经济支持的角度来看，地区和家庭经济状况反映了一个家庭给青少年提供其生长发育所必需的资源条件的能力，整体经济状况较好的地区，学生往往能够得到更为优渥的物质条件与更优质的视力健康资源，如充足的营养、均衡的膳食、良好的学习视觉环境以及睡眠环境等，那么为什么会出现经济较发达的东部地区以及社会经济地位更高的家庭，学生近视问题反而更严重的情况呢？已有研究从用眼负担的角度找到了答案。东部沿海省份教育升学压力普遍较大，而经济条件较好的家庭往往对孩子有着更高的教育期望，会通过补课等形式给孩子施以课堂学习以外的课业负担与学习压力，这是发达地区的学生近视发生发展概率较高的重要原因。此外，随着各类电子产品的不断兴起，发达地区的学生更有可能去购买使用各类电子产品，因而近距离用眼的时间可能会因为电子设备的使用而大大延长，这也能从一定程度上解释东部地区学生近视“相对高流行”的原因。

三、儿童视力健康的主要影响因素

近视虽然是最为常见的视力不良，但它的病因却十分复杂，完整的患病机理尚不明确，一般认为是遗传因素、行为因素和环境因素综合作用的结果。遗传因素对家族性高度近视作用较明显，而对学龄期儿童近视的影响较小，大多数儿童的近视都是由行为因素和环境因素造成的。营养摄入因素作为影响儿童视力的重要环节，在我们以往的认知中却常常被忽视。

（一）遗传因素

儿童近视的发生与遗传因素有一定的关系。一项针对澳大利亚 12 岁儿童的调查显示，父母双方均近视的儿童，其近视检出率为 43.6%，远远高于父母仅一人近视（14.9%）或父母均不近视的儿童（7.6%）。另一方面，近视的发生存在种族差异，亚洲人比其他种族的人群更容易近视。在美国，亚裔近视检出率为 18.5%，而白人近视检出率仅为 4.4%。但是，这并不意味着近视是由基因决定的。恰恰相反，日常生活中的行为因素和环境因素在近视的发生和预防中起到了重要的作用。从 CEPS 数据的情况来看，在 5462 名九年级近视学生中，仅有 2.54%为先天近视。

（二）营养摄入因素

长期以来，儿童营养摄入与视力健康之间的关系通常被人们忽视。事实上，已经有越来越多的科学研究表明：多样化的营养摄入和合理的膳食结构对保护儿童的视力有重要的作用；不良的饮食结构和饮食习惯是导致微量营养素缺乏，进而诱发青少年儿童近视的重要原因之一。所以说，不仅肥胖和营养不良可以“吃”出来，近视同样可以“吃”出来！

1. 膳食营养素

（1）矿物质：良好的视力离不开钙、硒、锌、铜等矿物质。

1）钙能消除眼球的紧张和疲劳，有助于预防近视。钙是神经肌肉兴奋和放松过程的主要调节剂，具有消除眼部肌肉紧张的作用。如果青少年长期缺钙，神经肌肉的兴奋性持续增高，眼外肌便有可能长时间处于紧张状态，对眼睛的压力增大，眼轴容易伸长，所以极容易形成近视眼。

2）硒对视觉器官的作用极为重要。视网膜细胞、虹膜和晶状体中均含有较为丰富的硒元素。硒是人体中抗氧化酶的重要组成成分，能防止自由基对视网膜造成的损害。研究表明，视力不良的青少年在采取补硒的方法治疗一年以后，有 85%可以实现视力的好转。

3）锌有助于改善和恢复近视青少年的视力，并维持眼部循环系统的正常代谢。眼内许多代谢酶都与锌有关。青少年一旦缺锌，会出现眼球房水减少、眼组织抗氧化能力降低等现象，严重时甚至会引起视网膜病变、视神经萎缩。研究表明，青少年近视患者的发锌和血清锌含量明显低于视力正常者。

4）铬能维持眼球晶状体渗透压的平衡。青少年如果铬的摄入不足，眼球晶状体的渗透压很可能难以平衡，晶状体就鼓出、变凸，致使眼球屈光度增加而发展成为近视眼。

5）铜也是眼睛组织的重要组分，人眼组织的虹膜睫状体中含有丰富的铜，其次为视网膜的色素上皮。青少年体内缺乏铜元素，会引起眼部肌肉的损害，也会导致视网膜色素变性而影响视力。研究发现，近视患者的血清铜明显下降，尿铜也明显低于正常人。

（2）维生素：叶黄素、维生素 A、维生素 B_1 等维生素对视力健康也起到重要作用。

1）叶黄素对视网膜的黄斑结构有重要保护作用。黄斑是人眼中非常重要的部位，相当于照相机的底片，底片变坏，不能感光，便无法清晰成像。黄斑变性，会导致青少年视力严重下降，直至视力丧失。

2）维生素 A 可防止角膜干燥和退化，消除眼球的视觉疲劳，预防视力减退，是电脑族的“护眼卫士”。用眼过度、长期伏案学习的青少年尤其应多吃动物肝脏、胡萝卜、蛋黄等维生素 A（原）含量丰富的食物。

3）维生素 B_1 对于视力健康的作用同样非常重要。维生素 B_1 不足，将阻碍在视觉神经传导方面发挥重要作用的乙酰胆碱的生成，从而引起视神经传导障碍，并且影响眼睛角膜、曲光调节肌的正常功能，导致视力减退。在粗加工的米面、杂粮、豆制品、动物内脏和瘦肉中，维生素 B_1 含量较多。

2. 饮食行为　视力健康与日常的饮食习惯息息相关。不良的饮食习惯对视力健康会产生极大的危害。

（1）吃甜食过多，增加近视发病率：不少青少年喜欢吃甜食，而甜食中的精制糖含量往往很高，对于视力健康具有负面作用。精制糖摄入量高，会使血糖浓度升高，引起眼球的房水渗透压降低，房水渗入晶状体内部，使其变凸，造成屈光性近视。同时，糖代谢需消耗大量与视神经功能密切相关的维生素 B_1，而维生素 B_1 一旦缺乏将阻碍乙酰胆碱生成，从而引起视神经传导障碍，影响眼睛角膜、曲光调节肌的正常功能，导致视力减退。此外，糖经过代谢可转变为酸，酸容易与钙结合，造成人体缺钙，缺钙使神经肌肉的兴奋性持续增高，眼外肌便长时间处于紧张状态，对眼球的压力增大，眼轴容易伸长，进而形成近视眼。此外，儿童爱吃的零食多是加工精细的食品，在制作过程中，已丢失了大量的微量元素，同样不利于对眼部健康的保护。

（2）吃得过精或者偏食、挑食，引发视力减退：随着生活条件的改善，青少年的饮食结构容易出现吃得过精或者偏食、挑食的情况，容易引发视力减退，因此，

“食不厌精”在某种意义上是错误的。加工越精细的食物，各类营养素（尤其是微量元素）的流失越严重。科学家发现，儿童近视患者体内，普遍缺乏铬、钙和维生素 B_1 等微量营养素。铬主要存在于粗粮、红糖、牛肉、酵母等食物中，加工过细的精米白面可丧失 80%的铬。青少年长期只吃精细食物，会造成机体缺铬。偏食、挑食等不良生活习惯会导致青少年营养摄入失衡，主要表现为各类与眼球健康密切相关的无机盐和维生素摄入不足。新鲜果蔬、动物性食品及水产品摄入过少，也会直接导致青少年各种维生素摄入不足。眼部细胞中视紫红质的合成需维生素 A 参与，如果缺乏维生素 A 则会引起角膜病变，从而降低角膜组织的透明性，损害视力。

（3）吃硬质食物过少，导致儿童近视增加：吃硬质食物能促使面部肌肉（尤其是实现眼球运动的肌肉）运动，从而有效地发挥肌肉组织调节眼睛兴奋和放松的作用。日本研究人员经过调查得出：常吃软食者较喜吃硬食者的视力多有不同程度的下降，所以咀嚼被誉为“另类的眼保健操”。

（三）日常行为因素

影响儿童近视发生的个体行为因素是多种多样的。现有研究普遍认可的与儿童近视发生相关的个体行为因素主要包括近距离用眼、户外活动以及睡眠时间等。

1. 近距离用眼 随着各类书籍、电子产品、课外教育辅导等教育资源的丰富，儿童用于看书、做作业、看电视、使用手机等电子设备的时间越来越长，这些行为都会使眼睛长期处于视近状态，导致视觉负担加重，眼睛调节紧张，是造成儿童视力不良的危险因素之一。

写作业是学生最主要的近距离用眼近视风险行为。数据显示，每天写作业的时间平均增加 1 h，青少年近视的风险就会增加 8%。因此，我们在现实中不难发现，青少年学生的学习强度和学习年限与近视的发生成正相关，随着年级的升高，学习强度的增加，每天做作业的时间越来越长（图 2-10-4），学生视力不良检出率也逐渐升高。

除了读写时间长度之外，不良的读写姿势，如躺着阅读、在光源不足环境下阅读等因素对近视的发生也有明显的影响，读写时眼睛距离书本不足 1 尺、脸趴在手臂上读书写字、在行驶的车上看书以及在昏暗的光线下看书等行为都会严重影响青少年的视力健康。

2. 户外活动 户外活动包括户外体育活动和其他户外活动，重点在于“户外”，在室内进行的体育活动严格来讲并不能被包括在内。适量的参与户外体育和其他活动，不仅有助于提高学生的整体身体素质，还可以使学生由于长期近距离用眼而变得紧张的睫状肌得到放松，降低近视风险。

为什么户外活动对近视的发生具有抑制作用？已有的科学研究为我们提供了以下几条理论依据：①户外环境光线充分，人的瞳孔缩小，提高了视网膜成像质量，

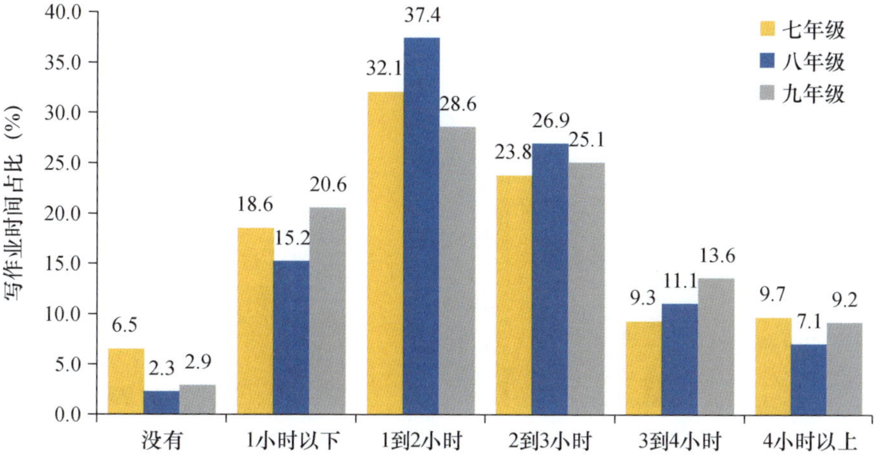

图 2-10-4　CEPS 调查初中生每天写作业的时间

［来源：中国教育追踪调查（CEPS）］

缓解了视觉疲劳；②户外环境中眼球调节需求较少，也不存在调节滞后，而调节滞后被认为和近视发生有较密切的关系；③户外环境下，物体通常离眼睛较远，在视网膜上形成更多的近视性离焦，近视性离焦被认为可抑制近视加重；④在户外较强的光照条件下，视网膜上的多巴胺等神经递质增加，多巴胺在动物实验环境中被发现具有抑制眼轴变长的重要作用。

国内外研究结果均显示，日常生活中户外体育活动的时间和频率的增加可以减少青少年视力不良的发生。每周体育课的天数、累计运动次数、户外活动的总时间对青少年视力不良率的影响有统计学意义，随着每周体育课数、每天课间操时间以及每天户外锻炼时间的增加，学生近视率逐渐下降。在控制其他因素的情况下，每天户外运动时间平均每增加 1 h，学生近视的风险就会降低 13%。但初中生户外活动时间偏少，CEPS 数据显示，仅 11.2%的八年级学生能保证每天 1 小时以上的户外活动时间（图 2-10-5）。

近距离用眼和户外活动时长的差异可以作为重要的中介机制解释我国儿童近视发生率的性别差异和城乡差异。一项针对 CEPS 数据的分析显示，我国初中男生的近视率为 59.99%，女生为 72.50%，而男生平均每天写作业的时间要比女学生少 0.43 h，平均每天户外体育运动的时间则比女生多 0.3 h；城市学生的近视率为 72.98%，农村学生为 61.60%，而城市学生平均每天写作业的时间要比农村学生多 0.79 h，平均每天户外体育运动的时间则比农村学生少 0.16 h。

3. 睡眠时间　睡眠时间的保证不仅有助于学生生长发育，对于其视力也具有保护作用。充足的睡眠能缓解视疲劳，且有助于恢复睫状肌的调节平衡能力。研究表明，随着睡眠时间的增加，学生视力不良率逐渐降低，每天睡眠时间达到 8 h 是学生视力的重要保护因素。美国“全国睡眠基金会”建议，青少年每天最佳睡眠时

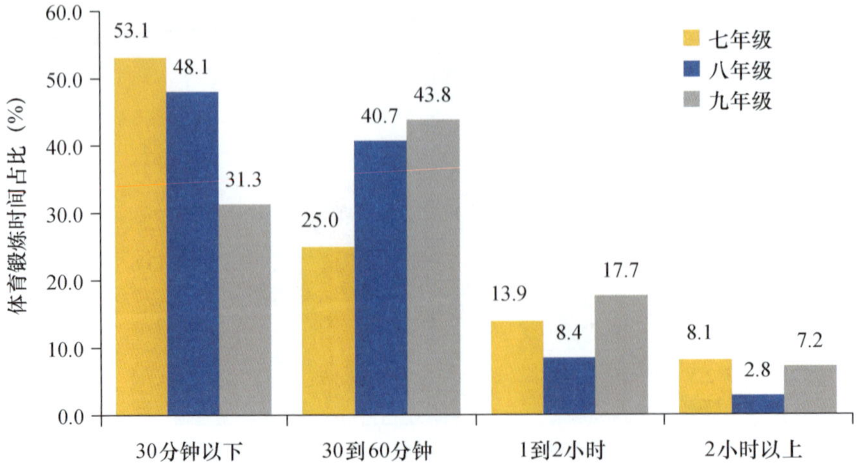

图 2-10-5 CEPS 调查初中生每天体育锻炼的时间

［来源：中国教育追踪调查（CEPS）］

间是 9 h 45 min，我国教育部规定小学生每天睡眠 10 h，初中生 9 h，高中生 8 h。

然而，我国中小学生普遍存在睡眠不足的问题。一项针对我国不同地区、不同年级青少年睡眠时间的调查显示，我国学生睡眠时间在 6 h 以下、6～7 h、7～8 h、8～9 h 以及 9 h 以上的比例依次为 8.8%、15.7%、19.9%、26.5%和 29.1%。每天能保证 8 h 以上睡眠的小学生比例为 77.5%，初中生为 50.7%，而高中生仅为 15.7%，远远小于教育部规定值（图 2-10-6）。

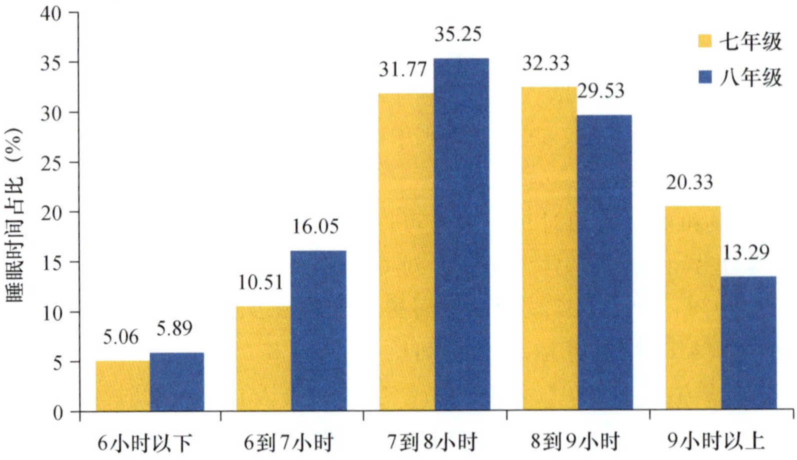

图 2-10-6 CEPS 调查初中生每天睡眠时间

［来源：中国教育追踪调查（CEPS）］

（四）学校环境因素

对学龄儿童来说，学期内大部分时间都是在学校度过。因此，学校环境对儿童视力健康发展极为关键。教室良好的采光照明、桌椅配置及合适的书本纸张颜色均是维护儿童视力健康，防控儿童近视的必要条件。

1. 照明环境 中小学生每天至少 6 h 在教室中学习，且这期间学生的用眼强度最高，因此合格的教室采光和照明环境对学生的视力健康不可或缺。持续较差的照明光源是儿童视力不良滋生的“温床”。光照强度低、光源照度均匀度低、频闪或存在眩光等，均会使被照物的对比度下降，因此，人眼的分辨能力降低，青少年长期在这样的环境下阅读极易产生视疲劳。

单侧采光的教室普遍存在采光照度低和照度变化过大的问题。靠近采光侧的座位照度较高，而另一侧的座位则照度较低。当学生的视线从亮度较高的区域转移到亮度较低的区域时，需调整一段时间来适应新的亮度水平，从而容易引起视疲劳。另外，在靠近采光侧读书写字时，由于光线太强，也会对学生视力产生损害。右侧单侧采光的教室尤其如此，因为按照学生通常右手书写的习惯，来自右侧的光线不可避免被手部遮挡形成阴影，这对学生的视力也会产生影响。

照度均匀度可反映光线分布质量，也是影响青少年视力的重要环境因素。室内光源的照度均匀度越高，青少年的视觉感受越舒服，明暗分区过于明显则会加重视疲劳。通过改造教室灯光来探讨照明条件对学生视力影响的研究发现，提高黑板面和课桌面的照度以及照度均匀度均能显著延缓学生视力水平的下降，灯光存在频闪或眩光等问题则是青少年视疲劳的“助推剂”。

要想孩子们拥有健康明亮的眼睛，学校必须为其提供光照强度适合、照度均匀度高并且光源稳定的教室视觉环境。按照我国《中小学校普通教室照明设计安装卫生要求》（GB/T 36876-2018）的规定，“教室桌面和黑板面的平均照度分别不低于 300 lx 和 500 lx；照度均匀度分别不低于 0.7 和 0.8，统一眩光值不高于 19”。然而，多项调查结果显示：我国中小学校教室的照明状况堪忧。中小学校教室的照度和照度均匀度均低于国家标准，尤其是黑板照度和照度均匀度，二者均合格的教室仅占 2%。因此，严格按照国家标准进行中小学校教室照明的设计安装是学校促进中小学生视力健康的必要举措。

2. 桌椅配置 课桌椅高度与学生身高是否匹配也是青少年近视的主要影响因素之一。若桌椅的高差过小，则会导致学生上身过度前倾，肌肉持续收缩后极易产生疲劳感，难以支撑头部而使之逐渐下垂，就会使学生视近距离逐渐缩短；若桌椅的高差过大，则会直接导致眼睛和书的距离过近，从而使青少年的睫状肌紧张程度加大，眼睛的调节能力下降，产生视疲劳。有研究按上海市教委文件标准对中小学校课桌椅进行科学配置，同时矫正学生读写姿势，结果发现，干预因素对轻度近视的学生的视力恢复有提高，并且近视学生的视力下降明显降低，说明合理的课桌椅配置有利于中小学生保持端正的读写姿势以及合适的视近距离，对延缓中小学生近视的进展有重要的作用。

日本有研究表明，合理的课桌椅高差应为中小学生坐高的1/3，即中小学生胸骨剑突下端应该大致与桌近缘高度相吻合。我国现行的课桌椅标准《学校课桌椅功能尺寸及技术要求》（GB/T 3976-2014）对不同尺寸的课桌椅适合的青少年身高范围进行了细分，并要求各地学校在预置课桌椅时，应根据当地中小学生学年中至末期的身高组成比例状况，来确定各种大小型号的课桌椅数量。然而，目前我国中小学校学生的身高与课桌椅高度不匹配的现象普遍存在。北京市在2017年进行的中小学生近视相关因素调查发现，42.84%的学生报告其课桌椅高度从未调整过。这些不符合要求的课桌椅会导致中小学生形成不端正的读写姿势，进而对青少年儿童近视的发生和发展起到“推波助澜”的作用。因此，为预防青少年儿童近视发生并延缓近视进展，中小学生课桌椅的合理配置及其读写姿势的干预工作亟待落实。

3. 纸张颜色 按照国家《学生用品的安全通用要求》，中小学生用的课本、作业簿册的亮度应不大于85%，也就是说不能太白。太白了会刺激并损伤中小学生的眼睛，容易产生视疲劳，从而影响中小学生的视力。纸张亮度主要与荧光增白剂含量有关。荧光增白剂含量较多会造成作业本亮度过高和纸张色泽不柔和，中小学生在长时间使用中会感到眼睛不适，特别是对视觉系统尚未发育成熟并且抵抗力相对较弱的小学生的影响更大。调查发现，58.2%的青少年儿童的作业本颜色偏黄，其次是偏白（占33.0%），但只有55.6%的家长知道部分作业本可能存在荧光增白剂超标的问题。

四、促进中国儿童视力健康

新中国成立以来，为解决儿童青少年视力不良的问题，我国政府颁布了一系列与视力相关的卫生健康政策，广大教育工作者以及全社会对于视力保护在认识上和行为上都有了显著的提升，视力健康卫生工作取得了历史性的成就。但是，随着近年来儿童学业竞争压力的增大、电子产品使用时间的增加，我国儿童的视力保健工作面临着新的挑战，同时也向我们提出了更高的要求。因此，从国家卫生健康政策和个人卫生行为习惯等不同方面齐抓共管，已成为提升我国青少年视力健康水平、促进青少年健康成长的当务之急。

（一）政策层面

经历了数十年的尝试与变迁，与儿童青少年视力健康相关的政策措施体系逐渐“由模糊走向明确、由片面走向全面、由难行走向可行”，政策执行主体涉及教育行政部门、卫生部门、大中小学校等。近年来，为贯彻落实习近平总书记关于学生近视问题的重要指示批示精神，切实加强新时代儿童青少年近视防控工作，各级有关部门加强组织领导，从优化系统设计、落实主体责任等多个方面齐抓共管，在综合防控青少年近视工作方面取得了一系列重要进展。

2016 年 10 月，为有效控制我国儿童青少年近视发病率，提高儿童青少年视力健康水平，国家卫生计生委、教育部、国家体育总局办公厅联合印发了《关于加强儿童青少年近视防控工作的指导意见》，提出了加强宣传教育、注重早期发现、营造良好环境、加强人才培养、建立综合防控机制等多个方面的工作原则。

2018 年 8 月，教育部、国家卫生健康委员会、国家体育总局、财政部、人力资源和社会保障部、国家市场监督管理总局、国家新闻出版署、国家广播电视总局等八部门联合印发了《综合防控儿童青少年近视实施方案》，提出到 2023 年，要力争实现全国儿童青少年总体近视率在 2018 年的基础上每年降低 0.5 个百分点以上，近视高发省份每年降低 1 个百分点以上的目标；到 2030 年，实现儿童青少年新发近视率明显下降、视力健康整体水平显著提升，6 岁儿童近视率控制在 3%左右，小学生近视率下降到 38%以下，初中生近视率下降到 60%以下，高中阶段学生近视率下降到 70%以下的目标。该《实施方案》同时也明确了家庭、学校、医疗卫生机构、学生、政府相关部门应采取的防控措施，对现阶段儿童青少年近视防控工作起到了指导作用。

2020 年 9 月，教育部印发《关于开展近视防控宣传教育月活动的通知》。《通知》明确今后每年将以春季学期的 3 月和秋季学期的 9 月作为近视防控宣传教育月，各学校需开展学生视力健康状况全面普查。同年，国家卫生健康委疾控局委托首都医科大学附属北京同仁医院编著了《儿童青少年防控近视系列手册》，从不同学龄阶段学生特点等情况出发，有针对性地将眼科专业知识转换成科普知识和技能加以传播，指导从事儿童青少年健康工作的人员做好近视防控，进一步推动全社会行动起来，共同呵护好孩子们的眼睛。

2021 年 5 月，教育部发布《儿童青少年近视防控光明行动工作方案（2021—2025 年）》。《方案》提出了八个专项行动，包括引导学生自觉爱眼护眼、减轻学生学业负担、强化户外活动和体育锻炼、科学规范使用电子产品、落实视力健康监测、改善学生视觉环境、提升专业指导和矫正质量、加强视力健康教育等。《方案》规定，学校教育应本着按需的原则合理使用电子产品，教学和布置作业不应过度依赖电子产品，使用电子产品开展教学时长原则上不超过教学总时长 30%，原则上采用纸质作业，着力保障学生每天校内、校外各 1 个小时体育活动时间，并引导家庭配合学校切实减轻孩子学业负担。

但是，综观国内青少年视力健康保护现状，视力健康的公共教育、政策落实、医疗资源分配以及行业监管等方面尚无法满足青少年视力健康保健的客观需求。2020 年以来，受突如其来的“新冠”肺炎疫情影响，学校普遍开展网络教学实践，中小学生线上学习时间明显增加，户外活动减少，对青少年视力健康工作提出了新的挑战，青少年视力健康政策需进一步刚性落实。

1. 制度规定落实不到位 首先，视力监测不够规范，视力监测执行的过程中不科学、不规范的问题仍难以避免。其次，减负规定施而不达。《综合防控儿童青少年近视实施方案》指出，要减轻学生学业负担，强化年级组和学科组对作业数量、时间和内容的统筹管理，初中作业时长不得超过 90 min，而 CEPS 数据显示，近 80%的学生每日作业时长超过 90 min，满足每日户外活动 60 min 的则不足三成，学生的减负工作仍有待加强。最后，教学设施合格率低。为促进儿童视力健康，《中小学校普通教室照明设计安装卫生要求》《学校课桌椅功能尺寸及技术要求》等文件对教室的设施条件进行了规定，但目前我国中小学校教室不论是照明设计还是课桌椅配置方面达标率均较低。

2. 医疗资源分布不均 从内容分布上看，眼科医疗基本以防盲治盲为重心，而屈光不正作为儿童最主要的视力问题，却并未得到与需求相匹配的医疗资源配置。从地域分布上看，我国眼科医疗资源的分布有着明显的区域不平等问题，大中型城市的大医院分布着 70%的眼科医生，而眼科患者却有 70%都分布在地级市以下的地区。

3. 视光行业监管不足 我国现阶段视光行业的产品监管和计量监管不足，镜片生产偷工减料的情况普遍，镜片质量参差不齐；广告监管力度较弱，虚假违法的近视防控产品广告层出不穷；镜片验配环节的医疗质量监管缺乏，眼镜制配场所的验配质量较差，严重者会对儿童的视力发育造成二次伤害。

针对我国儿童视力健康存在的问题，为全面加强儿童青少年的视力健康管理，进一步落实儿童近视综合防控工作，实现“到 2023 年，力争实现全国儿童青少年总体近视率在 2018 年的基础上每年降低 0.5 个百分点以上，近视高发省份每年降低 1 个百分点以上；到 2030 年，实现全国儿童青少年新发近视率明显下降，儿童青少年视力健康整体水平显著提升，6 岁儿童近视率控制在 3%左右，小学生近视率下降到 38%以下，初中生近视率下降到 60%以下，高中阶段学生近视率下降到 70%以下”的目标，建议从如下几点出发，推动进行我国儿童视力健康保护工作：

一要坚持“预防为主”的原则，为中小学生提供符合用眼卫生要求的学习环境。严格按照普通中小学校建设标准、中小学校设计规范等国家标准，落实教室、宿舍、图书馆（阅览室）等采光和照明要求，使用利于视力健康的照明设备、设施以及教材、考试试卷等用品，配备符合标准的可调节课桌椅等，每月调整学生座位，每学期调整学生课桌椅高度，严格组织全体学生每天上下午各做 1 次眼保健操，监督并纠正学生不良读写姿势，确保中小学生每天 1 h 以上体育活动，并配备专兼职保健教师或卫生专业技术人员辅导学生开展视力保健和近视预防活动。

二要建立全面覆盖城乡儿童青少年的视力健康数据库，开展近视防控大数据监测，做到早筛查、早预警、早干预，精准掌握中小学生和在园幼儿视力健康状况和视力变化情况，科学防控青少年近视。开发、利用省级近视防控信息系统，逐步落实 0～6 岁儿童视力健康电子档案建档工作，推动学龄儿童青少年视力健康电子档案建档率达到 100%，并随儿童青少年入学实时转移。将儿童眼疾治疗逐步纳入医疗保障范围，促进眼科医疗资源的公平分配。将儿童视力健康保健服务纳入公共卫生服务项目，并将贫困地区青少年的视力健康保健服务纳入重大公共卫生项目，按标准配备校医和必要的药械设备，每学期开展 2 次视力监测，合理提供儿童视力保健、眼光配镜及诊疗等服务，着力改善贫困地区青少年戴镜率低、视力保健服务利用率低的状况。

三要进一步加大视光行业的整顿力度，形成贯穿于视光产品生产、流通和销售全过程、全方位的监管。出台眼视光相关产品及服务认证采信推广政策措施，制定视光产品生产准入标准，公布获得眼视光相关产品认证、验光配镜服务认证的名单和目录。定期曝光和公布不合格的近视防治单位、企业目录和产品目录，供家长和学生选择近视防控产品和服务时参考。强化近视防控产品的广告监管，大力整治虚假违法广告，杜绝进校园发放近视防治广告、开展商业宣传等活动。重点关注学校周边的眼镜制配场所，加强眼镜制配场所检测仪器配备使用的指导和监管。

此外，要真正切实解决儿童青少年近视问题，最关键的是要减负、强体和规范电子产品使用，这不仅需要政府部门和学校发挥作用，更需要家长和青少年自身的共同努力。因此，加强儿童视力健康教育，提高公共参与度，仍然是预防青少年近视的核心环节。要充分利用网络、自媒体等多种宣传媒介，让视力健康知识真正走进家庭、校园和各种公共场所，建立系统性的视力健康教育综合干预模式，推动家庭、学校和社会全方位共同参与。

（二）行为指导层面

保护青少年视力健康，降低近视率，不仅需要国家层面的政策和行动，更需要学校教师、家长和青少年自身从日常生活出发，爱护眼睛、保护视力。

首先要在日常膳食中要讲究合理搭配，平衡饮食，纠正偏食、挑食的不良习惯，以充分发挥各种营养素的协同作用，增加“养眼”食物的摄入量。在饮食习惯上，要少吃或者不吃零食（尤其少吃甜食），多吃营养齐全的天然物质，用新鲜水果作为饭前饭后的零食是再好不过的选择；多食粗粮糙米，少食加工过于精细的食物，以最大限度地保留其中的微量营养素；多吃硬质食物，例如嚼食坚果、水果等，可以促进眼部肌肉运动，提高眼睛的自我调节能力；适当增加鱼肉奶蛋的摄入，例如虾皮、豆制品、牛奶等高钙且利用率高的食品，保证充足的蛋白质和钙的供应；适量增加瘦肉、牛肉、动物肝脏、海产品、粗粮糙米的摄入比例，多吃新鲜蔬菜、水果，满足机体对硒、锌、铬和铜等元素和维生素的需求量。

二要注意近距离用眼时间，适当增加间隔和休息。做作业、阅读、使用电子设备时要选择照明充足的环境和高度合适的桌椅，近距离用眼每 1 个小时要停下来向远处眺望 10～15 min。此外，要避免不良的读写姿势，如躺着阅读、在光源不足环境下阅读等，读写时眼睛距离书本要保持 1 尺以上的距离，避免脸趴在手臂上读书写字、在行驶的车上看书以及在昏暗的光线下看书等行为。

三要保持足够的户外活动时间。青山、绿水、绿色植物、新鲜空气是眼睛的守护神，养成每天进行户外运动的好习惯，尽量保证每天 1 h 以上的户外活动，不仅可以缓解眼部疲劳，而且可以活化细胞，是最理想的眼睛保养法。另外，不要忽视强光对眼睛的损害，外出郊游最好戴上起保护作用的遮阳帽和遮阳镜。

最后，保证充足的休息和睡眠时间、提高睡眠质量，对于视力保护和近视防治也是十分重要的。

（宋月萍　张宪）

参考文献

[1] Kang P. Optical and pharmacological strategies of myopia control. ClinExpOptom，2018，101（3）：321-332.

[2] 董彦会，刘慧彬，王政和，等. 中国 2005—2014 年 7～18 岁汉族儿童青少年近视现状和增长速度趋势分析. 中华流行病学杂志，2017，38（5）：583-587.

[3] 夏飞，吴良成. 儿童近视防控干预方法的研究进展. 国际眼科杂志，2016，16（7）：1298-1301.

[4] 王卫东，姚亚男，唐丽娜，等. 中国初中生近视患病情况及其影响因素. 中华疾病控制杂志，2019，23（9）：1057-1061+1106.

[5] Kleinstein RN，Jones LA，Hullett S，et al. Refractive error and ethnicity in children. Arch Ophthalmol，2013，121（8）：1141-1147.

[6] 杨漾，洪茯园，彭宁宁，等. 上海市 7～22 岁学生视力状况及影响因素分析. 中国学校卫生，2012，33（5）：590-592.

[7] 奉琪，罗家有，曾嵘，等. 中小学生视力不良与环境因素关系分析. 中国学校卫生，2014，35（8）：1127-1130.

[8] 周翔天. 近视研究新热点：户外活动、光照和多巴胺. 中华眼视光学与视觉科学杂志，2015，17（6）：323-325.

[9] 刘建琼，杜玉开，杨莉华，等. 武汉市中小学生视力状况分析. 中国学校卫生，2011，32（1）：73-74.

[10] Rose KA，Morgan IG，Smith W，et al. Myopia，lifestyle，andschooling in students of Chinese ethnicity in Singapore and Sydney. Arch Ophthalmol，208，126（4）：527-530.

[11] 刘长俊，王静，郭怀兰，等. 中学生视力低下状况及其影响因素调查. 现代预防医学，2010，37（16）：3047-3048.

[12] 章建成，张绍礼，罗炯，等. 中国青少年课外体育锻炼现状及影响因素研究报告. 体育科学，2012，32（11）：3-18.

[13] 陈玉胜，杨丽华. 教室照明质量对学生视力影响研究. 医疗保健器具，2007，8（1）：46-47.

[14] 张娴，朱旭，郭晓静，等. 影响青少年近视的因素分析. 国际眼科杂志，2014，14（1）：140-142.

[15] 沈英琪，许建兴，线亚威，等. 学校教室照明情况调研分析. 教育与装备研究，2018，34（6）：7-15.

[16] 周艳. 课桌椅配置在延缓学生近视进展中的作用. 健康教育与健康促进，2013，8（1）：50-52.

[17] 刘健，王毓珣. 新中国成立70年以来国家的视力政策走向——基于高频词汇的分析. 教育导刊，2019，8（1）：33-37.

第三篇　政策建议篇

一、挑战

儿童营养失衡不仅会在短期内损害儿童生长发育及健康状况，在长期还会影响其成年后的健康及发展状况，影响其工作能力和人力资本积累，并延续到下一代形成贫困的代际传递。目前，世界各国纷纷开展儿童营养与发展干预项目，有效改善了儿童营养状况、促进儿童健康成长。然而，由于干预项目的形式、内容和力度均不同，使得各改善项目的成本、效果有较大差异。

对儿童的营养投资被认为是最具成本效益的行动和策略之一。世界银行前行长金庸提出，解决儿童营养不良问题是一项高回报的项目。投资于营养行动将有助于各国朝实现全民健康覆盖和可持续发展目标迈进，还可促进经济增长。捐助方在基本营养规划上每花费1美元，就可使当地经济得到16美元回报。发达国家和发展中国家的研究也表明，为处境不利的儿童提供高质量的早期发展项目年回报率达7%～16%。

附表1展示了我国部分主要儿童营养与发展干预项目的项目时间、负责单位、干预内容以及投入和效果。这些干预项目和措施的实施反映出儿童这一群体的营养和发展状况在政策的更新迭代中获得了越来越多的特殊关注和资源倾斜。然而，通过分析这些项目的实施过程、实施目标和实施效果等方面，可以看出，新时期我国儿童营养与发展治理和投资仍面临一系列挑战。本部分将在介绍部分重要挑战的基础上，通过借鉴国际经验，提出提升我国儿童营养与发展治理水平和投资决策质量的六点政策建议。

自《中国儿童发展纲要（2011—2020年）》实施以来，我国儿童营养和发展状况得到了显著改善。国家统计局发布的2018年《中国儿童发展纲要（2011—2020年）》统计监测报告显示，《纲要》实施总体进展顺利，包括全国婴儿死亡率、5岁以下儿童死亡率、儿童低出生体重发生率、5岁以下儿童贫血患病率、生长迟缓率及低体重率、净入学率等多数指标已提前实现目标。然而，为实现更长期的可持续发展目标，我们必须看到，进一步推动我国儿童营养与发展仍面临如下一系列挑战。

（一）干预目标单一

无论是历年的中国食物与营养发展纲要还是中国儿童发展纲要，以及其他以维护和保障国民营养为目的的各项国家政策，都将儿童营养和发展提升至极高的战略地位。但目前针对儿童的营养干预目标仍较为单一。

从干预的内容上看，营养干预项目大多围绕降低儿童营养性疾病的发病率等一系列终端指标，例如控制或减少儿童低体重、生长迟缓和贫血的发病率，缺乏对中间指标的评估和实现路径的监测。疏于中间环节的政策制定和措施落实使得儿童营养干预目标存在单一和孤立的问题，并且同其他的发展目标缺乏联系。

从干预对象来看，近年来各项营养干预项目围绕某些营养弱势儿童锚定了相应的改善目标，但弱势儿童群体亟待顶层设计覆盖和更多资源倾斜。例如，目前我国的营养改善行动虽然普及到了留守和流动儿童，但仍缺少为其量身定做的计划和政策；3至5岁儿童的营养改善项目正在零星开展，但相对其他年龄段而言仍缺乏普惠性；虽然早在2011年我国就启动了农村义务教育学生营养改善计划（即学生营养餐计划），将农村学生的营养状况置于重要地位，但目前城市学生日益严峻的超重和肥胖现象同样值得更多关注。

（二）缺乏多部门沟通协调机制

中国儿童营养与发展的顶层设计由国务院妇女儿童工作委员会协调拟定。该委员会是国务院负责妇女儿童工作的议事协调机构，牵头制定中国儿童发展纲要，负责协调和推动政府有关部门执行儿童的各项法律法规和政策措施。目前共有35个部委和人民团体列席委员会。多部门协同议事和行动的模式虽然取得了一定的成效，但在具体的儿童发展治理环节仍面临挑战和困难。

在儿童营养与发展治理的顶层设计环节，诸如卫生（如提供安全饮用水和卫生设施）、农业（如生产营养的食物）、财政（如提供资金支持）和教育（如开展学校营养教育）等多部门之间形成明确分工和紧密合作的议事和行动模式至关重要。以卫生和农业部门为例，两者在建立营养的协同机制时，仍未完全突破原有的权责配置。两个部门在营养政策和干预措施的拟定上有所交叉和重叠，为建立更有效的协同机制仍需要进行深度的职责分工。

- ✓ 1993年国家食物与营养咨询委员会成立后，经国务院批准挂靠农业部，承担起中国食物与营养发展纲要制定和实施的议事咨询责任。该委员召集来自农业、粮食、营养、卫生、经济和贸易等不同领域的31名专家，共同协调制定国家食物和营养政策。
- ✓ 国家卫生健康委员负责牵头落实卫生健康工作的方针政策和决策部署，同时委托众多公益社会团体对国家营养和健康发展提供专业建议和研究支持。

在儿童营养与发展治理的措施落实环节，中央决策部署与基层具体做法协调度不足。一是由于中国幅员辽阔，各个地方的儿童营养和发展状况之间存在较大差异，具体做法兼有地方特色，因此中央和基层的营养部门缺乏合理的纵向协调机制；二是儿童营养指标的强制力不够，缺乏对于基层的激励措施，尤其是由于没有纳入绩效考核项目，基层单位会出于对绩效的考量而不配合实施；三是由于基层卫生人才匮乏，人员结构不合理，分布不平衡，队伍不稳定，导致营养措施的实施没有连续性，营养健康技术的发展滞后，最终导致政策执行不力。

儿童营养与发展治理体系还存在缺少第三方监督和评估的问题。这导致儿童的营养与发展治理政策制定和措施落实无法建立完备系统的标准化评估体系，过程管理困难。监管不力不仅会影响政策执行的力度，甚至会催生损害儿童营养与发展的恶性事件。例如生产企业不遵守社会道德，提供质量低劣的营养干预食品，导致儿童权益受损。并且由于缺少政策实施前后儿童营养与发展指标的监控数据，因而无法采用量化的方法进行科学的成本有效性分析，进而使政策的制定和执行缺少反馈，使得下一轮政策的制定和完善缺乏必要的事实依据，具有一定的局限性。

(三) 预算制度缺失，投资不足

尽管我国已开展了一些儿童营养和发展改善项目，但与改善全国儿童营养状况的需求相比仍有差距。

一方面未建立起儿童营养与发展预算制度。2003 年，联合国粮食及农业组织总结了孟加拉、肯尼亚、菲律宾等国家的儿童营养干预措施实施情况，发现在资金筹集方面，政府的政治承诺务必伴随明确的财政预算支持，否则承诺就会落空。建立儿童营养发展具体目标，并配以预算制度，适度的有针对性的预算投资可以促进关键营养计划的实施效果，并弥补营养计划覆盖范围的一些缺口。

另一方面，营养与发展投资不足。例如，在“农村义务教育学生营养改善计划”中，学生膳食补助标准从最初的每生每天 3 元上升到 4 元，国家试点由中央根据学生数拨付专项补助资金，补助经费只能用于支付食材，即保障学生吃到嘴里的不少于 4 元，水电、职工工资等由地方自筹。中国教育科学研究院教育督导评估所于 2016 年年底对学生营养改善计划试点工作的投入效果和运行机制进行了调查和分析，发现经费保障机制的短板主要体现在学校食堂运转经费缺乏稳定的长效机制，营养改善计划配套支持性经费相对短缺。除国家投入之外，国家试点县中有省级、地市级和县本级财政额外投入的样本县比例分别为 11.34%、5.15% 和 21.65%。

因此，想要彻底改善儿童营养状况，政府还需逐步加大对儿童营养改善工作的资金支持，逐步建立起儿童营养专项基金，加大对儿童营养改善工作的直接投入。同时，对营养问题的投入特别要重点支持偏远农村地区。

(四) 数据缺口大，干预人群和地区瞄准不准确

充足、准确的数据是计划、设计、评估儿童营养以及发展的相关政策和干预措施的重要前提和基础，也是制定基于数据的循证决策的重要依据。多年来，为全面掌握儿童营养状况及其变化趋势，卫生部不断完善儿童营养监测系统，强化儿童营

养监测工作。尽管已取得了较大进展，但儿童营养和发展相关数据的公布和使用仍然面临一些困难和挑战，存在较大数据缺口和干预人群、地区瞄准不准确现象，具体体现在以下几个方面：

第一，国家层面的平均数据不能完全满足精准识别的要求，缺乏按照特征分类的数据会掩盖不同特征水平的负担和进展。对我国而言，分地区、分社会经济、分人口特征的儿童营养和发展数据仍然存在较大缺口。按照家庭收入、受教育程度、城乡、户口、性别等社会经济因素的分类数据有助于精确瞄准施策对象。重点关注特殊儿童人群（包括边缘化和脆弱儿童群体），并对其营养和发展状况进行追踪。多个城市的流动人口儿童健康状况调查结果显示：流动儿童贫血患病率明显高于城市儿童，体格发育状况也明显落后。此外，研究表明儿童营养状况在城乡间差异显著。因此，在数据库建设上，我们要重点关注流动儿童、留守儿童和农村贫困地区儿童，掌握这些脆弱儿童群体的发展状况和趋势。

第二，儿童营养与发展的空间分类数据缺乏。除城乡差异，儿童营养和发展状况在空间上也存在巨大差异，主要体现在中东西地区间差异。分析空间差异有助于进一步识别影响儿童营养和发展表现差异的潜在因素，包括城乡基础设施的差异，自然资源可获得性差异和社会保障制度的差异等，为下一步精准施策提供数据支撑。

第三，急需弥补膳食结构和膳食质量数据缺口。低质量的膳食结构是造成全球疾病负担的最重要因素之一。儿童微量营养素摄入不足、超重和肥胖持续上升，都与不健康的饮食习惯密切相关。不良的膳食结构不仅和营养失衡紧密相关，同时也是影响环境可持续性的重要因素之一。膳食质量信息包括以下几个组成部分：微量和宏量营养元素的充足度、饮食多样性、食物安全度、食源性非传染性疾病的健康保护。然而，我国并没有统一系统监测个体饮食状况，在不了解我国儿童饮食结构现状和模式的情况下，无法采取有效政策行动改善这一问题。此外，目前我国尚未在全国范围内收集代表饮食质量和饮食多样性的指标数据，这种全国范围内可比数据的缺失增加了精确定位和瞄准营养脆弱人群的难度。

- ✓ 中国居民营养与健康状况监测是国家卫生健康委的重要常规监测工作之一，目前已开展了 4 次。从 2010 年起，将 10 年一次的调查调整为每 5 年一个周期的监测，儿童是重点目标人群。
- ✓ 监测指标包括儿童膳食摄入状况、生长发育水平、儿童营养不良状况、微量营养素缺乏状况、儿童健康水平，为评价《中国儿童发展纲要（2011—2020 年）》中儿童营养相关指标完成情况提供了依据。

（五）目标进展监测有待完善

我国自1959年开展了全国营养调查，儿童是重点调查人群。此外，还开展了一些专门针对儿童的营养和健康调查与监测，包括全国学生体质与健康调研、全国儿童营养与健康监测等。2011年，国务院颁布了《中国儿童发展纲要（2011—2020年）》，并规定要对纲要实施情况进行年度监测、中期评估和终期评估。目的是及时收集、整理、分析反映儿童发展状况的相关数据和信息，动态反映纲要目标进展情况，并在此基础上，评判纲要策略措施和纲要实施工作的效率、效果、效益，预测儿童发展趋势。

尽管取得了显著进展，我国的儿童与发展监测仍有待完善。首先从监测目标来看，在儿童发展方面，政府报告通常只涉及几项指标，诸如婴儿死亡率、身体健康、学校注册人数，缺少了包括自尊、幸福感等在内的社会-情感福祉和其他测量主观幸福感的指标。从数据上来看，数据的缺乏使监测更加困难，也难以实现有效的政府问责机制。我国的监测中还面临着一些知识缺口，让我们难以理解某个指标取得进展或停滞不前的原因，以及肥胖和非传染性疾病的潜在推动因素。我们也需要更全面的地方政府数据，以更好地了解我国儿童营养的负担在何处以及这些地区营养不良的直接原因和根本原因，以便更有针对性地制订计划和干预措施。

在问责机制方面，改善儿童营养需要各个部门联合行动，例如，农业部门（食物生产）、卫生健康部门（母乳喂养和育儿实践、安全饮用水和卫生设施等）、教育部门（确保校内的营养环境）、财政部门（确保分配于实施农业、粮食和营养政策的预算）、贸易部门（增加健康食物的供应来源）等。这种“多部门”性质为落实责任带来了挑战。我国目前农业与营养部门的职能整合未突破原有的权责配置基础，新的协同体系中各方的职责不分明，缺乏考核与监督。纵向治理仍为薄弱环节，营养健康领域基层队伍力量薄弱，未将营养治理作为地方干部政绩考核的一部分，不能引起地方政府对食物营养的重视。虽然从国家层面上建立了营养目标，但向下级部门延伸不足，因此很难实现目标。由于政府对官员实行绩效考核制度，导致没有纳入绩效考核的项目，执行单位可能不配合实施。因此，必须提高地方政府对儿童营养改善的重视程度，明确国家层面每项营养战略所要达到的目标、具体采用的措施、主要责任部门和效果评价指标，并纳入地方政府绩效考核。儿童营养状况也应作为评价区域经济社会发展的重要指标，纳入国家统计公报，定期向社会公布。

（六）干预项目成本有效性分析不足

在资源有限的前提下，儿童营养和发展干预措施不仅要有效，而且必须具有成本效益。对干预项目进行经济评价，可以帮助决策者在众多问题中确定优先事项。

成本有效性分析是一种经济分析方法，旨在确定以最低成本产生预期结果的干预措施。成本有效性分析需要两个组成部分：干预的总成本和干预影响的估计，如挽救的生命数量。分析包括比较具有相同结果的替代干预措施的成本效益比。每项效益成本最低的干预措施被认为是替代方案中最具成本效益的干预措施。

目前，澳大利亚、美国、英国在营养干预措施的经济分析中占主导地位，而在中国关于营养干预措施的成本有效性的信息较少。Cobiac 等通过对各国的 205 项营养干预措施进行评估表明，大多数营养干预措施都是节约成本（17%）或具有成本效益的（低于人均国内生产总值的 1 倍，55%；人均 GDP 的 1 倍到 3 倍，8%）。因此，通常认为对营养的投资是有价值的。然而，效果不佳的干预措施不太可能得到评估，而且代价高昂的干预措施可能无法推向市场。因此，在进行营养干预项目选择时可能会由于没有参考依据而出现偏差。此外，按人均国内生产总值确定的成本效益阈值虽然有助于在不同国家进行分类，但并不能准确反映干预措施真正的机会成本。

除了上述营养干预外，我国也缺少儿童身体素质干预成本有效性方面的研究。造成全球疾病负担的主要因素之一是缺乏充分的身体活动。然而，国内针对不同儿童的身体素质干预措施，多数仅以其干预效果作为评价标准。对于身体活动干预政策的制定和实施，仅仅参考干预效果而不考虑其成本有效性，其大范围推广的可行性则无从谈起。这也造成在制定和实施某些改善措施时无法参考其成本有效性分析，因而无法为儿童发展改善政策的制定和实施提供决策依据。

二、国际经验

从第一部分的分析中可以看出，我国儿童营养与发展机遇与挑战并存。同时，各国在改善儿童营养失衡和促进儿童发展进程中也进行了诸多有益的探索和实践，因此以下将重点梳理国际经验，以期为进一步提升我国儿童营养与发展治理和决策提供一定的指导和借鉴。

（一）将营养与发展融入主流发展目标

1. 社会保障 不断发展成熟的社会保障经验佐证了针对儿童发展的政策和计划如果能够合理地加入对儿童营养的考量，将极大提高项目的收益、丰富项目的成果。以保障和改善儿童这一脆弱群体的食物安全与营养为重要目标，政府连同国际机构和社会团体开展了各种形式的社会保障项目，如有条件的现金转移支付、食物援助、母婴营养项目和营养改善计划等，显著改善了儿童的营养和发展状况。融入营养 BCC 干预行为的现金转移模式不仅提高了监护人的儿童营养知识水平，更增加了儿童饮食中动物性食品的比例，最终改善了儿童的营养和生长发育状况。

✓ 研究人员曾在孟加拉国进行一项现金转移支付模式（The transfer modality research initiative）的社会保障实验，被调查者随机分入 1 个控制组和 4 个干预组，后者接受的干预措施分别是现金转移、食物配给、现金转移和食物配给结合或现金转移和营养行为改变交流（behavior change communication，BCC）结合。

✓ 结果显示，接受营养 BCC 干预的监护人的儿童营养问答得分比其他组别高 36%，且当干预实验结束时，该组的营养知识水平优势依旧保持，没有出现回落的情况（Hoddinott et al，2018）。

营养干预项目在达到营养目标的过程中，也能实现对社会的正向外部效应，推动社会保障事业的发展。最新的实践经验显示，在以改善在校儿童营养状况的营养餐项目中，农产品的需求增加使得小农可以通过提供营养食品的方式参与进来，人力资源的需求为社区居民提供了更多的就业岗位，从而使得营养餐项目可以实现小农的增收和社区的良性发展。世界粮食计划署（World Food Program，WFP）2018 年于我国湘西自治州开展为期两年的学龄前儿童营养改善项目。项目不仅以幼儿园为中心为儿童提供营养餐，并且提前与周围贫困农户签订定向农产品采购合同，委托农户提供营养餐原材料，以期达成儿童营养状况提升和小农增产增收的双重目标。

近年来，Home-Grown School Feeding（HGSF）模式受到了广泛关注，这种新型的营养餐模式尝试将当地的农业生产和营养餐项目联结起来。孩子们能够吃到更加本土化的营养餐食，小农也能因项目的帮助，提高农产品产量和进入市场的能力。

印度曾经进行过一项为在校学生提供 HarvestPlus 研发的富铁珍珠小米的营养干预行动。初期这些在校学生的缺铁率高达 41%，但在行动实施后，食用富铁珍珠小米的学生的血清铁含量和体总铁含量都显著上升，基期缺铁学生的营养状况得到了显著的改善。

2. 营养导向型农业 尽管近年来经济的发展和社会的进步使得我国粮食安全状况不断改善，但农业生产、消费和营养之间的联系并不紧密，使得我国的农业系统仍然面临着诸多营养方面的挑战。发展营养导向型农业不仅事关我国营养健康事业的发展，更是在一定程度上决定着中国能否顺利转变发展方式、能否成功跨越

“中等收入陷阱”。国际成功经验显示，“农业生产–食物消费–营养健康”的有机结合和衔接将给儿童营养与发展带来显著的正向溢出效应。

营养融入农业推广项目有助于提高儿童的饮食质量和营养水平。农民田间学校（farmer field schools，FFSs）是以农民为对象，以田间为课堂的农业推广方法，最初的目的是推广有害生物综合治理技术，引导农民减少化学杀虫剂的滥用，经历多年发展，农民田间学校的推广内容和目的从单一到多元，受益人群也逐渐延伸。在刚果，于2011至2016年开展的旨在改善家庭粮食安全状况和缓解儿童营养不良的Jenga Jamaa Ⅱ项目中，为受益家庭提供了两周一次的农民田间学校教育，结果显示，在接受农民田间学校干预方式的家庭中，子女的进食频率以及食物摄入种类都明显高于控制组，这些子女低体重的患病率也大大降低。

营养驱动的前沿技术研发将造福儿童营养与发展。食物强化是目前缓解和预防发展中国家营养不良、微量营养素缺乏的有效方法。近年来，通过植物育种、转基因技术和农艺实践等手段提高农作物中目标维生素和矿物质含量的农业技术不断发展，为以食物强化为路径改善儿童营养与发展状况的行动提供了技术支持。

（二）基于地理空间数据的营养与发展投资对象瞄准

“精准公共卫生”（precision public health）是近年来国际上出现的新名词。它主要指在全球健康领域加大对数据使用的投资，用数据指导干预，以此来更高效地受益大众并增加结果的平等性。绘图是揭示公共健康挑战和建议解决方案的重要工具。当更加高频率和更小空间尺度的数据可获得性上升时，儿童健康和福利会从中受益。

《自然》期刊在2018年3月1日发表了Osgood-Zimmerman等（2018）运用地理空间技术的最新进展进行空间绘图的研究成果，绘制出非洲国家儿童健康的高清地图数据。这项研究的目的是帮助政策制定者和大众注意到那些最需要得到支持的脆弱地区，同时为决策干预项目在哪些地区可能取得最好的干预效果提供科学指导。

该成果研究了51个非洲国家2000年到2015年儿童发育失败的空间不平等。作者把非洲大陆地图按照5 km×5 km的像素分割，并展示了用发育迟缓、低体重和消瘦指标来衡量的儿童发育失败在这15年间的变化趋势。该研究采用先进的贝叶斯地理统计工具，运用地理标准化的儿童体格测量数据以及空间和时间维度上的网格协变量，应用集成建模框架，在此基础上生成5 km×5 km像素的5岁以下儿童生长迟缓、低体重和消瘦的栅格化估计。此外，作者应用模型评估了各地区实现2025年全球营养目标的可能性，并指出进展严重落后的地区。

研究结表明，2000—2015年51个非洲国家中，所有非洲国家5岁以下儿童的生长迟缓、低体重和消瘦发生率均有所下降，但是地区间在水平和发展趋势上均呈现出巨大的差异性。如果保持目前的进展速度，那么非洲许多国家将无法完成世界卫生组织2025全球目标中的改善母亲和婴幼儿营养状况的目标。此外，如果保持目前进展速度，大多数国家也将无法完成在2030年前消除一切形式的营养不良这一联合国可持续发展目标。

可比的、高分辨率估计政策制定者设计和精准实施干预项目、最终实现联合国可持续发展目标提供了坚实的数据支撑。这些结果可以用来直接识别哪些地区与目标存在差距，并用来改善国家或地区层面的投资战略问责。对于识别出的那些具有较低儿童营养和发展表现的地区和社区，本土化的信息能够帮助理清其驱动因素，并进一步帮助制定有效的投资和干预措施。

（三）营养目标进展监测：非洲领导人疟疾联盟计分卡

在过去的十年中，全球营养界越来越多地将政治承诺视为改善营养与健康状况的重要组成部分。因此，出现了一系列用于评估政治承诺水平和监测营养目标进展的计分卡工具。这些工具旨在落实政府、援助国、民间社会和私营部门组织对解决饥饿和改善营养行动的责任。国际组织和基金会也在使用这些工具来决定资金和方案行动。这些工具包括WHO的营养态势分析、非盈利组织Action Aid的消除饥饿计分卡、饥饿和营养承诺指数、政治承诺快速评估工具。

计分卡工具越来越多地被应用于改善非洲地区的营养状况。疟疾是造成撒哈拉以南非洲儿童发病和死亡的主要原因，营养不良儿童很容易感染疟疾，而本身已经感染疟疾的儿童则因营养不良和疟疾的双重挑战而变得极度脆弱。2011年，49个非洲国家成立了非洲领导人疟疾联盟（ALMA），通过问责制和行动记分卡，成员国可以追踪防治疟疾的政策以及针对孕产妇、新生儿和儿童健康的干预措施的进展（ALMA，2015）。ALMA计分卡有效地建立了进度跟踪和行动机制，提高了国家行动的透明度。ALMA计分卡每季度制作一次，在建立之初主要跟踪与控制疟疾相关的指标。自2011年启动计分卡以来，各国为了响应其在记分卡上的表现采取了一系列行动，包括加快政策变化、快速跟踪采购和在国内交付抗疟疾药物、驱虫蚊帐和其他必要的抗疟商品、提前招标、填补基本抗疟商品的资源缺口、增加资金、扩大干预范围等，在计分卡中的所有14个疟疾指标上均取得了重大进展（ALMA，2018）。当鼓励各国禁止基于青蒿素的口服单一疗法（以防止耐药性发展）时，采取该政策的国家数目增加了25%以上。记分卡还刺激了社区参与政策的增长，在两年内，未采用社区参与政策的国家所占的百分比从50%下降到20%。当记分卡上突出显示了尼日利亚的资金缺口时，该国就增加了1800万美元的国内资金承诺用于控制疟疾，资金的增加导致了计分卡指标的显著改善。在ALMA计分卡的基础上，非洲联盟和非洲开发银行在2019年2月发布了营养责任制记分卡，它采用了12个指标，以比较非洲国家实现其营养目标的状况。营养责任制记分卡包括营养状况、干预范围、政策法律和社会经济4个维度：具体指标为5岁以下儿童生长迟缓率、5岁以下儿童低体重率、5岁以下儿童肥胖发生率、育龄妇女贫血率、0～6月龄婴儿纯母乳喂养率、5岁以下儿童贫血率、6～59个月儿童维生素A

补充剂覆盖率、可获得洁净饮用水的人口比例、可获得卫生设施的人口比例、生物强化食品立法、母乳代用品立法和人均收入。该计分卡可以帮助非洲决策者应对儿童营养在上述方面的挑战并监测营养目标的进展。它还强调了非洲国家已经取得实质性进展的地区的案例，如已有7个非洲国家将儿童生长迟缓率降低到19%以下，低于21.9%的全球平均水平；马拉维将5岁以下儿童维生素A缺乏症的患病率从2003年的59%降低到了2016年的4%。该计分卡也显示了一些急需关注的领域：它呼吁非洲各国政府增加对营养的投资，强调了低质量的数据阻碍了有效的响应、学习、评估和问责，需要更高质量的数据来指导复杂的干预措施。

计分卡工具通常应用于国家或地区一级。Scaling Up Nutrition（SUN）研发了一种标准方法，通过给定假设、仔细调查、识别项目及分析研究，可以获取多部门的营养投资支出。最近几年，政府，捐助者和其他利益相关方才开始在地方一级推出计分卡，以衡量地方政府营养发展指标或地方医院、学校和其他基本服务设施的绩效。为支持政府对儿童营养的问责制，坦桑尼亚食品营养中心开发了地方营养计分卡来跟踪地方一级对营养的政治承诺和营养干预措施的进展。计分卡上的信息将按地区每月汇总，并报告给国家一级，来帮助识别出地区间的差距和瓶颈。由于我国地区经济发展不均衡，儿童营养状况存在地区差异性，因此，更要区别对待，因地制宜地开展监测和干预。特别是对于一些贫困地区，儿童营养不良问题仍较严重，而在城市和经济转型的地区，肥胖和营养过剩相关慢性疾病已成为儿童面临的主要营养问题。因此，地方一级的计分卡工具可以为我国儿童营养和发展监测提供借鉴。

2015年《全球营养报告》强调了ALMA计分卡的成功经验：

1. 计分卡的开发和管理必须是国家所有并由国家主导。各国主动启动并推进这一过程对计分卡的有效性至关重要。

2. 应该确保所有利益相关者了解记分卡是通过跟踪进度、奖励进步、识别瓶颈以及设计和实施政策来对进度欠佳的领域提高效果的管理工具。

3. 问责工具只有建立在现有流程的基础上才会使其更加有效。例如，计分卡的汇报和评估应在现有（而不是新的）管理会议上开展。

4. 在重视收集成果数据的同时，应认识到追踪责任和行动也至关重要，应该花费至少相同的时间和资金收集这些数据。

（四）税收政策和食品标签减轻肥胖的社会和经济负担

随着生活水平的提高，儿童营养过剩、营养不均衡和儿童肥胖现象日益凸显。肥胖具有负外部性，会导致包括2型糖尿病、心脏病等在内的各种健康问题，造成生产损失并增加医疗负担，给全社会带来巨大的健康成本。造成肥胖的因素是多样的，其中热量摄入的增加已被确认为肥胖的罪魁祸首。

20世纪80年代末期，与食品消费相关的慢性疾病在发达国家蔓延，尤其是能量过量摄入导致的肥胖非常普遍，这引起了国际组织和相关发达国家的重视并促使各国政府开始制定食品营养标签公共政策。营养标签作为政府的政策工具，一方面可以规范、监督、引导食品行业以促进食品行业的创新及可持续发展，另一方面可帮助宣传、普及营养知识，帮助消费者获取食品营养信息并做出营养、健康的膳食选择。

国际上近几年出现了很多种在食品包装正面标识营养信息的包装标签工具，如英国的红绿灯标签、澳大利亚的星号评级标签（基于营养评分标准标明食品的整体健康性，随着星号的增加，食品的健康性增加，五颗星表示食品最健康）和美国的“明智选择”标签等。

包装正面标签中最具有代表性之一的是英国食品标准局提出的“红绿灯标签体系”——在标识每份食品的脂肪、饱和脂肪、糖和钠含量等的同时，还用类似于交通灯的3种颜色（红色、琥珀色、绿色）对其含量进行提示，其中红色、琥珀色、绿色分别代表高、中、低营养素含量。

除了食品标签工具，一些国家利用税收政策调节消费者食品选择行为。利用税收来调节行为的想法可以追溯到经济学家庇古，他提出了利用税收手段来解决经济行为的负外部性。为了遏制与饮食有关的健康问题的上升，利用经济工具（如税收）来引导消费者健康饮食在世界范围内广受欢迎，税收政策已成为多国政府干预消费者饮食行为所采用的经济政策工具之一。

一些国家和城市对含糖饮料和（或）糖果征税：丹麦、芬兰和挪威等北欧国家从上世纪二三十年代就开始对糖果、冰淇淋和软饮料征税；一些欧洲国家如法国等在最近十年中推出了新的食品和饮料税收方案；墨西哥于2013年9月通过了一项针对含糖饮料的消费税，并同时针对几种能量密集型食品征收销售税；美国没有联邦或州一级的软饮料税，但是一些城市已经通过了自己的税收，如加州伯克利苏打税（soda tax）从2015年1月开始生效；斐济、法属波利尼西亚、瑙鲁和萨摩亚4个太平洋岛国同样实施了各自的软饮料税收方案。

消费者对于食品价格变化的敏感程度决定了税收在多大程度上可以影响消费者的需求。有研究回顾了160项关于主要食品类别需求价格弹性的研究，评估按食品类别划分的食物平均弹性，发现软饮料、果汁和肉类对价格变化的反应最为敏感（0.7～0.8）。研究发现，含糖饮料价格上涨能有效减少含糖饮料的消费，对含糖饮料征收税款能有效降低消费者对其的需求。类似地，对丹麦脂肪税的研究表明，征税可以有效减少脂肪消费并促进体重减轻。

（五）确立实现营养与发展目标的资金需求

《营养投资框架》报告估计了发育迟缓、妇女贫血、婴儿纯母乳喂养和幼儿消瘦目标的资金需求。该框架旨在通过对成本和投资需求进行全面的估算，将其与预期影响联系起来，并制定一个潜在的投资框架，其中包括对当前营养投资、未来需求及其影响的深入了解，以及调动所需资金的方式，以便将议程从政治承诺转变为政策上的必要性。这里的估计数是为了向正在考虑对营养进行投资的中低收入国家或地区政府的决策者以及正在制定投资战略的官方发展援助伙伴和慈善基金会提供信息。

《营养投资框架》对每项干预措施进行成本–效益分析，将结果转化为与预防发育迟缓和贫血病例、增加母乳喂养儿童数量、治疗浪费案例、挽救生命和成人工作期间获得的潜在收入相关的效益。通过分析证实了投资儿童和妇女营养的高回报：营养投资不仅是最具性价比的发展行动之一，而且为其他部门的投资成功奠定了基础。

1. 实现减少发育迟缓目标的资金需求和影响 分析重点放在关键的影响干预措施上，并有强有力的证据表明在减少发育迟缓方面是有效的。以 37 个高负担国家为样本估计了扩大规模所需的费用，并将其外推到所有低收入和中等收入国家。“拯救生命”工具（LiST）用于模拟对发育迟缓的影响。在所有低收入和中等收入国家扩大高影响力的干预措施，以及营养不良的基本决定因素的预期改善，将导致到 2025 年发育不良儿童人数减少 40%，并使世界能够实现发育迟缓目标。10 年内实现这一目标所需的融资总额为 495 亿美元。这一干预覆盖范围的扩大，以及基本决定因素的改善，将使 2025 年的发育迟缓儿童减少 6500 万。此外，这些干预措施将在 10 年内防止约 280 万 5 岁以下儿童的死亡。

2. 实现贫血目标的资金需求和影响 预防孕妇和未怀孕妇女贫血的干预措施包括产前补充微量营养素、疟疾流行地区孕期疟疾间歇性假定治疗、非孕期育龄妇女补充铁和叶酸以及主食强化。要实现减少育龄妇女贫血的全球目标，10 年内需要 129 亿美元。这包括将对非怀孕妇女的微量营养素干预措施扩大到前所未有的水平，因此需要强有力的政治意愿并提供有效的平台。在全面推广的情况下，与 2015 年相比，对这 4 项关键干预措施的投资将在 2025 年预防 2.65 亿例妇女贫血，并将所有怀孕和非怀孕育龄妇女中的贫血患病率降低到 15.4%，从而避免近 80 万名儿童的死亡。特别是对孕妇进行疟疾预防性治疗，将防止 7000～14 000 名产妇死亡。在低收入和中等收入国家，这项投资在 10 年内对妇女和儿童受益人的生产生活的净回报为1101亿美元，综合效益成本比为12.1。

3. 实现母乳喂养目标的资金需求和影响 母乳喂养可促进儿童成长、认知和社会情感的发展，预防儿童疾病和死亡，并能降低母亲某些疾病的发生风险，如乳腺癌。世界卫生大会制定了到2025年将6个月以下婴儿的纯母乳喂养比例从2012年的37%提高到50%的目标。为支持母乳喂养创造有利的文化和环境，需要采取干预措施，向母亲提供教育和咨询，开展广泛的媒体宣传活动，促进最佳母乳喂养方法的普及以及制定适当的政策和立法，以保护纯母乳喂养。在所有低收入和中等收入国家扩大一套核心干预措施以实现世界卫生大会到2025年纯母乳喂养的目标所需的全球资金估计为57亿美元。如果不进行这项投资，代价则是至少有52万儿童死亡和1.05亿儿童非纯母乳喂养。每投资1美元，可产生约35美元的经济回报，使母乳喂养战略成为一个国家的最佳投资选择之一。

4. 实现消瘦目标的资金需求和影响 在低收入和中等收入国家扩大对9100万儿童严重急性营养不良的治疗，在10年内需要约91亿美元。这一数字在非洲平均为每名儿童110美元，在南亚为每名儿童90美元。在此期间，扩大治疗规模将防止至少86万名5岁以下儿童死亡。一项保守估计是，扩大对儿童严重急性营养不良的治疗，将使受益于该方案的儿童在其一生中每年至少增加250亿美元的经济生产力。在治疗上每投资1美元，将产生约4美元的经济回报（按每年3%的折现率计算）。这些还只是基于死亡率降低的保守估计。

（六）关注弱势群体的营养与发展：2020年全球营养报告

儿童，尤其是最弱势儿童的早期发展投资和干预是促进包容性经济增长、扩大平等机会、消除极端贫困的具有成本效益的方式。证据表明，儿童的早期发展，尤其是从受孕开始的1000天内，是儿童成长和发展重要的“机会窗口期”。在这一时期，为儿童提供良好的营养、早期启蒙、疫苗接种和安全关爱的环境，可以促进大脑的充分发育，以帮助儿童发挥最大发育潜能。

> 联合国儿童基金会（UNICEF）认为弱势儿童应包括孤儿、残疾儿童、流浪乞讨儿童、留守儿童、单亲家庭子女、受暴力侵害和虐待儿童，以及受艾滋病影响儿童（父母中至少有一方，或者儿童本身为HIV感染者或艾滋病患者的儿童）。

《2020全球营养报告》指出，营养不平等是由人们的日常社会、心理、行为和物质环境与更广泛的环境相互作用引发的。这些环境包括：获得充足和优质的食物、提供婴儿护理、医疗环境和更广阔的生活环境（包括环境卫生和体育锻炼机会）。

为了推动实现营养平等所需的变革性成果，《2020年全球营养报告》提出了3个关键领域的改革措施可供我国借鉴。第一，必须解决从生产到消费的粮食系统不平等问题，向所有人提供更健康、环境可持续和更公平的饮食。当前的食物系统无法使人们做出健康的食物选择。许多营养密集型食品的高成本是解决弱势群体营养不良的主要障碍，世界上大多数人无法获得或负担得起健康营养的饮食。为改善弱势群体的营养不平等情况，对营养敏感的粮食政策的一个关键目标是提高全营养领域和最贫困家庭对营养丰富食品的可负担能力。现有的农业系统主要集中在主粮（例如大米、小麦和玉米）的生产上，较少关注种类繁多、更健康的食品生产（例如水果、坚果和蔬菜等）。《2020 年全球营养报告》认为，转向健康和可持续的食品生产是所有人最容易获得且负担得起的方法。值得注意的是，这些方法必须扩大弱势群体的话语权，并解决食品对环境以及人类健康的影响问题。

第二，必须将预防性和治疗性营养保健纳入卫生系统，解决卫生系统中的不平等问题。各种形式的营养不良已成为导致健康不良和死亡的主要原因，但是，大多数家庭无法获得或负担不起预防或治疗所需的优质营养护理。尽管营养行动具有很高的成本效益，并可以长期减少医疗保健支出，但它们仍只占国家卫生预算的小部分。为使儿童等弱势群体的营养状况得到公平对待，《2020 年全球营养报告》提出，基本的营养服务（预防性和治疗性）应普遍提供给所有人，并将重点放在最脆弱的群体上。此外，跨部门的强有力的合作和协调对于构建功能强大且具有韧性的卫生系统至关重要，扩大卫生保健系统中的营养保健规模将挽救更多生命并减少医疗保健支出。为促进儿童早期发展干预，联合国儿童基金会指出可以通过扩展现有项目，尤其是卫生保健服务来支持儿童早期发展，并指出只需每年人均增加 50 美分，就能在现有的培育性照料基础上新增两项服务，形成综合性的母婴健康与营养服务项目。

第三，国际经验中倡导确立儿童营养与发展目标的资金需求，这里要强调的是，为确保营养公平，资源应优先针对最需要的人，即最贫穷和最脆弱的群体。因此，应通过具有成本效益的解决方案，按照具体数据做出按需分配资源的决策。为消除营养不良和实现全球营养目标需要加大投资力度，政府及其他机构的资金对于确保持续改善弱势群体营养状况至关重要。

三、政策建议

《中国食物与营养发展纲要（2014—2020 年）》和《中国儿童发展纲要（2011—2020 年）》在 2020 年已经到了收官之年，目前国家有关部门正在积极部署制定新阶段的规划和纲要。在这一背景下，结合儿童营养与发展面临的挑战以及上述国际经验分析，我们重点提出以下几点政策建议，以期为进一步提升我国儿童营养与发展治理水平和投资决策质量提供建议。

（一）综合考虑儿童营养发展目标

目前我国针对儿童的营养干预目标尚未主流化，缺乏对中间指标的评估和实现路径的监测，疏于中间环节的政策制定和措施落实，这使得儿童营养干预目标存在单一和孤立的问题，儿童营养干预的覆盖面存在真空地带，缺少针对某些营养弱势儿童群体的干预设计和资源倾斜，干预项目对于可持续性的考虑并不充分。针对儿童营养干预目标单一这一问题，可以通过以下方式加以改进。

首先，建立身体活动、营养摄入、健康教育、良好习惯养成等一体化的综合干预模型，综合防治儿童的营养、健康和发展问题。要摒弃单一的干预方式，将健康教育、合理饮食、改善生活方式和身体活动等多项干预措施相结合，建立起一套多管齐下、高效经济的综合干预模型。同时要建立起一个分工明确的多学科、多水平的干预协作部门作为组织支撑和实施保障。

其次，应适当针对困境儿童、贫困儿童、留守儿童和流动儿童等各类弱势儿童的营养、早期教育和亲子互动等问题，完善相应的营养救助和营养改善政策。针对尚未有普惠性营养改善计划和行动的3～5岁儿童，应给予更多的资源倾斜和政策优待；对于城市儿童，虽然其成长于相对优越的社会环境，但由于其较易出现超重和肥胖问题，仍应加大营养干预力度，以培养其健康的饮食习惯和行为。

（二）加强部门的协调合作

我国目前促进儿童营养与发展的多部门协同议事和行动的模式将卫生系统、农业系统、教育系统和社会保障系统相互链接，每一个部门都成为了改善儿童营养与发展状况的推动者。在儿童营养与发展治理的战略部署环节，多部门之间打破孤立局面，形成明确分工和紧密合作的议事和行动模式至关重要。

1. 加强各治理部门之间的沟通协作　在儿童营养与发展治理的顶层设计环节，需加强卫生、农业、财政和教育等多部门之间明确分工和紧密合作的议事和行动机制。例如将营养目标加入农业生产的整条价值链中，促进可持续发展的营养导向型农业；应加大财政部门对于儿童营养与发展项目的资金投入，将儿童营养与发展项目投资作为经济增长的动力之一，而非将其视为经济增长的产物，同时也应鼓励私营部门对儿童营养与发展项目的投资；应加强营养教育，提高全体儿童的营养知识水平，使其养成受益终生的营养健康习惯，最大化教育的效能。同时要充分发挥社会团体和研究机构的议事咨询作用，使政策制定过程有足够的专业知识和实践经验支撑。

2. 加强中央和基层的沟通协作　目前儿童营养与发展的纵向治理机制仍面临较大的沟通协作问题，如国家层面的儿童营养与发展战略因各地政策需求不同而难以在下级部门贯彻落实，基层儿童营养与发展领域的队伍规模小、流动性大、结构不合理，地方政府因没有儿童营养与发展治理方面的考核压力而重视程度不够。为建立中央和地方的协同机制，保证儿童营养与发展政策能从上至下延伸，最终实现计划目标，可在保证基本标准不变的情况下，适当考虑地区的社会文化差异以及不同的儿童发展需求，推动形成既规范有序又具有活力的地方儿童营养与发展治理模式；为加强基层儿童发展领域的人才队伍建设，应鼓励发展相关邻域的学科教育，保证高质量人才的输入，同时改革创新基层人才的评价、使用、激励、流动等机制；为提高地方落实儿童营养与发展政策的积极性和主动性，应将儿童营养与发展治理列为地方政绩考核指标，激发地方创新能力，推广成功的实践经验。

（三）加大营养与发展资金投入

营养干预措施一直被认为是最具成本效益的发展行动之一。改善儿童营养状况，需要个人、家庭、学校和社区层面的多种具体战略相互配合。根据我国儿童营养存在的主要问题，确立营养与发展的未来目标，并在各个层面积极采取一系列营养干预措施。

1. 以学校为基础的营养干预　学校是保护、促进和支持儿童良好营养的重要场所，不仅可以帮助他们建立终身健康的饮食习惯，而且可以对他们的家庭和社区产生溢出效应。营养教育在提高儿童营养知识和态度以及改变其食物选择方面具有重要作用。许多发达国家都开展了针对儿童、家庭、教师和学校环境的多种形式的营养教育计划。然而，在中国缺少对儿童营养教育的关注。因此，目前迫切需要教师、家长和学校工作人员参与决策，发展我国儿童营养教育并将其纳入主流。对于学校提供的餐饮，要按照营养健康的标准，使儿童养成健康的饮食习惯和生活方式。对于一些不健康的加工食品（如高糖饮料和油炸食品等），应严格限制其广告宣传，并对学校周边的售卖做出相关规定，减少儿童对不健康加工食品的过度食用。

2. 以社区为基础的营养干预　以社区为基础的营养干预可以弥补学校营养干预项目覆盖不到的人群，如较年幼的儿童和孕妇。许多国家的经验表明，改善营养在婴儿期和幼儿期至关重要。生命的最初1000天是建立整个生命周期的最佳健康、成长和神经发育基础的重要机会期。例如，布基纳法索的《2008年就业法》要求给予妇女14周的全额国家资助的产假；所有主要的卫生保健机构都提供单独的婴幼儿喂养咨询；母乳代用品的销售法禁止婴儿配方奶粉的销售，并禁止其向母亲以及向医护人员提供样品。因此，我国应借鉴国际上的做法，通过延长妇女产假、广泛宣传婴幼儿喂养知识和规范母乳替代品的销售等措施保障母乳喂养。

国家层面，可借鉴红绿灯标签、星级标签等包装正面标签工具来普及营养知识，帮助消费者辨别健康和非健康食品。采取简洁易懂的食品标签形式以促进消费者更好地关注、理解和使用营养标签。此外，应加大标签宣教力度，在学校、社区、地铁、公交等地点，利用电视、报刊等媒介进行营养标签的公益宣传，以扩大营养标签的认知度及影响力。

虽然国际上有针对部分营养干预措施的成本效益分析，但是每个国家的背景、政策及其财政限制都不尽相同。因此，要加快消除我国儿童营养不良的进展，就需要对已证实的营养干预措施和研究进行投资分析，旨在通过对成本和投资需求进行全面的估算，将其与预期影响联系起来，并制定一个潜在的投资框架，以便将议程从政治承诺转变为必要的政策，为政府、捐助者、私营部门、基金会和其他方面如何联合起来为这些目标提供资金提供参考依据。

(四) 瞄准优先投资和干预的地区和人群

我们倡导建立的一个强化的儿童营养和发展数据价值链来为精准施策和进展追踪提供数据支撑，将儿童营养和发展数据计划加入到国家发展战略之中。联合国可持续发展目标 17（SDG 17）要求 2020 年前建造充足的支持能力来增加高质量的、及时的和可信赖的数据，并且这些数据要求按照收入、年龄、民族、性别、移民身份、残疾、地理位置和其他特征分类来帮助在 2030 年前进行稳健地进展追踪。

需要强调的是，除了精准定位和进展追踪之外，该数据和信息系统的建立还能同时实现其他多重目标，包括：定义亟待解决的儿童营养和发展问题（包括问题严重度、分布、高风险人群）、寻找问题根本原因、设计干预措施和对责任人进行问责等。

儿童营养和发展数据价值链建设主要涵盖以下几大方面，以此实现从数据到信息的变革：

1. 数据优先级：结合儿童营养和发展目标，通过咨询过程来识别数据优先级和数据缺口，制定具有可操作性的指导来确定优先收集的数据。

2. 数据采集与创造：增加对数据收集和数据能力建设的投资，定期开展儿童营养与发展的数据调查。

3. 数据保存与管护：增加投资以汇总、结构化已有数据；强化知识、经验的交流和传播，形成数据使用、数据共享的文化和氛围。

4. 数据分析：增强数据统计和分析能力，应用成熟的统计方法，构造模型。

5. 数据解读与建议：把数据分析结果转化为可行的政策建议和干预措施。

6. 决策制定：制定数据为基础的循证决策并加强政策执行能力。

值得指出的是，在数据分析步骤，应重点加强儿童营养和健康的空间不平等绘图分析。空间不平等绘图分析的目的主要包括以下两方面：①空间分析的最终目的是设计干预来实现最大的影响和效果。进行儿童营养和其他发展指标在社区层面的地理空间估计，这是制定地区层面政策的重要因素。如果我们理解空间-时间进程，我们就能够在时间和空间上最大程度地利用资源，设计营养和教育领域最优的政策干预；②空间分析的另一个目的即为进展监测和精准定位干预地区和人群。地理空间估计为监测进展提供基础和依据，同时为定位和瞄准最需要干预的地区和人群提供了一个精准的公共健康平台。在资源有限的前提下，区域层面的儿童营养和福利的绘图分析能够指导更高效地提供脆弱群体所需的健康、营养和发展项目，以此满足特定群体的特定需求。综上分析，儿童营养和健康的空间绘图分析为减少儿童营养和健康不平等提供数据保障，有利于加快实现联合国可持续发展目标进程。

近年来，国内已经在逐步完善儿童发展和福利相关的数据监测系统建设，除了进行进展监测和追踪之外，收集的此类数据还有其他多项重要用途。相对于整个数据库价值链来说，数据的管护、分析和解读是能否发挥其他作用的关键。例如，近年来，为记录每个幼儿的生长发育翔实数据，通过信息化手段分析各地域各年龄段儿童健康状况，为幼儿疾病防治、营养保健等工作水平的进一步提升提供决策依据，国家开始构建一个专门为幼儿园主管部门打造的数据上报系统，即营养健康大数据监控平台（DMCC）。该系统旨在对幼儿园营养保健工作进行动态监测，并推动《托儿所幼儿园卫生保健工作规范》的实施。我们建议进一步强化此类数据的共享，组建多学科团队对数据进行合理维护并进行模型开发和分析，在此基础上提出合理的、有针对性的政策建议和相应干预措施。

（五）跟踪监测儿童营养与发展进展，进行承诺评估与问责

第一，问责制强调政府对已作出的承诺承担责任，因此，只有首先明确政府在政策、计划和预算中的承诺，才能加强问责。正如《2015 年全球营养报告》所要求的那样，这意味着要确保政府作出的承诺符合 SMART 的原则（具体、可衡量、切实可行、相关和有时限性）。

第二，政府问责需要采取多阶段，多层次和多部门的方法。许多部门针对不同方面的政策都可以改善儿童营养，例如，某些政策致力于解决贫困和赋权等导致儿童营养不良的结构性问题，而某些政策则采用了营养敏感的干预措施。与此相对应，当国家、地区或社区的各个层面规划或预算不佳时，都可能阻碍儿童营养的改善，因此，同时在多层次和部门的问责更加有效。应当将儿童营养改善工作作为核心指标对各个相关部门（包括：卫生，教育，农业等）和各级政府官员进行考核。政府问责也应当被纳入到政府工作的不同阶段，包括计划和预算、支出管理和效果监测。

第三，高质量的数据是问责的前提，鉴于数据的重要性，这里，我们再次重申并呼吁：数据的匮乏使我们无法确定我国国家层面的真实进展并从中总结经验，这也掩盖了地区之间的不平等情况，致使政府更加难以了解实情，也难以督促政府全面负责。为制定循证政策，我国需及时掌握全球、国家和国家以下各级的可靠和及时的数据，提升数据收集和分析能力，尤其需要对其统计基础设施和人力资本进行显著改进。

（六）关注弱势儿童，实现儿童营养和发展均等化

为保障弱势儿童群体的营养与发展，中国未来的营养项目、经济发展和社会保障措施等应瞄准贫困和脆弱的儿童群体，政府必须采取一系列不同的策略和干预措施来实现儿童营养与发展均等化。为此，我们提出以下 4 点具体建议：

第一，将农业和粮食系统与营养相对接，协调政府、企业、消费者等利益相关者共同行动，将营养纳入农业生产发展目标；鼓励营养导向的农业技术创新；将营养目标纳入整个农业价值链中，向所有人提供更健康、环境可持续和公平的饮食。健康且丰富的饮食对儿童的成长很重要，这使他们更有可能积累其他形式的人力资本，例如认知技能和成年后更高的收入。我国政府需要建立强有力的法规和政策框架，以支持建立更健康的粮食系统。同时，政府还应建立适当的监测和问责制度，以确保农业系统转型合规。

第二，采取科学的营养与健康信息收集、评价方法，形成高质量的微观儿童营养发展数据库（包括饮食、微量营养素、受教育情况、儿童福利等），并对数据进行年度监测及评估。系统收集、整理、分析反映儿童营养与发展状况的相关数据和信息，并按地区、性别、城乡、父母受教育程度、家庭财富状况等主要特征进行分类，以调查儿童营养和发展不平等随时间推移变化的因素，通过监测评估，准确掌握儿童营养与发展状况，制定和调整促进儿童营养与发展均等化措施。

第三，将儿童营养健康保健充分纳入国家卫生部门计划，增加营养健康领域基层队伍建设，加大对弱势儿童营养保健投入，落实国家对弱势群体的营养政策。《2020 全球营养报告》估计绝大多数人无法获得或负担不起预防或治疗所需的优质营养护理。2017 年在全球范围内 1660 万 5 岁以下严重营养不良的儿童中，只有大约 1/4 接受了治疗。因此，我国必须在多部门支持下，将预防性和治疗性营养保健充分纳入国家卫生部门计划，使基本营养服务成为所有儿童都能获得的医疗服务的一部分，提高边远地区儿童营养护理水平。

第四，强化对最弱势儿童的早期发展干预，打破不公平的代际传递，为每个儿童创造公平的人生开端。儿童早期营养状况不仅影响其正常体格发育，还与成年后肥胖、高血压、糖尿病等慢性病发病率有明显关联。儿童期也是扩大人力资本投资回报率的关键时期。儿童早期发展需要多维度的综合干预。通过母乳喂养及微量营养素补充等使儿童获得良好的营养，为大脑的发育提供能量。通过阅读、交流和玩耍等早期亲子互动，促进神经元连接形成。对于所有儿童，尤其是出生于贫困家庭的儿童，我们要重点增加国家及其他机构对其早期营养和教育干预的投资，抓住生命最初 1000 天这一关键"机会窗口期"，在其大脑快速发育时进行早期干预以扭转不利局面并打破贫困的代际传递。

（陈志钢）

参考文献

[1] 陈志钢，毕洁颖，聂凤英，等. 营养导向型的中国食物安全新愿景及政策建议. 中国农业科学，2019，52（18）：3097-3107.

[2] 马冠生. 中国儿童肥胖报告. 北京：人民卫生出版社，2017.

[3] 王蕾，贤悦，张偲琪，等. 中国农村儿童早期发展：政府投资的效益-成本分析. 华东师范大学学报：教育科学版，2019，3：118-128.

[4] 吴双胜，马军，王海俊. 儿童肥胖综合干预效果研究进展. 中国公共卫生，2009，25（8）：955-957.

[5] Aboud FE，Yousafzai AK. Global health and development in early childhood. Annual Review of Psychology，2015，66：433-457.

[6] Alderman H，Hoddinott J，Kinsey B. Long term consequences of early childhood malnutrition. Oxford Economic Papers，2006，58（3）：450-474.

[7] Black RE，Allen LH，Bhutta ZA，et al. Maternal and child undernutrition：global and regional exposures and health consequences. Lancet，2008，371（9608）：243-260.

[8] Black MM，Surkan PJ. Child development and maternal wellbeing：Family perspectives for low-income and middle-income countries. The Lancet Global Health，2015，3（8）：e426-e427.

[9] Black RE，Victora CG，Walker SP，et al. Maternal and Child Undernutrition and Overweight in Low-Income and MiddleIncome Countries. Lancet，2013，382（9890）：427-451.

[10] Boyland EJ，Nolan S，Kelly B. Advertising as a cue to consume：a systematic review and meta-analysis of the effects of acute exposure to unhealthy food and non-alcoholic beverage advertising on intake in children and adults. The American Journal of Clinical Nutrition，2016，103（2）：519-533.

[11] Cecchini M，Sassi F，Lauer JA，et al. Tackling of unhealthy diets，physical inactivity，and obesity：health effects and cost-effectiveness. Lancet，2010，376（9754）：1775-1784.

[12] Development Initiatives. 2020 Global Nutrition Report：Action on equity to end malnutrition. Bristol，UK：Development Initiatives.

[13] Dowell SF，Blazes D，Desmond-Hellmann S. Four steps to precision public health. Nature，2016，540：189-191.

[14] Hoddinott J，Behrman JR，Maluccio JA，et al. Adult Consequences of Growth Failure in Early Childhood. The American Journal of Clinical Nutrition，2013，98（5）：1170-1178.

[15] Osgood-Zimmerman A，Millear AF，Stubbs RW，et al. Mapping child growth failure in Africa between 2000 and 2015. Nature，2018，555（7694）：41-47.

[16] Reich BJ，HaranM. Precision maps for public health. Nature，2018，555（7694）：32-33.

[17] Uduku O. School building design for feeding programmes and community outreach：Insights from Ghana and South Africa. International Journal of Educational Development，2011，31（1）：59-66.

[18] Walker SP，Wachs TD，Gardner JM，et al. Child development：Risk factors for adverse outcomes in developing countries. The Lancet，2007，369（9556）：145-157.

附表 1　我国主要儿童营养与发展干预项目的投入-效果一览表

干预类别	项目名称	项目时间	负责单位	干预内容	投入	效果
儿童营养干预	儿童营养和健康调查与监测	1990—1995 年	卫生部、科技部和国家统计局的共同领导，由卫生部具体组织各省（市）、自治区、直辖市相关部门在全国范围内开展（居民营养健康政策与回顾报告）	为学龄前儿童父母培训、宣传营养、卫生保健知识，并针对监测中发现的营养问题，引导家庭自制婴幼儿辅助食品，介绍有关科学喂养婴幼儿的方法（居民营养健康政策与回顾报告）	1990—1995 年，中国政府与联合国儿童基金会合作在全国 27 个省 101 个县实施“儿童营养监测与改善项目”（居民营养健康政策与回顾报告，2014）	儿童营养不良发生率比营养监测与改善前下降了 26.33%
	学生饮用奶计划	2000 年至今	农业部、原国家发展计划委员会、教育部等启动，2013 年起由中国奶业协会负责推广工作	课间时，为在校中小学生提供一份优质牛奶，以提高身体素质、培养合理的膳食习惯	截至 2017 年，全国共有中国学生饮用奶生产企业 98 家，隶属于 61 家集团企业，学生饮用奶奶源基地 253 家，分布在除福建、海南以及西藏外的 28 个省、自治区、直辖市。奶源基地泌乳奶牛总存栏 29 万头，日均生产生牛乳 8200 吨，可满足当前学生饮用奶原料奶的需求。据统计，2017 学年春季学期学生饮用奶全国在校日均供应量 1665 万份，惠及中小学生约 2100 万人（国家学生饮用奶计划 https://www.schoolmisc.com.cn/s/xwzx/1711712251025-0175715）	目前，全国已有 31 个省（市、区）、660 个城市、6 万多所学校的 2240 万学生在校饮用学生奶。这是迄今为止持续时间最长、覆盖区域最广、受益学生最多、社会反响最好的大规模营养干预计划（国家学生饮用奶计划 https://www.schoolmilk.com.cn/s/xwzx/20011916-481906327903）

续表

干预类别	项目名称	项目时间	负责单位	干预内容	投入	效果
儿童营养干预	贫困地区儿童营养改善项目	2012 年至今	国家卫生健康委与全国妇联共同合作实施	广泛开展社会动员及宣传活动、项目管理和技术培训、规范招标采购、免费发放营养包、开展多种形式的健康教育活动、开展监测与评估	从 2012 年 10 月开始，由中央财政提供项目经费 1 亿元。2013 年，中央财政专项补助经费也增加到 3 亿元，2015 年，该项目由中央财政专项补助经费 5 亿元	覆盖 21 个省（区、市）14 个国家集中连片特困地区的 341 个县，共 211 万名儿童受益
	农村义务教育学生营养改善计划	2011 年至今	教育部、财政部、国家卫健委等	覆盖了集中连片特困地区义务教育学生，通过营养膳食补助的方式为贫困儿童提供保障	2011 年起，全国超过 1/2 的县实施了农村义务教育学生营养改善计划，按照每生每天 3 元标准（2014 年增加为 4 元）为贫困地区提供营养膳食补助，中央财政累计投入 670 亿元	惠及 3360 万农村学生（http://news.youth.cn/gn/201610/t20161018_8756042.htm）
儿童发展干预	儿童早期发展干预项目	1997 年至今	大学的科研机构、专业教育机构、儿童保健医院	在发育关键的儿童早期，为相关儿童及其家庭提供一系列的综合性服务以帮助和促进儿童的健康成长和发展	若投入 ECD 项目 1 元，会带来 4～9 元的效益	
	学龄前教育项目	1932 年至今	幼儿园以及相关幼儿辅导机构	从胎教开始适应各年龄发展和个体发展的教育；促进学前儿童体、智、德、美的良好发展与个性的健康发展；成人对学前儿童的照管与教育相结合；以兴趣诱发，在游戏中成长；创设适宜的环境，发挥其教育的功能	根据相关研究发现若投入学前教育的资本为 1，27 岁时，对幼儿个人收益可达到 7.16；40 岁时，对整体的收益达到 17.07，个人收益率为 4.17，对整个社会的收益率高达 12.9	

续表

干预类别	项目名称	项目时间	负责单位	干预内容	投入	效果
儿童发展干预	家庭养育项目	—	家庭	是在家庭生活中发生的，以亲子关系为中心，以培养社会需要的人为目的	按2007年不同年龄儿童发展费用培养一个儿童需要15.20万元，若包含怀孕期费用为15.60万元，儿童发展的家庭投入费用（含怀孕与照顾费）为16.77万元	儿童家庭教育活动对儿童家庭养育的投资，积累人力资本，提高经济回报具有积极的作用
	儿童心理健康干预项目	20世纪80年代至今	卫生健康、教育部门	心理健康宣教行动；心理健康环境营造行动；心理健康促进行动；心理健康关爱行动；心理健康服务能力提升行动；心理健康服务体系完善行动（《健康中国行动——儿童青少年心理健康行动方案（2019—2022年）》）	转变传统思想，加强儿童心理健康教育；将儿童心理健康教育纳入日常教育活动；注重幼儿心理健康教育科学；加强师资队伍建设；创造良好的家庭教育环境	培养儿童的心理承受能力和坚强的意志力，促进儿童全身心发展
	儿童健康上网干预项目	2007年至今	司法机构、政府部门、企业、社会组织、学校和家庭要各司其职	加快保护立法，提供法律保障；要注重政府监管，加强综合治理；要社会参与共治，筑牢道德防线；要学校家庭联动，履行保护义务	加强司法保护作用；建立政府监管和行业自律机制；创建网络管理良好的社会环境；规范网络游戏市场，使儿童拥有绿色网络空间；加大未成年人网络安全教育	为儿童构建良好的内容生态、提升儿童网络素养、维护儿童网络权益、保护儿童网络安全，对儿童的健康成长意义重大

续表

干预类别	项目名称	项目时间	负责单位	干预内容	投入	效果
儿童发展干预	环境卫生项目	1970年至今	疾病预防控制机构、城市社区卫生服务中心、乡镇卫生院等城乡基本医疗卫生机构	家庭用水安全、个人卫生和卫生设施缺乏、大气污染、媒介传播疾病、化学危险品和意外伤害（事故）	世卫组织2012年的一项研究计算得出，向环境卫生每投资1美元，得到卫生成本降低5.50美元的回报，此外还能实现更高的生产力和更少的过早死亡（世界卫生组织 https://www.who.int/zh）	